中国医学临床百家

何权瀛 / 著

慢性阻塞性肺疾病

何权瀛 2023 观点

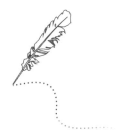

科学技术文献出版社
SCIENTIFIC AND TECHNICAL DOCUMENTATION PRESS

·北京·

图书在版编目（CIP）数据

慢性阻塞性肺疾病何权瀛2023观点 / 何权瀛著. —北京：科学技术文献出版社，2023.10

ISBN 978-7-5235-0794-0

Ⅰ.①慢… Ⅱ.①何… Ⅲ.①慢性病—阻塞性肺疾病—防治 Ⅳ.① R563.9

中国国家版本馆 CIP 数据核字（2023）第 187407 号

慢性阻塞性肺疾病何权瀛2023观点

策划编辑：吴 微	责任编辑：吴 微	责任校对：张吲哚	责任出版：张志平

出　版　者　科学技术文献出版社

地　　　址　北京市复兴路15号　　邮编　100038

编　务　部　(010) 58882938，58882087（传真）

发　行　部　(010) 58882868，58882870（传真）

邮　购　部　(010) 58882873

官 方 网 址　www.stdp.com.cn

发　行　者　科学技术文献出版社发行　全国各地新华书店经销

印　刷　者　北京地大彩印有限公司

版　　　次　2023 年 10 月第 1 版　2023 年 10 月第 1 次印刷

开　　　本　710×1000　1/16

字　　　数　219千

印　　　张　24.25　彩插4面

书　　　号　ISBN 978-7-5235-0794-0

定　　　价　158.00元

谨以本书　敬献恩师穆魁津教授

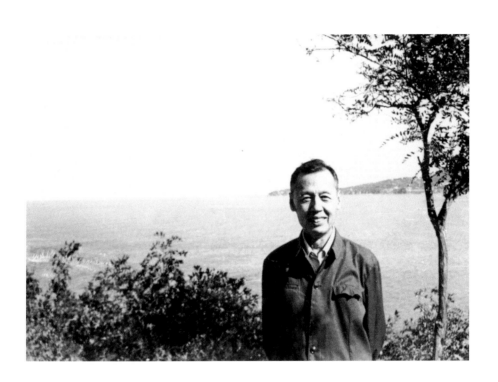

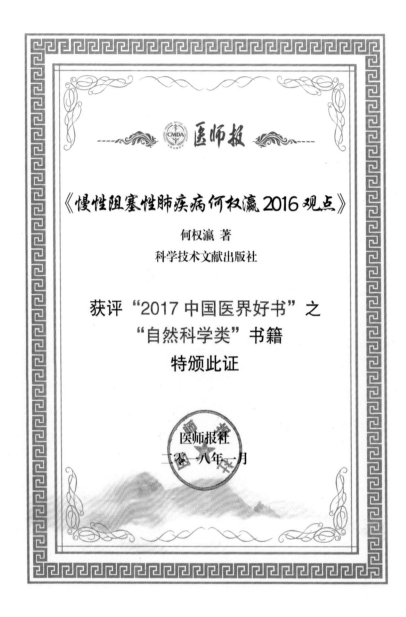

医师报

《慢性阻塞性肺疾病何权瀛2016观点》

何权瀛 著

科学技术文献出版社

获评"2017中国医界好书"之
"自然科学类"书籍
特颁此证

医师报社
二零一八年一月

序
Preface

韩启德

　　欧洲文艺复兴后，以维萨利发表《人体构造》为标志，现代医学不断发展，特别是从 19 世纪末开始，随着科学技术成果大量应用于医学，现代医学发展日新月异，发生了根本性的变化。

　　在过去的一个世纪里，我国现代化进程加快，现代医学也急起直追。但由于启程晚，经济社会发展落后，在相当长的时期里，我国的现代医学远远落后于发达国家。记得 20 世纪 50 年代，我虽然生活在上海这个最发达的城市里，但是母亲做子宫切除术还要到全市最高级的医院才能完成；我患猩红热继发严重风湿性心包炎，只在最严重昏迷时用过一点青霉素。20世纪60—70年代，我从上海第一医学院毕业后到陕西农村基层工作，在很多时候还只能靠"一根针，一把草"治病。但是改革开放仅仅40多年，我国现代医学的发展水平已经接近发达国家。可以说，世界上所有先进的诊疗方法，中国的医生都能做，有的还做得更好。更为可喜的是，近年来我国医学界开始取得越来越多的原创性成果，在某些点上已经处于世界领先地位。中国医生已经不再盲从发达国家的疾病诊疗指南，而能根据我们自己的经验和发现，根据我国自己的实际情况制定临床标准和规范。我们越来越有自己的东西了。

要把我们"自己的东西"扩展开来，要获得越来越多"自己的东西"，就必须加强学术交流。我们一直非常重视与国外的学术交流，第一时间掌握国外学术动向，越来越多地参与国际学术会议，有了"自己的东西"也总是要在国外著名刊物去发表。但与此同时，我们更需要重视国内的学术交流，第一时间把自己的创新成果和可贵的经验传播给国内同行，不仅为加强学术互动，促进学术发展，更为学术成果的推广和应用，推动我国医学事业发展。

我国医学发展很不平衡，经济发达地区与落后地区之间差别巨大，先进医疗技术往往只有在大城市、大医院才能开展。在这种情况下，更需要采取有效方式，把现代医学的最新进展以及我国自己的研究成果和先进经验广泛传播开去。

基于以上考虑，科学技术文献出版社精心策划出版《中国医学临床百家》丛书。每本书涵盖一种或一类疾病，由该疾病领域领军专家撰写，重点介绍学术发展历史和最新研究进展，并提供具体临床实践指导。临床疾病上千种，丛书拟以每年百种以上规模持续出版，高时效性地整体展示我国临床研究和实践的最高水平，不能不说是一个重大和艰难的任务。

我浏览了丛书中已经完稿的几本书，感觉都写得很好，既全面阐述了有关疾病的基本知识及其来龙去脉，又介绍了疾病的最新进展，包括笔者本人及其团队的创新性观点和临床经验，学风严谨，内容深入浅出。相信每一本都保持这样质量的书定会受到医学界的欢迎，成为我国又一项成功的优秀出版工程。

　　《中国医学临床百家》丛书出版工程的启动，是我国现代医学百年进步的标志，也必将对我国临床医学发展起到积极的推动作用。衷心希望《中国医学临床百家》丛书的出版取得圆满成功！

　　是为序。

作者简介
Author introduction

何权瀛，1970 年毕业于北京医学院（现北京大学医学部）医疗系，1982 年获得医学硕士学位，1992 年赴日本自治医科大学研修。现任北京大学人民医院呼吸内科主任医师，教授，博士研究生导师，是国内公认的知名呼吸病专家和呼吸病学科带头人。长期致力于支气管哮喘、慢性阻塞性肺疾病、睡眠呼吸暂停疾病的防治研究。

兼任中国医师协会呼吸医师分会顾问，北京医师协会常务理事，北京医师协会呼吸内科专业专家委员会主任委员，美国胸科医师学会（ACCP）资深会员，《中华结核和呼吸杂志》《中国呼吸与危重监护杂志》《医学与哲学》《中国社区医师》杂志顾问、副主编，《中华全科医师杂志》等20 余家杂志常务编委或编委。

主编医学专著 14 部，参编医学著作 30 余部、医学科普丛书 3 本，发表论文 606 篇。获得国家自然科学基金资助项目 3 项、卫生部科研基金 3 项、高等学校博士学科点专项科研基金 1 项，先后获得卫生部科学技术进步奖二等奖、中华预防医学科技奖三等奖、国家科学技术进步奖二等奖。已培养硕士研究生 11 名，博士研究生 17 名。

前言
Foreword

君看今日树头花，不是去年枝上朵。

——近代·王国维《玉楼春》

2022 年第 2 期《读者》上刊登了叶嘉莹、宋文彬整理的《几时重》一文，其中摘引了王国维在《玉楼春》一诗中的金句——君看今日树头花，不是去年枝上朵，于是我便将其抄来放在本文之首，作为开篇语。

时光荏苒，岁月无情，自《慢性阻塞性肺疾病何权瀛 2019 观点》出版之后，国内外有关慢阻肺的临床研究又有许多进展，包括 2020—2023 年 GOLD 的修订和发布、我国慢阻肺诊治指南的修订和发布，且大家对慢阻肺诊治和防控的方方面面又有了很多新认识，而我自己在这个领域也做了一些认真的研究和思考，因此感到很有必要对《慢性阻塞性肺疾病何权瀛 2019 观点》一书进行较大的更新。为此，2021 年下半年我便开始着手进行《慢性阻塞性肺疾病何权瀛 2023 观点》的写作，到 2022 年年底基本完成预定计划。现将《慢性阻塞性肺疾病何权瀛 2023 观点》一书内容作如下简要说明。

（1）鉴于这几年有关慢阻肺研究的进展及我对相关问题的进一步学习，《慢性阻塞性肺疾病何权瀛 2023 观点》增添了以下内容：

①卵圆孔未闭在 COPD 患者发生缺氧中的地位及其机制；

②保留比值受损肺功能问题初探；

③慢阻肺合并肌少症问题；

④ COPD 患者合并多种慢性病合理用药问题；

⑤ COPD 患者实施家庭长程氧疗问题初探；

⑥ COPD 患者应用高流量氧疗问题；

⑦ COPD 患者如何合理应用糖皮质激素；

⑧对于将切断迷走神经用于治疗 COPD 的不同意见；

⑨ COVID-19 和 COPD；

⑩ COPD 的预后研究；

⑪AI/ML 在 COPD 诊疗中的应用；

⑫学习《慢性阻塞性肺疾病诊治指南》2021 年修订版；

⑬学习 2023 年版 GOLD 的若干思考。

尽管《慢性阻塞性肺疾病何权瀛 2019 观点》一书中已经讨

论过慢阻肺的早期诊断，但是 2021 年、2022 年、2023 年 GOLD 又对慢阻肺的早期诊断和轻症慢阻肺提出了新的观点，为此，这次对《慢性阻塞性肺疾病何权瀛 2019 观点》中慢阻肺早期诊断一章做了较大的改动。

（2）2020 年、2021 年、2022 年、2023 年版 GOLD 承认肺结核是慢阻肺发病的重要原因，尤其是在发展中国家这个问题更为重要，但是仍未将肺结核列为慢阻肺的合并症。为了进一步理解肺结核和慢阻肺之间的复杂关系，本书中专列一章全面介绍肺结核和慢阻肺的关系，包括两病共存的流行病学研究结果、慢阻肺引发肺结核和肺结核引发慢阻肺的发病机制，即结核病相关性阻塞性肺疾病的临床特点、防治策略及进一步研究方向。

（3）本书对《慢性阻塞性肺疾病何权瀛 2019 观点》中慢阻肺患者长程氧疗问题做了重要补充。

（4）《慢性阻塞性肺疾病何权瀛 2019 观点》中在慢阻肺合并症中用了较大篇幅介绍肺癌，但是近年来国内外学者对于慢阻肺与肺癌的关系给予了更大的重视，尤其是 2021 年、2022 年及 2023 年 GOLD 明确提出应该从慢阻肺患者中主动筛查肺癌，这也是一个很大的进步，为此本书也专列一章，全面探讨慢阻肺与肺癌的关系。

（5）鉴于 2019 年 GOLD 主编在 GOLD 前言中明确提出以

后不再使用 ACO 这一名词，认为支气管哮喘和慢阻肺是两种不同的疾病，因而本书决定对《慢性阻塞性肺疾病何权瀛 2019 观点》中 ACO 一章不做更新。

纵观 2022—2023 年 GOLD，结合国内慢阻肺防治工作的进展，私以为慢阻肺防控领域至少还存在以下几个问题，需要进一步探讨。

（1）稳定期慢阻肺病情评估依旧根据临床症状多少和既往发生急性加重的频率，将患者分为 ABE 3 个组，这种分组只是停留在临床症状的表面，没有涉及疾病本质，更谈不上临床表型。我认为至少可以将患者分为支气管炎型和肺气肿两种表型，因为这两种表型的患者的病因、发病机制、临床特点是不同的，因而治疗策略也应有所区别。

（2）稳定期慢阻肺患者治疗的原则和方法。稳定期慢阻肺患者的药物治疗目前主要是 LABA+LAMA+ICS，双支扩主要的药理作用是舒张支气管平滑肌、减轻呼吸困难和提高生活质量，LAMA 还可以调整副交感神经功能亢进、抑制黏液腺分泌，而 ICS 只适用于部分嗜酸粒细胞增多患者，对于大部分中性粒细胞增多性患者是无效的。同时，还应看到 ICS 只能短时间抑制粒细胞炎症，不能从根本上消除气道炎症。因此，目前稳定期患者的药物治疗效果有限，缺乏治本措施。

（3）慢阻肺的合并症。到目前为止研究仍旧停留在介绍慢阻肺可能合并的各种合并症，没有进一步研究如何将各种合并症纳入到总体病情评估之中，即慢阻肺的病情评估与合并症的存在仍旧是两张皮，互不相干。更重要的是，没有深入研究各种合并症对于慢阻肺疾病发展和预后的影响。前不久我们曾就慢阻肺的合并症与呼吸衰竭发生问题进行了初步研究，结果提示这是一个极为复杂，但是又是十分重要的问题，需要投入更大的人力进行探讨。

（4）我认为把大量人力、物力用于慢阻肺的处理，不如下功夫深入研究慢阻肺的上游防控问题。慢阻肺的定义本身就是把我们置于一个两难的尴尬境地，因为慢阻肺的定义明确规定其为气流不可逆性的疾病，所以即使我们用尽了各种措施，最后的结果充其量只能改善症状，减少急性发作的频率，提高患者的生命质量，不可能从根本上逆转疾病发展进程和预后。与其这样，不如下决心把主要精力用到疾病发生发展的上游阶段，即气流受限还处于可逆阶段，通过控烟、改善大气质量，做好儿童时期呼吸道疾病的防控，提高机体免疫力，特别是做好急慢性支气管炎的防控，努力使疾病不发展为气流受限不可逆状态，这方为上策。至于目前讨论的慢阻肺早期诊断虽然有一定临床意义，但是从根本上讲，也不是上策。

本书修订工作得到了吴浙芳医生的大力帮助，包括文章的修改、书稿的编排和录入，在此感谢她的辛勤劳动。

最后，我愿引用元代诗人王冕在《墨梅》一诗中的"不要人夸好颜色，只留清气满乾坤"作为结语。

何权瀛

2023 年 4 月 10 日

于 17 号楼 801

《慢性阻塞性肺疾病何权瀛 2019 观点》　前 言

Foreword

　　《慢性阻塞性肺疾病何权瀛 2016 观点》一书已于 2017 年春季正式出版发行，非常感谢科学技术文献出版社的几位编辑为此书的出版和发行做了大量工作，他们在此书审稿和校对过程中提出了许多有益的建议，使我获益匪浅。

　　近年来我国出版行业发展势头迅猛，但令人遗憾的是，现在是写书的人多，读书的人少。编写、出版一本书容易，销售起来则比较困难，结果造成了大量的书籍出版后无人问津，严重滞销，或者干脆流入到废品回收站，造成资金和纸张的浪费，究其原因十分复杂，在此不愿一一赘述。在《慢性阻塞性肺疾病何权瀛 2016 观点》一书的前言中我曾经借用了一首唐诗——朱庆余《近试上张水部》中的两句，"妆罢低声问夫婿，画眉深浅入时无"，戏谑自己当时的心态。本书出版后我不时关心本书的销售情况，还担心书中可能出现的错讹，希望能得到同道的指正。还好，去年年底出版社的编辑告诉我此书销售已售罄，这时我忐忑不安的心终于平静下来。2018 年 1 月初在由《医师报》举办的好书评选活动中，该书又承蒙错爱，荣获"2017 中国医界好书（自然科学类）"的奖项。当然这并不意味着该书已达完美境界。该书出版后我自己又重读了一遍，发现其中仍有不足之处，包括内容不全面、有遗漏，部分文字还需再斟酌，因此便计划于2018年修订此书，这便是我开始撰写《慢性阻塞性肺疾病何权瀛2019观点》的第一个理由。

《慢性阻塞性肺疾病何权瀛2016观点》从开始写作（2016年6月）至出版历时2年多，在这期间慢性阻塞性肺疾病领域又有了很多进展，包括2017年、2018年和2019年GOLD的修订，钟南山院士在《新英格兰医学杂志》上发表重要文章提出COPD早期治疗策略及其意义，王辰院士领衔对中国成人中慢性阻塞性肺疾病患病率进行了更广泛、更深入的流行病学调查，之后又出版了《中国慢性呼吸疾病流行状况与防治策略》等作品。我深切地感知到他们的努力，应将这些进展补充到拙作之中，用心思考与总结。这是撰写本书的第二个理由。

2017年对我来说是很不平常的一年。2017年是我尊敬的导师穆魁津教授诞辰100周年，又是他老人家去世20周年，为了纪念穆老诞辰100周年，缅怀他老人家对我国呼吸病事业做出的巨大贡献，我们经过艰苦努力最终编辑出版了大型画册《高山仰止——隆重纪念穆魁津教授诞辰100周年》（出版者：科学技术文献出版社）。在此前后，我们还通过举办纪念活动、在报纸和杂志上发表纪念文章，追溯穆老的丰功伟绩。在这个过程中我们有幸回顾了穆老在慢性阻塞性肺疾病防控领域中做过的许多工作，重温了他对慢性阻塞性肺疾病防控的远见卓识。他的许多观点至今仍然值得我们斟酌学习，同时更加激励我们矢志不渝，坚忍不拔，为有效地防控慢性阻塞性肺疾病做出应有的贡献。我将穆老生前发表的最后一篇关于慢性阻塞性肺疾病防控的述评附于本书内，仅供相关专业读者参考。这是撰写《慢性阻塞性肺疾病何权瀛2019观点》的第三个理由。

《慢性阻塞性肺疾病何权瀛2019观点》一书是《慢性阻塞性肺疾病何权瀛2016观点》的补充、延续和更新，基本上保留了后者的结构，鉴于上述原因，这次撰写时对以下几个章节进行了较大的修改和补充：

1. 原章：从慢性阻塞性肺疾病定义看我们对此病的治疗及其本质的认识之间尚存在很大的差距——增加了对慢性阻塞性肺疾病定义的评议。

2. 原章：肺功能检查在慢性阻塞性肺疾病诊断和评估中的应用——增加了在慢性阻塞性肺疾病诊断时进行支气管舒张试验指征的探讨。

3. 原章：提高慢性阻塞性肺疾病的早期诊断率是一项值得关注的事情——增加了慢性阻塞性肺疾病诊断的新数据及新思路。

4. 原章：稳定期慢性阻塞性肺疾病的药物治疗策略在立足于控制现有症状的基础上力争减少未来发作风险，但尚存在一些问题——增加了慢性阻塞性肺疾病的治疗目标、方法和效果评估的内容。

5. 原章：慢性阻塞性肺疾病合并症——进一步介绍了支气管扩张、肺癌、心血管疾病、糖尿病和骨质疏松。

6. 原章：从中医的角度探讨慢性阻塞性肺疾病防控的新思路——补充介绍了近年来中医和中药治疗慢性阻塞性肺疾病的进展，同时还简单介绍了肠道菌群问题。

另外，为了更全面地反映近年来慢性阻塞性肺疾病的进展，本次撰写时增加了慢性阻塞性肺疾病三级预防的内容。

君埋泉下，我自白头，每每夜深提笔，茫然若迷，只能叹一声知音再难寻觅。穆老去后第21年，我辗转踯躅，走他走过的路，也走他没能来得及走完的路，我已年逾古稀，呼吸病学这条路，日后还需要更多风华正茂的同仁继续走下去。我期盼着呼吸病学领域能够不断涌现更多的思路和想法，书中"观点"多是一家之言，其中疏漏，敬请读者斧正。

心知此路远且长，唯愿人心珍且重。再念恩师穆老，再谢同仁拼搏，再祝呼吸病学领域精研细作，再愿广大患者福寿安康。

何权瀛

《慢性阻塞性肺疾病何权瀛 2016 观点》 前 言

Foreword

2016 年 3 月初，科学技术文献出版社编辑找到我，约我写一本《慢性阻塞性肺疾病何权瀛 2016 观点》的书，并强调本书编写工作将由我自己独立完成，不能邀请其他专家参与，写作过程中既要全面反映近年来该病在本领域最新的进展，同时还要体现出作者自己在本领域中的研究成果，突出个人的观点，要有自己的特色。当时我就感觉到科学技术文献出版社策划的这套丛书独具特色，所以也就没有做更多的思考便斗胆答应了他们的约稿。其后，在 4 月初便开始着手拟制写作提纲，收集资料，开始计划写 14 章，后来在写作的过程中又做了一些微调，最后成书共 16 章。按照策划的要求，并从本书的读者对象（本学科专业医生）考虑，对于本病的一些基础内容做了从简甚至省略处理，尽量展示我对本病关注和研究的热点、重点和有成果的部分，以飨读者。

从 6 月底开始正式启动本书的写作，计划每周完成一章，10 月初交稿。后来，因为有段时间我的身体不适，不得已延迟了两个月，直到 11 月中旬才完稿。

在半年多的写作过程中，我系统地回顾了自 1995 年到 2015 年这 20 余年我在慢性阻塞性肺疾病诊疗和研究方面走过的路，收集了这期间已发表的 97 篇文献，其中既包括了我自己及我与多名研究生一起完成的若干论著、调查报告，还有一些综述和述评，对于中华医学会呼吸病学分会慢性阻塞性肺疾病学组制定的《慢性阻塞性肺疾病诊治指南》及国际上的慢性阻塞性肺疾病全球防治倡议（GOLD），也结合我的临床经验，从个人角度进行了简单解读和评析。

在本书写作过程中，我经常会回忆起我的恩师——北京大学第一医院呼吸科穆魁津教授，2017 年将是他老人家诞辰 100 周年和逝世 20 周年了，他本人就患有慢性阻塞性肺疾病，最后也因为这一疾病永远地离开了我们。他一生勤奋刻苦，对我国慢性阻塞性肺疾病防控工作做出了很重要的贡献，包括在国内最早领导并实施了一系列小气道功能测定的研究，并提出慢性阻塞性肺疾病发轫于小气道，努力防控小气道损害可能成为慢性阻塞性肺疾病防控的突破口。他老人家早在 20 世纪 80 年代就提出慢性阻塞性肺疾病要立足于预防这一理念，他曾形象地将此比喻为抗洪中下游筑坝不如上游疏导。但是由于种种原因，他的许多设想和建议并没有引起大家的重视，目前看来，这是慢性阻塞性肺疾病防治方面的一大遗憾。现在我们这些后来人努力去完成他老人家的遗愿，不断去探索攻克这一疾病的方法，将是对他最好的怀念和慰藉。

每次提笔，许许多多慢性阻塞性肺疾病患者就诊时的一幕幕不时从我的脑际中闪过，他们痛苦的面容和粗大的喘息声，令我终生难忘。这一切都在激励、催促我努力学习和认真写作。

在查阅相关文献的过程中，我看到了国内许多同道，特别是中华医学会呼吸病学分会慢性阻塞性肺疾病学组的各位学者，如蔡柏蔷、姚婉贞、徐永健、冯玉麟、冉丕鑫、陈亚红等，还有我的多位研究生，如张荣葆、谭星宇、卢冰冰、季蓉、叶阮健等完成的工作，他们一直在慢性阻塞性肺疾病防控领域中努力工作，在阅读他们发表的各种文献的过程中，我受到了很大的启示和帮助，让我思路更加宽广，对这一疾病的诊治认识更加深刻。

中国是一个慢性阻塞性肺疾病的发病大国。从医几十载，最使我感到焦虑和不安的是慢性阻塞性肺疾病的早期诊断率在中国仅有35%，大量的慢性阻塞性肺疾病患者至今尚处于不知情和未治疗状态。即使已经确诊的慢性阻塞性肺疾病患者又因为种种原因，治疗不到位、不规律，使得病情不断进展，生命质量不尽如人意。据报道，在中国每年约有100万人死于慢性阻塞性肺疾病，平均每分钟就有2.5人死于这一疾病。世界卫生组织预测，到2020年慢性阻塞性肺疾病在全因死亡排序中将上升为第3位。然而最近有报道指出，2015年我国慢性阻塞性肺疾病的死亡率已经提前居于第3位，与之形成强烈反差的是至今我国慢病防控规划中依然没有将该病纳入其中。慢性阻塞性肺疾病的防控工作任重而道远，需要引起更多人的重视，这也是我要认真完成此书的目的。

对于本书的写作态度我是很严肃、很认真的，为了数据的准确、内容的科学，力争做到每一个观点均有文献支持，语出有据。为此我查阅并核实了大量相关文献。但是，与海量的文献相比，这毕竟只是其中极小的一部分。必须说明的是，我并不是中华医学会呼吸病学分会慢性阻塞性肺疾病学组的成员，更不是什么"领军专家"，因为我在本书开篇中提到的个人对于慢性阻塞性肺疾病的情结，使我一直在努力想要做些什么。多年来我一直在努力，因受主客观条件所限，目前的研究还没有形成一个完整的系统，更缺少明显的特色。由于个人学识和能力所限，书中的个人观点难免存在疏漏，甚至是偏颇和错误之处，恳请读者批评指正！

最后，我还要特别感谢本书的编写秘书吴浙芳医生，她为本书的写作付出了辛勤的劳动。妆罢低声问夫婿，画眉深浅入时无？当我完成此书最后一章，并将书稿发给编辑时，我并没有松一口气的感觉，相反倒像是一个小学生答完试卷将卷子交给监考老师，忐忑不安地等待编辑审阅，心怀希冀又坐立难安。希望我的努力与认真，不辜负恩师的教导，不辜负同道的信任，不辜负后辈的苦心，不辜负患者的期许。

最后，希望经过大家的努力，慢性阻塞性肺疾病的防控工作不断取得进展，这可能会很难，我们还有大量的工作要去做，但无论在什么时候，迎难而上是必然的选择，希望我所走过的路，能够让读者学有所思、读有所益。

何权瀛

目 录

Contents

我的慢性阻塞性肺疾病情结 / 001

COPD 的治疗现状与对其疾病本质的认识之间尚存差距 / 006

1. 2017—2022 年 GOLD 对 COPD 的定义与现实明显不符 / 006

2. 从 COPD 的定义看，我们对此病的治疗与对其本质的认识之间
   尚存在很大差距 / 009

应全面深入认识 COPD 的病因及各种病因之间的复杂关系 / 013

3. 吸烟是目前最常见的导致 COPD 的危险因素 / 015

4. 长期无机粉尘暴露可引起 COPD 的发病 / 016

5. COPD 患者发病存在易感性 / 017

6. COPD 和肺功能受损具有家族聚集倾向 / 018

7. 出生低体重与成年后发生 COPD 具有相关性 / 020

8. 儿童时期下呼吸道感染与成年后发生 COPD 有一定相关性 / 020

9. 基因多态性比单个易感基因更能影响 COPD 的发病 / 021

COPD 发病的关键环节和具体机制尚待进一步研究 / 025

10. 气道慢性炎症在 COPD 的发病中起重要作用 / 025

11. 氧化—抗氧化失衡在 COPD 的发病机制中具有重要作用 / 030

12. 蛋白酶—抗蛋白酶失衡在 COPD 发病中的作用 / 032

13. 胆碱能神经在 COPD 的发病机制中具有重要作用 / 035

卵圆孔未闭在 COPD 患者发生缺氧中的地位及其机制 / 039

14. PFO 的概念、检查方法和二级预防策略 / 039

15. COPD 与 PFO / 041

16. 慢阻肺患者合并 PFO 时造成低氧血症的机制 / 043

17. 治疗 PFO 对于合并 PFO 的患者的氧合作用及机体整体功能的
    影响 / 046

COPD 与肠道菌群 / 048

18. 肠道菌群对宿主肺部免疫反应的调节途径可能是 COPD 的发病
    机制之一 / 048

19. 动物实验研究表明益生菌可改善 COPD 大鼠肺损伤及肠道菌群
    构成，减轻炎症反应 / 051

20. 临床研究表明 COPD 患者肠道菌群状态与肺部炎症指标及肺功能
    紧密相关 / 052

目前国内 COPD 诊断标准的执行状况及其诊断的可靠性 / 062

21. COPD 的发病特点使得早期诊断困难重重 / 063

22. 在我国全面开展肺功能检查尚不能实现 / 063

23. COPD 诊断标准的执行中还存在很多的问题 / 064

24. 目前许多医院对 COPD 的鉴别诊断不够全面和充分 / 066

如何提高 COPD 的早期诊断率 / 067

25. 通过文献分析寻找 COPD 就诊率低的原因 / 069

26. 流行病学调查难以广泛开展 / 073

27. 从 COPD 的高危人群中筛查 COPD / 073

28. 通过常规体检早期发现 COPD / 075

29. 从 COPD 的各种合并症中反向寻找 COPD / 077

30. 从住院的肺癌患者中发现 COPD / 078

31. 从肺的结构和功能早期改变筛查 COPD / 079

32. 国外对于 COPD 早期诊断途径的探索 / 080

33. 提高 COPD 早期诊断率的实施方法 / 081

34. 成效与挑战兼具的 COPD 的早期诊断 / 084

35. COPD 早期诊断面临的困难 / 087

肺功能检查在 COPD 诊断和评估中的应用 / 091

36. 究竟何时需要进行支气管舒张试验的指征不明确，可能会使
    一部分 COPD 患者漏诊 / 091

37. 肺弥散功能测定对于 COPD 患者病情评估具有重要意义 / 098

38. 在对 COPD 患者进行评估中应增加最大通气和通气储备测定 / 103

保留比值受损肺功能问题初探 / 105

39. 保留比值受损肺功能的定义模糊 / 105

40. 肺功能测定中出现的 $FEV_1/FVC\%$ 正常和 $FEV_1\%pred$ 下降的
    原因分析 / 106

41. 保留比值受损肺功能研究中存在的问题讨论 / 107

42. 肺功能非特异性表现初步研究 / 109

COPD 病情的综合评估尚存不足 / 111

43. COPD 全球倡议中对其病情的评估方法还有待于简化才利于
推广 / 111

44. mMRC 对 COPD 患者的症状评估缺乏全面性 / 112

45. 肺功能检查作为一项预测 COPD 未来发作风险的重要指标,
在我国目前还没做到全面实施 / 112

46. COPD 全球倡议中对于 AECOPD 的定义在临床实践中执行起来
存在诸多问题 / 113

47. 目前还没有一个有效的途径可以准确回忆过去 1 年中发生
AECOPD 的次数 / 115

稳定期 COPD 的药物治疗策略 / 117

48. 稳定期 COPD 的药物治疗策略立足于控制现有症状,多半属于
对症处理,缺少治本措施 / 117

49. 稳定期 COPD 患者吸入糖皮质激素的疗效、安全性还需要今后
进行更严谨且长期的验证 / 121

50. 现有的 COPD 治疗策略中缺少相应的临床表型思维 / 121

51. COPD 的干预重点应放在早期阶段 / 123

COPD 的共病问题 / 124

52. COPD 的共病应当包括脑血管病,特别是脑卒中 / 125

53. COPD 与肺心病、心力衰竭 / 125

54. COPD 合并支气管扩张临床症状更多、更重，肺功能更差 / 127

55. COPD 合并阻塞性呼吸暂停综合征时病情更重，进展更快，
   预后更差 / 130

56. 将 COPD 的各种共病列入其病情综合评估体系有必要，
   但还需要做更艰巨和细致的研究 / 131

57. COPD 共病的诊断和治疗存在许多局限性 / 132

58. 应当重视 COPD 共病的治疗问题 / 133

COPD 与肺结核 / 135

59. 肺结核是 COPD 的一个重要发病因素 / 136

60. COPD 是肺结核发病的独立危险因素 / 138

61. 肺结核引发 COPD 的机制探讨 / 139

62. COPD 引起肺结核的可能机制 / 140

63. 肺结核合并 COPD 患者肺功能改变的机制及其影响因素 / 142

64. COPD 合并肺结核患者的临床特点 / 143

65. TOPD 相关实验室检查 / 146

66. TOPD 患者的诊断和治疗 / 147

67. 综合肺结核和 COPD 共同的危险因素制定预防策略 / 147

68. 研究肺结核和 COPD 共存的意义及启示 / 149

69. 未来展望 / 150

COPD 与肺癌 / 152

70. COPD 与肺癌关系的概述 / 152

71. COPD 与肺癌的共同病因主要是吸烟和大气污染 / 153

72. COPD 与肺癌并存的发病机制 / 155

73. COPD 与肺癌共存时的临床表现 / 159

74. 从肺癌患者中主动发现 COPD 患者和从 COPD 患者中早期发现
肺癌 / 161

75. 慢阻肺合并肺癌的预防和治疗 / 161

76. COPD 和肺癌共存管理的问题与建议 / 164

COPD 合并肌少症问题 / 168

77. COPD 与肌少症的流行病学研究现状 / 168

78. COPD 与肌少症的关系 / 169

79. COPD 合并肌少症时相关骨骼肌的变化 / 170

80. COPD 合并肌少症的可能性机制 / 171

COPD 患者合并多种慢性病合理用药问题 / 174

81. 合并多种共病的 COPD 患者多重用药的流行病学 / 175

82. 多重用药对 COPD 患者的危害 / 177

83. 合并多种共病的 COPD 患者的合理用药管理 / 180

COPD 患者合理氧疗问题 / 185

84. 合理氧疗在 COPD 治疗中占有的地位 / 185

85. 氧疗是 AECOPD 患者治疗的重要组成部分 / 186

86. 国内外 AECOPD 氧疗处方的执行情况 / 187

87. 高浓度吸氧的危害 / 188

COPD 患者实施家庭长程氧疗问题初探 / 192

88. LTOT 的适应证和禁忌证 / 193

89. 几种特殊情况下的 LTOT / 196

90. COPD 患者实施家庭长程氧疗的注意事项 / 198

91. LTOT 目前在我国尚处于起步状态 / 200

COPD 患者应用高流量氧疗问题 / 201

COPD 患者如何合理应用糖皮质激素 / 211

92. 从 COPD 患者气道炎症细胞分类探讨其糖皮质激素的
合理应用 / 211

93. 糖皮质激素概述 / 213

94. 糖皮质激素在稳定期 COPD 患者中的应用 / 215

95. 糖皮质激素在 AECOPD 的应用 / 220

96. 患者管理 / 223

对于将切断迷走神经用于治疗 COPD 的不同意见 / 225

COVID-19 和 COPD / 231

97. 感染 SARS-CoV-2 的风险 / 231

98. SARS-CoV-2 感染的检测 / 232

99. 肺活量测定及肺功能检查 / 233

100. 支气管镜检查 / 233

101. 放射学检查 / 234

102. COPD 患者的保护策略 / 234

103. COVID-19 大流行期间 COPD 的维持药物治疗 / 236

104. COPD 患者合并 COVID-19 如何安全使用雾化器 / 237

105. COVID-19 大流行期间 COPD 的非药物治疗及随访 / 238

106. 在 COPD 患者中针对 COVID-19 的治疗 / 238

107. COVID-19 大流行期间，AECOPD 患者的治疗 / 239

108. 肺和肺外并发症 / 241

109. 感染新冠病毒的 COPD 患者的康复和随访 / 243

110. 必须综合考量多种疾病的全面照护问题 / 244

COPD 的预后研究 / 247

111. 疾病预后研究的评价原则 / 247

112. 关于 COPD 预后研究的若干问题 / 250

COPD 患者的教育和长期管理任重而道远 / 257

113. COPD 患者教育管理的必要性和迫切性不容置疑 / 257

114. 我们一直在探讨一种适合我国国情的 COPD 患者教育
管理模式 / 259

115. 应进行长期教育管理效果的评估 / 260

116. COPD 的随访 / 264

117. 应进一步落实 COPD 的分级医疗和转诊 / 266

中医对于慢阻肺发病的认识 / 270

118. 肺气虚与慢阻肺的关系 / 271

119. 脾气虚与慢阻肺的关系 / 278

120. 中医治疗慢阻肺的原则与方法 / 284

121. 中医对于慢阻肺发病机制的认识 / 285

AI/ML 在 COPD 诊疗中的应用 / 286

122. AI/ML 用于 COPD 的筛查和诊断 / 286

123. AI/ML 用于 COPD 的分级和评估 / 289

124. AI/ML 用于 COPD 的管理和监测 / 293

125. AI/ML 用于 COPD 的治疗 / 297

应加强对 COPD 卫生经济学的关注 / 299

126. 临床医生应该了解一些卫生经济学的知识 / 300

127. COPD 的卫生经济学形势将越来越严峻，需要引起重视 / 303

128. 我国关于 COPD 卫生经济学的研究亟须广泛开展 / 304

COPD 的预防 / 309

129. COPD 的一级预防 / 309

130. COPD 的二级预防 / 324

131. COPD 的三级预防 / 325

学习《慢性阻塞性肺疾病诊治指南》2021 年修订版 / 326

132. 比较明显的错误之处或值得商榷之处 / 328

133. 相互矛盾之处或多余的内容 / 329

134. 建议补充的内容 / 330

学习 2023 年版 GOLD 的若干思考 / 333

135. 2023 年版 GOLD 更新要点 / 333

136. COPD 患者的患病率与发病率的问题 / 334

137. 慢性支气管炎 / 336

138. COPD 的共病问题 / 337

139. COPD 共病的治疗原则 / 338

140. COPD 与红细胞增多症 / 340

补遗 1：鲁迅真的死于肺结核病吗？ / 341

补遗 2：慢性阻塞性肺病的防治研究应受到重视 / 350

出版者后记 / 355

我的慢性阻塞性肺疾病情结

　　我并不是专门从事慢性阻塞性肺疾病（chronic obstructive pulmonary disease，COPD）临床研究的专家，对于 COPD 临床领域的许多问题知之甚少，对于 COPD 防控中许多问题并无良策，甚至深感焦虑和无奈。但我愿意在这个领域多做一些工作。坦率地讲，我对 COPD 的防治还是很感兴趣的，换句话说，我对 COPD 还是拥有深厚的个人情结的。

　　这种情结可以追溯到我的童年、大学乃至研究生学习阶段。

　　我自幼生长在农村，我的故乡是辽宁省南部的一个偏僻小山村。在新中国成立至改革开放前的那些年，我的家乡经济不发达，人民生活水平和文化水平都不高，长期处于缺医少药状态。在我小的时候，我们全乡只有两位乡村医生。他们出诊时药箱内只有一个听诊器、一具注射器、一个针盒和几样常用的药品，如阿托品、安痛定和青霉素等。注射器消毒只能用开水煮沸的办法。在那个时期百姓若得了病，只知道自己哪儿不舒服，哪儿疼痛，根本谈不上确诊，更无法得到及时有效的治疗。大多数情况下他们只能自己苦熬，实在熬不过去了再去找乡村医生打上一针，或口服几片药物了事，这种现实实在是苦不堪言。由于我的家乡在中国的东北部，冬季取暖和做饭均要烧柴，柴属于生物燃料，厨房里和居室里常常是烟雾弥漫，正常人也常常会被呛得流泪不止，不断咳嗽，家庭妇女患上慢性咳嗽是常有的事儿。尤其是到了冬天，外出减少，室内的烟雾常常呛得人们不停地咳嗽、咳痰、喘息……至今我还清楚地记得我的两个姑奶奶、二舅和一位远房姑姑长期忍受咳喘的折磨，最后都因病去世。这一切至今仍旧历历在目，那时我就想过将来如能当个医生，用自己的知识和技术来给他们治疗，帮助他们摆脱疾病的困扰，然而不幸的是，他们早在我大学毕业之前便离开了人世。

1964 年夏秋之交我高中毕业，那时我的学习成绩优秀，高考时有选择北京大学和清华大学的机会，但是在父亲（研究中国医学史）和另外一位亲戚的引导下，我报考了北京医学院，最终如愿以偿考取了北京医学院医疗系，实现了我想学医的梦想。

在北医的 6 年学生生涯中，有两件事情对我以后的工作影响非常大：一件是在 1966 年寒假，我利用休假的时间对我家所在的全乡做了一个全面的慢性支气管炎的现场调查，那时候缺医少药的境况更加坚定了我从事医学研究的决心。另一件是 1969—1970 年我们一批医学生（包括医疗系、卫生系、口腔系等）自愿申请组成"北医 6.26 新医学教改探索队"，学校和附属医院为我们配备了强大的师资力量，到河北省宽城县和平泉县学习锻炼了1年。那1年里，虽然没有进行系统的临床知识技能培训，但是在艰苦学习过程中，进一步认识了中国农村缺医少药的状况并且有幸认识了钟南山、王海燕、孙毓恺等老师，并与胡大一、徐淑冰、张述禹等同学结下了深厚的友谊。

1970年9月毕业后，我们响应党的号召到祖国最艰苦的大西北。我被分到甘肃省武威县，在那里工作了9年。可以自豪地说，我把自己美好的青春年华都献给了祖国大西北的医疗卫生事业。当时甘肃省农村的经济、文化和卫生十分落后，这是我事先根本没有预料到的。9年中我有两年半是在农村度过的，真正是与贫下中农同吃、同住、同劳动，亲身经历了那里人民的缺医少药。许多传染病（尤其是肺结核、细菌性痢疾、流行性脑脊髓膜炎等）和慢性病，如慢性支气管炎和肺气肿严重地危害着当地人民的健康。在甘肃省武威县医院工作的8年中，当时我们承担的任务十分繁重，武威县医院当时只分内科（兼管儿科和传染科）、外科和妇产科。平时，尤其是到了夜间、节假日门诊时，我们内科大夫就是一个全科医生，内、外、妇、儿的患者都得会处理，那时几乎没有向外转诊的可能，所以我们必须在十分艰难的环境下奋发图强，刻苦努力，同时虚心地向当地的老师学习，可以说我们的临床基本功都是当时在甘肃的县医院练就的。这一阶段的工作经历对于我后来的医学生涯也具有十分重要的意义。

1979年秋天，经过一番努力我有幸考取了北京医科大学第一医院呼吸内科研究生，师从国内著名的呼吸病专家——穆魁津教授攻读医学硕士学位。从祖国的大西北基层回到母校，一方面十分兴奋；另一方面深感压力巨大，在医学研究方面，更主要的是临床知识和经验存在巨大差距。当时我的导师为我选定的研究题目是"小气道功能异常的病理基础研究"。当时国内外呼吸生理研究中小气道功能测定是一个热点。我最感兴趣的是小气道功能发生改变的病理基础到底是什么。关于这个问题，穆老认为小气道功能异常很可能是 COPD 早期的可逆阶段，如能弄清楚小气道功能异常的病理基础，在此基础上探讨逆转小气道功能异常的方法，有可能在 COPD 的研究上会有所突破。1982 年我完成了毕业论文《小气道功能异常与病理变化之间关系的初步探讨》，并且顺利获得了医学硕士学位，毕业后留在北京大学第一医院工作。此后围绕小气道问题我进行了一系列研究，并发表了 25 篇论文。大量研究结果表明，小气道功能测定可以灵敏地反映出许多危险因素（如吸烟、空气污染等）对于呼吸道的损害，但是缺乏特异性。更重要的是许多小气道功能异常的吸烟者后来并没有都发展为 COPD，这就说明小气道功能测定及其相关研究并没有成为逆转 COPD 的转折点，所以这个领域的研究日趋减少。1985 年我从北京大学第一医院调到北京大学人民医院，由于各种原因，我的小气道研究暂时中断。但是，我对于 COPD 的兴趣却一直不减，在 1985—2015 年长达 30 年的岁月中，我和我的研究生、同事在完成大量的、繁重的、艰巨的临床工作之余，克服了重重困难，对于 COPD 的基础和临床做了大量研究，这些研究工作主要集中在以下几个方面：① COPD 的高危因素和发病机制；② COPD 的早期诊断和主动发现；③ COPD 的规范化治疗和康复；④ COPD 患者的长期教育和管理。

这期间先后发表了有关 COPD 的论文 97 篇，获批国家级、省部级科研项目有：国家自然科学基金 2 项，卫生部科研基金 3 项，高等学校博士学科点专项科研基金 1 项；获奖 3 项：卫生部科学技术进步奖二等奖、中华预防医学科技奖三等奖、国家科学技术进步奖二等奖。

虽然在 COPD 的防控和治疗方面做了一些研究，也取得了一些成就，但要彻底解决 COPD 的防控和治疗问题，我们深感任重而道远，不敢稍有懈怠和满足。

COPD 的治疗现状与对其疾病本质的认识之间尚存差距

1. 2017—2022 年 GOLD 对 COPD 的定义与现实明显不符

2017—2022 年国际的慢性阻塞性肺疾病全球防治倡议（Global Initiative for Chronic Obstructive Lung Disease，GOLD）对 COPD 的定义几乎完全一致：COPD 是一种常见的可以预防和治疗的疾病，其特点是持续存在呼吸道症状和气流受限，这是由于气道和（或）肺泡组织暴露于有毒颗粒，或有害气体引起的气道和（或）肺泡异常所致。与 2016 年对照，2017—2022 年 GOLD 新版 COPD 的定义中"持续存在气流受限"仍保留不变，但删去了 COPD 是一种气道炎症疾病，增加了 COPD 的特征是持续存在呼吸道症状。

2000—2016 年我国流行病学调查中确诊的 COPD 患者中具

有常见三大呼吸道症状的百分比为 31.80% ～ 88.2%。

最近王辰等完成的一项大型流调结果显示，流调中确诊为 COPD 的患者中只有 60% 具有呼吸道症状。

新版 COPD 定义中用"持续存在呼吸症状和气流受限为特征"取代原有的"持续气流受限与气道和肺部慢性炎症有关"不仅与临床实际情况不符，同时也不利于慢阻肺的早期诊断。

Sansores 等曾经对病例发现（CFG）与戒烟筛查组（SCP）两种策略早期筛查 COPD 的效果进行比较，结果显示，尽管 SCP 组受试者中咳嗽、咳痰、气短的发生率显著低于 CFG 组，但是 SCP 组 COPD 的早期诊断率为 13.3%，显著高于 CFG 组（10.1%，P=0.01），因而认为从有症状患者中筛查 COPD 的效率并不高。

稳定期 COPD 的评价方法（CAT）共分 8 个子项（表 1），强调 COPD 的常见症状处于动态变化中，现有 COPD 的定义强调持续存在呼吸道症状，与 CAT 评分相矛盾。

表 1　COPD 评估测试问卷

我从不咳嗽	⓪①②③④⑤	我一直在咳嗽
我一点痰也没有	⓪①②③④⑤	我有很多很多痰
我没有任何胸闷的感觉	⓪①②③④⑤	我有很严重的胸闷感觉
当我爬坡或上一层楼梯时，我没有气喘的感觉	⓪①②③④⑤	当我爬坡或上一层楼梯时，我感觉非常喘不过气来
我在家里能够做任何事情	⓪①②③④⑤	我在家里做任何事情都很受影响
尽管我有肺部疾病，但我对外出离家很有信心	⓪①②③④⑤	由于我有肺部疾病，我对离家外出一点信心都没有
我的睡眠非常好	⓪①②③④⑤	由于我有肺部疾病，我的睡眠相当差
我精力旺盛	⓪①②③④⑤	我一点精力也没有

新版 COPD 的定义删除了关于气道炎症的论述，片面强调持续存在的呼吸症状，会使 COPD 的治疗停留在对症治疗水平，而忽视气道炎症的控制。

定义就是通过揭示概念的内涵，即指出概念所反映事物的本质以明确概念的逻辑方法。定义最根本的意义在于能够概括出事物的本质和发展规律。包括定义在内的一切科学的抽象都应更深刻、更正确、更完整地反映外界事物的本质。

任何一种疾病所表现出来的症状和体征只是疾病本质的一种外在表象，它并不代表疾病的本质和发展规律。临床上大家常常说的"异病同症，同病异症"的原因也在于此。某种疾病的症状存在与否、发生的频率和程度的轻重，不仅与疾病的发展阶段、病情严重程度有关，还与不同的患者，包括不同年龄、性别、文化水平、心理状态、对于疾病的体验、承受能力、表述水平不同等因素有关。

目前《中国高血压防治指南（2017 年修订版）》中对高血压的定义：在未服用抗高血压药物情况下，采用经过核准的汞柱式或电子血压计，在安静、休息和坐位时测量上臂肱动脉部位血压，如果收缩压 ≥ 140 mmHg 和（或）舒张压 ≥ 90 mmHg，测量 3 次非同日血压，均符合上述标准即可诊断为高血压，并不强调患者有无相应症状（如头疼、头晕等）；《中国 2 型糖尿病防治指南（2017 年版）》对 2 型糖尿病的定义则是患者空腹血糖达标（ ≥ 7.0 mmol/L）或糖耐量异常（75 g 葡萄糖负荷后 2 h 血糖≥ 11.1 mmol/L）即可诊断 2 型糖尿病，并不要求患者一定出现所谓的"三多一少"症状。

2. 从 COPD 的定义看，我们对此病的治疗与对其本质的认识之间尚存在很大差距

多年来无论是国际的 COPD，还是国内的 COPD 诊治指南，对于 COPD 的定义都是十分明确的，而且变化不大，认为 COPD 是一种常见的、以持续不能完全可逆的气流受限为特征，可以预防和治疗的疾病，气流受限进行性发展，与气道和肺对有毒颗粒或气体的慢性炎症反应有关。其中最关键的是现在我们所诊断的 COPD 患者的气流受限是不能完全逆转的，相反，呈进行性发展。这就是说，尽管我们对 COPD 患者进行长期规范的治疗，加上康复，充其量只能减轻患者的症状，改善生命质量，减少急性加重次数，但不能从根本上改变其病程逐年加重的趋势，更不能延长患者的有效寿命。所以我们不得不面对这样残酷的现实：由于 COPD 是一种不能完全可逆的疾病，其病情必然会逐年进行性加重，最后致残乃至死亡。据报道，我国每年大约有 100 万 COPD 患者死亡，平均每分钟将会有 2.5 人死于本病。

既然 COPD 患者的气流受限是不能完全可逆的，那么，我们防控 COPD 的意义何在？又有多大呢？

目前对于 COPD 的防控现状，不仅广大患者及其家属不满意，呼吸科医生也不满意。由于 COPD 病程长，疗效差，患者对

于未来产生悲观情绪，这种情况下我们为什么不能在疾病的上游阶段，即气流受限尚处于可逆阶段进行有效的防控，为什么非要等到气流受限已进入不可逆阶段再进行低效的干预呢？

我们认为，在 COPD 漫长的发病过程中，其气流受限或气道阻塞必然经过一个由可逆到不可逆的慢性转变过程。1995 年，许多教科书和杂志上画的那三个圈相交的图示大家应该记忆犹新吧（图 1），从中我们可以看到无论是慢性支气管炎，还是肺气肿，真正发展为不可逆的气流受限，即 COPD 的只是其中一小部分，而大部分患者，特别是早期患者，其气流受限不仅是轻度的，而且是可逆的。为什么我们不把力量用到这部分患者身上呢？

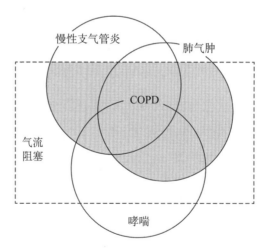

图 1　COPD 的构成：图中阴影部分为 COPD

[资料来源：Standards for the diagnosis and care of patients with chronic obstructive pulmonary disease. American Thoracic Society.Am J Respir Crit Care Med，1995，152（5 Pt 2）：S77-121.]

综上所述，长期以来，我们在 COPD 的防控中出现了较大的偏差，把防控慢性气道疾病的重点放错了位置，现在我们必须尽快改变这种思维方式，把工作的重点放到慢性气道疾病的上游或早期阶段，即气流受限尚处于可逆阶段。我们的奋斗目标是尽量不使其气流受限，由可逆阶段变为不可逆阶段。

近几年大家已经逐渐认识到 COPD 的病变不仅仅局限于肺，而是一种全身性炎症，至于这个过程到底是怎么发生的，至少有两种说法：一种说法是肺部炎症溢出学说；另一种说法是一开始 COPD 就是一种全身性慢性炎症，而 COPD 只是全身性炎症的一个部分。现在暂且不去讨论上述两种说法孰对孰错，有一点是大家公认的，即 COPD 是一种全身性疾病，其症状可能是这种全身性炎症的局部表现。现在问题的关键是，大家都认可 COPD 是一种全身性炎症，但是目前，我们几乎没有针对这种全身性炎症进行有效治疗。众所周知，治疗稳定期 COPD 的基本用药是长效 β_2 受体激动剂（LABA）+ 长效抗胆碱能药物（LAMA），稳定期 COPD 患者如果外周血中 EOS 增高可以使用糖皮质激素（ICS），ICS 主要作用于呼吸道局部，很少会作用于全身。COPD 急性加重（AECOPD）时可以全身应用 ICS，包括口服或静脉给药，但是那也只是短期用药，不能长期应用。GOLD 并不提倡 COPD 患者长期应用 ICS，因为这样并不能解决 COPD 患者的全身炎症问题，所以从这个角度上来说，我们对于 COPD 的治疗与我们对于其疾病本质的认识之间尚存在很大的差距。

　　2023 年版 GOLD 对慢阻肺的定义是：它是一种以慢性呼吸系统症状，包括呼吸困难、咳嗽、咳痰、急性加重为特征的异质性肺部疾病。其原因是气道（支气管炎、细支气管炎）和（或）肺泡（肺气肿）异常，导致持续性，通常进行性的气流受限。2023 年版 GOLD 对慢阻肺的定义中指明了慢阻肺的病变部位和可能存在症状，删除了慢阻肺是一种气道炎症和持续存在呼吸道症状，同时不再强调慢阻肺患者发生的气流受限不能完全可逆这一点，似乎有了较大的改进，但是这又与慢阻肺的诊断标准不一致，主要是气流受限不可逆问题。

应全面深入认识 COPD 的病因及各种病因之间的复杂关系

目前认为 COPD 是遗传—环境因素相互作用导致的疾病。在具有同样吸烟史的人群中，并非所有的人都会发展成为 COPD，这是因为个体对疾病的遗传易感性或生存空间和时间存在差异。所以目前认为，尽管吸烟是研究最多的导致 COPD 的重要危险因素，但并不是唯一因素。

生物燃料可能是导致室内空气污染和 COPD 的重要原因，因为在通风条件较差的室内燃烧生物燃料进行烹饪或取暖会造成室内空气污染，这也是导致 COPD 的一个很重要的危险因素。在世界范围内，近 30 亿人使用柴草或煤炭作为主要的烹饪、取暖及其他用途能源，因此世界范围内受害人数量很大。

城镇严重的空气污染对已有心肺疾病的个体极为有害，但目前室外空气污染在 COPD 致病中的地位尚不明确。城市中因燃烧石油造成的空气污染主要源于机动车辆排放的尾气，与呼吸功能下降有关，这种长期低水平的暴露对于 COPD 的影响尚有待进一步研究。

国外研究还发现，发生 COPD 的风险与患者的社会经济状况呈负相关。这种关联是否反映了社会经济状况与暴露于室内外空气污染、拥挤、营养状态不佳、感染或其他因素是否相关尚不明确。此外，哮喘可能也是发生 COPD 的危险因素，有调查研究结果显示，即使纠正了吸烟因素之后，成年哮喘患者发生 COPD 的风险是没有患有哮喘者的 12 倍，大约 20% 的哮喘患者可能发生不可逆的气流受限。欧洲的社区呼吸健康调查结果显示，气道高反应性是仅次于吸烟的重要的 COPD 风险因素，占人群归因风险的 15%。

COPD 的发病与患者母亲的妊娠经过、出生时婴儿状态、肺脏生长发育、童年及青春期危险因素暴露等过程有关，肺功能测定可识别出具有发展成为 COPD 可能的高危人群。在妊娠及童年时期任何可以影响肺脏生长发育的因素均具有增加个体发生 COPD 风险的潜在作用。一项大规模的研究及多因素分析证实，出生体重与成年后第 1 秒用力呼气容积（FEV_1）呈正相关。另有研究发现，儿童时期肺部感染对成年后的肺功能也有影响，认为幼年时发生严重的呼吸道感染与成年人肺功能下降及呼吸道症状增加有关。

多年来我们围绕着 COPD 的病因进行了一系列的研究，大致可以归纳为以下几个方面。

3. 吸烟是目前最常见的导致 COPD 的危险因素

与不吸烟者相比，吸烟者出现呼吸道症状和肺功能异常的概率更高，每年 FEV_1 下降的速度更快，COPD 的病死率更高。与主动吸烟相似，被动吸烟也会引起呼吸道症状和 COPD。长期吸烟是环境中引起 COPD 的最重要危险因素。近年来研究显示，吸烟引发 COPD 的机制可能主要包括以下几个方面：

（1）吸烟产生的理化刺激可以激活炎症细胞促发多种炎症因子的释放，诱导炎症反应，引起气道和肺组织结构改变，进而导致气道重构，气流受限，最后发展为 COPD。

（2）香烟烟雾本身即可以导致氧化应激反应增强，氧化—抗氧化系统失衡，进而引起组织损伤。

（3）近年来人们开始认识到 COPD 可能属于一种自身免疫调节异常反应性疾病。大量研究结果显示，长期吸烟可以引起固有免疫和适应性免疫应答异常。

（4）气道重构是导致 COPD 患者气道阻塞的重要原因，其主要机制包括持续气道炎症反应，氧化—抗氧化失衡，蛋白酶—抗蛋白酶失衡，而上述各种因素均与长期吸烟有关。

多年来，在 COPD 临床和科研工作中我们始终重视吸烟和控烟问题。2003 年我们曾就住院患者中吸烟状态进行过一次系统调查，发现住院患者中戒烟成功率较高，但仍有 28% 的人没有戒烟，因而建议必须充分发挥医生在患者戒烟中的劝导作用。

2001 年我们开始对 COPD 患者进行长期的教育和管理，包括定期举办医学知识讲座。在这个过程中我们始终把控烟作为 COPD 防控中的一项重要内容，向 COPD 患者系统宣讲长期吸烟的危害，介绍如何戒烟。截止到目前，我们管理的 COPD 患者中 90% 已成功戒烟。2008 年我们曾经撰文分析为什么许多人明知吸烟有害但是戒烟率并不高的原因；介绍了我们在医疗实践中帮助患者成功戒烟的方法，包括 X 线胸片对比法、肺脏年龄计算法、不良后果警示法等。

近年来人们逐渐认识到长期吸烟不仅仅是一种严重危害自己和他人健康的不良习惯，也认识到烟草依赖是一种慢性病。为了更好地宣传这种理念，我们专门撰写文章《如何理解烟草依赖是一种慢性病》，来讨论烟草依赖。文章的内容包括烟草依赖的定义、香烟依赖产生机制、临床表现、诊断方法及标准，并且系统介绍了各种戒烟方法。

4. 长期无机粉尘暴露可引起 COPD 的发病

职业暴露是一个被低估了的 COPD 的危险因素，这些暴露包括有机和无机粉尘、化学物质、烟雾等。一项大型的人群研究显示，职业暴露可能导致 10% ～ 20% 符合 COPD 表现的症状和肺功能受损。

近年来越来越多的循证医学研究结果表明，职业相关性暴露是 COPD 发生的一个非常重要的危险因素，职业暴露会对患者产生长远而严重的影响。认识和认可职业相关性刺激物暴露作为 COPD 的重要原因经历了一个相当长的时期。目前认为职业相关性 COPD 是一种被低估了的 COPD 类型。

近期我们曾在京西（门头沟区）地区进行了一次关于煤工尘肺病合并 COPD 情况的调查，选择 451 例煤工尘肺病患者作为研究对象，对受试者进行肺功能检查，并了解其临床症状、用药情况，应用多因素回归分析法分析各种危险因素引起尘肺病患者罹患 COPD 的原因。结果发现，尘肺病患者中 COPD 的患病率为 44.6%，远远高于普通人群中的患病率（8.2%）。研究结果还显示：随着尘肺病期别、接尘时间、吸烟指数的增加，尘肺病患者中 COPD 的患病率相应增高，其 OR 值分别为 3.20、1.09 和 1.01；合并 COPD 的尘肺病患者 COPD 评分（CAT）均值为 25.6。煤工尘肺病合并 COPD 患者的临床症状重，用药不规范，建议今后对煤工尘肺病合并 COPD 问题给予应有的重视。

5. COPD 患者发病存在易感性

众所周知，COPD 患者中吸烟者占 80% 以上，然而长期吸烟者只有 10% ～ 15% 的人将来会发展为 COPD。这就提示吸烟引发 COPD 存在着易感人群的问题，深入研究这个问题对于进一步降低 COPD 的发病率、更有效地实施控烟是非常重要的。这几年，我们围绕这个问题发表过数篇文章进行了深入探讨。

6. COPD 和肺功能受损具有家族聚集倾向

关于 COPD 的发病与基因的关系已有大量报道，其中突出的遗传性危险因素是严重的先天性 α_1 抗胰蛋白酶（α_1-AT）缺乏。α_1-AT 是一种主要的蛋白酶抑制剂，这种酶的缺乏仅与世界上极小部分人罹患 COPD 有关。

在患有严重 COPD 的吸烟者中，已观察到气流受限具有显著的家族性风险，这提示遗传因素与环境因素可能共同影响对本病的易感性，但是 COPD 与肺功能研究结果及全基因组相关研究、候选基因分析结果还存在差异。

在 20 世纪末，我们曾两次获得国家自然科学基金资助研究 COPD 呼吸衰竭的呼吸控制功能及遗传规律。我们在 2000 年发表了一篇相关综述，认为 COPD 患者呼吸控制功能及其对低氧、高 CO_2 反应异常是其发生呼吸衰竭的原因之一，并就 COPD 呼吸衰竭的患者呼吸控制功能的异常及其遗传规律做了综述。之后我们进行了一系列临床研究，首先观测 COPD 2 型呼吸衰竭患者及其子女呼吸中枢对低氧的反应性，并对低氧呼吸驱动与微卫星点的关系进行连锁分析，探讨其低氧呼吸驱动反应性降低的基因是否与染色体 6q21.1-21.2 区域的某一位点相连锁。具体做法是测定了 6 例 COPD 2 型呼吸衰竭患者及其 21 名子女呼吸中枢驱动对低氧的反应性，同时对位于第 6 号染色体短臂上的 5 个微卫星点进行扩增片段长度多态性检验，用 LINKAGE 遗传统计软件进行连锁分析。结果显示，受检的 10 名子女低氧呼吸驱动反应降低，结论是低氧呼吸驱动反应降低可能受遗传因素的影响，而且其遗传方式符合常染色体显性遗传，导致低氧呼吸驱动反应性降低的基因与 D6S276 位点紧密连锁。在另一项研究中我们探讨了 COPD 2 型呼吸衰竭患者及其子女呼吸驱动反应性变化，并对其遗传性进行探讨，结果显示，低氧呼吸中枢驱动反应降低可能是导致 COPD 患者发生 CO_2 潴留的原因，低氧呼吸中枢驱动反应降低可能受遗传因素影响。

其后，我们对 COPD 遗传流行病学研究进行了更广泛和深入的探讨，并曾发表了一篇题为《COPD 遗传流行病学研究方法和进展》的综述。在这篇综述中提出 COPD 是一种多基因疾病，其发病除了受遗传易感性制约外，还受外界环境因素的影响，运用多种遗传流行病学方法进行研究将会对 COPD 的发病提供更多的信息。在这篇综述中我们比较详细地介绍了 COPD 家系调查的方法，包括亲属发病率调查、综合分离分析、通径分析、亲属对之间相关分析，同时还介绍了双生子法的研究现状。其后我们曾经系统地研究过 COPD 患者子代肺功能的相关因素，并发表了一篇题为《预测慢性阻塞性肺疾病患者子代肺功能的相关因素研究》，具体的做法是测定了 59 例 COPD 患者的 117 例子女和 28 例非 COPD 患者的 55 例子女的肺功能，并调查他们的吸烟习惯、职业性粉尘接触史、临床表现等。对所有子女成员的 FEV_1 进行多元线性回归分析，结论认为亲代中有 COPD 患者是其子女 FEV_1

降低的独立危险因素，说明 COPD 和肺功能受损具有家族聚集倾向。

7. 出生低体重与成年后发生 COPD 具有相关性

1998 年我们曾撰写了一篇综述，系统介绍了有关肺的发育与成年后罹患慢性气道阻塞性疾病的关系，认为早年肺发育不良的婴儿成年后易患慢性气道疾病，可能对 COPD 的防治具有重要意义。之后我们对婴儿出生体重、孕周对学龄儿童肺功能的影响进行了系列研究，旨在探讨出生体重、孕周与学龄儿童肺功能检查指标的关系。具体的做法是测定了 35 名 6 ～ 9 岁的出生低体重儿童的身高、体重、肺功能，调查孕周及被动吸烟情况，并与年龄、性别配对的出生时正常体重的儿童进行比较，结果显示，出生低体重的学龄儿童大多数肺功能指标显著低于正常体重的儿童。其后我们又通过动物实验进一步研究了母体妊娠期营养不良对 SD 仔鼠肺功能的影响，结论认为，母鼠怀孕第 8 天起到自然分娩期间每天半量饮食可以成功地建立宫内发育迟缓的动物模型，与对照组相比，母体营养不良的仔鼠 3 周后反映出大小气道生理指标下降。

8. 儿童时期下呼吸道感染与成年后发生 COPD 有一定相关性

为了研究儿童时期下呼吸道感染与成年后发生慢性支气管炎

的关系，我们选择了 7 岁前曾经因下呼吸道感染住院治疗的 90 例患者，纳入研究时距其 7 岁前住院已经过去了 24 ～ 31 年，以其无相似病史的同胞作为对照，结果发现，下呼吸道感染组和对照组成人的年龄、性别、过敏史等均相似，对照组吸烟量虽然高于感染组，但是感染组的慢性支气管炎发病率（12.2%）显著高于对照组（2.2%）。研究结果表明，儿童时期下呼吸道感染对成年后发生慢性支气管炎起着重要作用，吸烟可能促进慢性支气管炎的发生。

9. 基因多态性比单个易感基因更能影响 COPD 的发病

2002 年我们曾经进行过两项研究探讨基因多态性与 COPD 发病之间的关系：

（1）首先我们研究了谷胱甘肽 S- 转移酶 P1（*GSTP1*）基因第 5 外显子多态性（A/G）与北京地区中国北方汉族人群 COPD 的相关性。本研究采用病例对照的方法选择了 97 例 COPD 患者和 67 例非 COPD 患者，通过聚合酶链式反应—限制性片段长度多态性法检测两组患者 *GSTP1* 基因第 5 外显子各种基因型和等位基因频率。结论认为，*GSTP1* 基因第 5 外显子多态性（A/G）与北京地区中国北方汉族人群 COPD 的易感性无关。

（2）我们进一步研究了我国北方汉族人群微粒体环氧化物水解酶基因多态性与 COPD 易感性的关系。具体做法是应用聚合酶链反应—限制性片段长度多态法检测微粒体环氧化物水解酶基因型在 55 例中国北方汉族人群吸烟的 COPD 患者和 52 例健康吸烟者中的频率分布。结果显示，微粒体环氧化物水解酶基因与中国北方汉族人 COPD 易感性无关。

2004 年我们又系统地研究了中国北方汉族正常人、吸烟的 COPD 患者、吸烟的非 COPD 患者基质金属蛋白酶（matrix metalloproteinases，MMPs）12-82 位点等位基因和基因分布频率，探讨此基因多态性对 COPD 发病的影响。结果显示，在中国北方汉族人中基质金属蛋白酶 -12（*MMP-12*）基因 -A82G 等位基因多态性与我国北方汉族吸烟者发生 COPD 无关。

上述的研究提示我们，COPD 是一种多基因疾病，多种基因性状除了受多种基因影响外还受环境因素影响。COPD 的易感性不能完全按照孟德尔原理直接进行研究。与一个基因对一个性状的单基因遗传不同，许多基因对于 COPD 的发病既非必要也非充分，吸烟或其他环境因素导致 COPD 的易感性实际上是与多种基因的多态性共同作用有关，包括影响蛋白酶—抗蛋白酶平衡的候选基因、影响氧化—抗氧化平衡的候选基因、影响炎症过程的候选基因等。

在这种理论的指导下我们系统研究了基质金属蛋白酶 -1（MMP-1）、基质金属蛋白酶 -9（MMP-9）、*MMP-12* 基因的多态性与 COPD 易感性的关系，采用病例对照研究方法收集了 147 例吸烟的 COPD 患者和 120 例吸烟的非 COPD 正常对照组，应用聚合酶链式反应—限制性内切酶分析方法比较 *MMP-9*、*MMP-1*

和 *MMP-12* 基因多态性在 COPD 和非 COPD 中的差异。结论认为 *CT* 和 *AsnAsn* 两种基因型同时存在可增加 COPD 的易感性，*CC*、*GG* 和 *SerSer* 3 个基因型同时存在对患 COPD 具有防护作用。多基因联合作用对多基因遗传疾病发病的影响要比单个易感基因的作用更重要。

其实，COPD 相关基因的研究十分复杂，目前 COPD 相关基因的研究包括以下几个方面：

①与蛋白酶—抗蛋白酶失衡有关的基因：α_1-AT、基质金属蛋白酶、金属蛋白酶组织抑制剂、裂解素—金属蛋白酶 33。

②与氧化损伤有关的基因：谷胱甘肽 S- 转移酶、微粒体环氧化物水解酶、细胞色素 P450 酶、血红素氧合酶、超氧化物歧化酶。

③与免疫失衡及炎症过程相关的基因：肿瘤坏死因子 -α（*TNF-α*）、淋巴毒素 -A（*LT-A*）、维生素 D 级联蛋白、白介素、转移生长因子 -β_1（*TGF-β₁*）、干扰素 -γ（*IFN-γ*）、集落刺激因子（*CSF*）。

④与肺组织相关的基因。

⑤与气道高反应性相关的基因。

⑥与抗微生物肽相关的基因。

⑦与凋亡相关的基因。

⑧其他相关基因：血管紧张素转化酶基因、热休克蛋白、内皮一氧化氮合成酶、内皮素受体 B（*ETB*）、尼古丁受体 3

（*CHRNA3*）、Hh 相互作用蛋白。

2023 年 GOLD 对慢阻肺定义更新的要点强调了慢阻肺是一种异质性疾病，具体包括以下 6 点：

（1）基因所致慢阻肺（genetically determined COPD，COPD-G）：包括 α-1 抗胰蛋白酶缺乏，以及其他基因突变联合所致的慢阻肺。

（2）肺发育所致慢阻肺（COPD due to abnormal lung development，COPD-D）：生命早期的健康事件所致，包括早产、低出生体重等。

（3）环境相关慢阻肺：①香烟相关慢阻肺（cigarette smoking COPD，COPD-C）：如暴露于香烟烟雾，包括在母体中香烟暴露及被动吸烟；水烟或电子烟；大麻。②生物燃料和污染物暴露相关慢阻肺（biomass and pollution exposure COPD，COPD-P）：暴露于家庭污染物、环境空气污染物、野外烟雾、职业有害物质。

（4）感染相关慢阻肺（COPD due to infections，COPD-I）：包括儿童时期的感染、结核相关慢阻肺、人类免疫缺陷病毒（HIV）相关慢阻肺。

（5）慢阻肺 & 哮喘（COPD & Asthma，COPD-A）：尤其是儿童时期罹患哮喘的患者。

（6）不明原因慢阻肺（COPD of unknown cause，COPD-U）。

然而，在其后的病情评估、诊断和治疗中并未体现出这种异质性。

COPD 发病的关键环节和具体机制尚待进一步研究

COPD 的发病机制十分复杂，至今尚未完全阐明，目前认为慢性气道炎症、氧化—抗氧化失衡、蛋白酶—抗蛋白酶失衡是 COPD 发病机制中的三个关键环节。

10. 气道慢性炎症在 COPD 的发病中起重要作用

目前对于 COPD 患者气道炎症的本质、特点及其炎症机制认识尚不十分明确，几乎所有的吸烟者下呼吸道炎症细胞均增多。COPD 易感者炎症呈过度表现，并且更为持久，最终会发展为 COPD。正常人戒烟后数月到数年后气道炎症会消散，而 COPD 患者戒烟后气道炎症仍旧持续存在难以消散，甚至会继续进展。吸烟引起的气道炎症可能始于上皮细胞损伤。上皮屏障是香烟或其他有害物质首当其冲的侵害部位。上皮细胞产生的花生四烯酸代谢产物——双羟二十四烷酸损伤上皮后可触发神经炎症，促使感觉神经释放神经肽（P物质和神经激肽A、神经激肽B），这些物质均为极强的趋化剂，使中性粒细胞等炎症细胞向肺移动，造成肺组织损伤。香烟烟雾及焦油等刺激巨噬细胞活化并吞噬颗粒，形成黑色素细胞并产生趋化因子，诱使更多的细胞聚集于肺。中性粒细胞是COPD发病机制中最重要的炎症细胞，主要存在于气道上皮、黏液腺体和气道腔内。浸润和滞留在气道的中性粒细胞可释放多种炎症介质和蛋白酶，造成组织损伤。淋巴细胞，主要是$CD8^+T$细胞长期浸润于气道管壁、肺泡隔、血管壁和淋巴结内。已知$CD8^+T$细胞可以产生多种对肺实质有毒性效应的因子，募集和激活其他炎症细胞。因此，目前认为$CD8^+T$细胞介导的免疫反应可能为COPD发病的转折点。目前认为活化的肥大细胞和嗜酸性粒细胞是COPD的一种表型，具有此类特点的患者对ICS的治疗反应更好。激活肺组织结构细胞，如上皮细胞和成纤维细胞也会产生炎症介质，在炎症反应中起重要作用。

（1）炎症细胞

中性粒细胞：研究表明，COPD患者气道腔内存在中性粒细胞的聚集，而且中性粒细胞与患者气道的阻塞程度、痰液的数量及吸烟史密切相关。由此可见，中性粒细胞在气道腔内的聚集和活化在COPD进行性气流受限中发挥重要作用。尽管目前对于中性粒细胞在气道内聚集的机制尚不完全清楚，但是认为各种炎性介质和细胞因子如过敏毒素C5a、血小板活化因子（PAF）、白三烯B_4（LTB_4）、TNF-α、IL-1β、IL-8等均可促进中性粒细胞的迁移，使之穿越血管内皮细胞和气道黏膜的基膜，在炎症局部聚集。此外，激活的中性粒细胞还可通过释放蛋白酶、氧化代谢产物造成肺的局部组织损伤，引起支气管和肺实质的多种病理改变，促进 COPD 的发生、发展。

巨噬细胞：吸烟者的巨噬细胞释放 IL-1、IL-6、TNF-α 的能力、吞噬能力、免疫球蛋白结合能力及杀伤肿瘤细胞、念珠菌的能力均下降。肺泡巨噬细胞在吞噬烟雾中的颗粒物质后被激活，产生 IL-8、TNF-α、IL-1、巨噬细胞炎症蛋白（MIP）-1、MIP-2、PAF、花生四烯酸代谢产物等趋化介质。

T 细胞：研究表明，COPD 患者支气管活检标本中发现 IL-12 表达增多，同时 Th1 趋化因子表达增多。还有研究报道，COPD 患者痰液中穿孔素浓度增高，肺泡细胞凋亡现象增多，这与 CD8$^+$T 细胞的数量及肺气肿的严重程度相关。

嗜酸性粒细胞：嗜酸性粒细胞的出现预示 COPD 患者对激素反应良好。COPD 急性加重患者的支气管黏膜活检标本和支气管肺泡液灌洗液中嗜酸性粒细胞的数量增加时，会诱导痰中的嗜酸性粒细胞碱性蛋白的水平增加，提示这些细胞可能发生脱颗粒。

树突状细胞：树突状细胞可激活许多其他炎症细胞和免疫细胞，包括巨噬细胞、中性粒细胞、T 淋巴细胞和 B 淋巴细胞。这些被激活的细胞在肺内对吸烟和吸入其他有毒物质的反应中发挥重要作用。此外，树突状细胞还能促进 MMP-9 和 MMP-12 的释放，参与肺气肿的发病。在 Th1 反应中，树突状细胞与 IL-12 促进 Th1 为主的慢性炎症发生，表现为 CD8$^+$T 细胞增多，释放干扰素、诱导蛋白 -10（IP-10）、IFN-γ、TNF-α 及穿孔素、端粒酶，促使肺结构细胞发生凋亡和坏死引起肺气肿。在 Th2 反应中，树突状细胞诱导 Th2 细胞分化，合成和释放 IL-4 引起黏液的高分泌。

（2）细胞因子的作用

在 COPD 的发病过程中涉及多种细胞因子，但是单一的一种细胞因子作用是有限的，这提示多种细胞因子可能具有共同的细胞间信息传导通路，而环核苷酸可能是共同的信号系统。引起 COPD 发生、发展的细胞因子包括 TNF-α、转化生长因子 -β（TGF-β）、呼出气一氧化氮、LTB4、趋化因子。这些细胞因子形成了复杂的细胞因子网络，细胞外受体通过这些复杂的机制产生信号传导瀑布，指挥和协调细胞之间的应答反应。绝大多数细胞因子的功能经过复杂的系统发挥作用可以影响另一些细胞因子的产量和应答。其中，肿瘤坏死因子是一种重要的多功能细胞因子，在 COPD 的炎症反应中，它能诱导内皮细胞表达黏附分子，从而介导白细胞黏附于血管内皮细胞。另外，它还能直接趋化嗜酸性粒细胞。TNF-α 还能激活白细胞，尤其是巨噬细胞和中性粒细胞，使其毒性增加，释放更多的氧和氮基团，以及其他细胞因子，如 IL-6、IL-8 等。TNF-α 还可增加中性粒细胞的细胞外蛋白分解作用，这是形成肺气肿的重要机制。TNF-α 还可能增加气道高反应性，其主要机制是它可以造成气道上皮损伤。

（3）COPD 发病机制的新观点——自身免疫

近年来，人们认识到 COPD 发病过程中的炎症过程涉及中性粒细胞、巨噬细胞和 CD8$^+$T 淋巴细胞，以及多种细胞因子和炎症介质造成肺组织破坏，并产生全身作用。有证据表明 COPD 患者戒烟后，肺内的炎症会持续存在，这可能是因为包括炎症在内的复合因素最终决定了疾病持续进展，近年来有学者据此提出 COPD 是一种自身免疫性疾病的假说：他们认为香烟烟雾或感染因素会诱导天然免疫系统细胞分泌蛋白水解酶，特别是中性粒细胞产生的弹性蛋白酶和巨噬细胞产生的 MMP-9 和 MMP-12 在肺内形成弹性蛋白片段，进而诱发易感者体内细胞介导的免疫反应。长期暴露于烟雾，抗原递呈细胞将弹性蛋白片段递呈到 T 淋巴细胞，使之聚集，又会进一步活化弹性蛋白特异性 B 细胞。肺 T 淋巴细胞受体缺陷可以引起弹性蛋白特异性 Th1 细胞克隆增殖，释放细胞因子和趋化因子，如 IFN-γ、IP-10、MIG 等。Th1 细胞表达的 CXC 亚族趋化因子 3（CXCR3），通过活化其配体 CXCL9 和 CXCL10 促进巨噬细胞分泌 MMP-12，抑制 α - 抗胰蛋白酶在自动反应的 Th1 细胞协助下多种蛋白酶联合活化，最终导致广泛的弹性蛋白水解和肺气肿形成。

此外，目前认为 COPD 是一种全身性疾病，包括肺内外结构和功能的改变，这些因素密切相关并互相影响，从而形成 COPD 的恶性循环。COPD 的全身效应是恶性循环中的重要组成部分，而肺外的炎症在 COPD 全身效应中也起到重要作用。

11. 氧化—抗氧化失衡在 COPD 的发病机制中具有重要作用

吸烟可引起氧化物产生增加，白细胞释放活性氧增加导致氧化负荷增加，抗氧化物的损耗或缺乏导致机体抗氧化能力下降。氧化—抗氧化失衡可以导致抗蛋白酶失活、气道上皮损伤、黏液分泌增多、增加中性粒细胞在肺微血管中的聚集及促炎症介质的基因表达。所以，氧化—抗氧化失衡在 COPD 的发病机制中具有重要作用。

当气道暴露于各种烟尘、细菌和病毒污染的环境时就会打破氧化—抗氧化平衡。香烟烟雾中含有 6000 多种化学物质，包含多种强氧化剂。气道炎症反应时也会产生大量氧自由基。下呼吸道存在着多种内源性抗氧化物质，当氧化物增多和抗氧化物消耗形成氧化—抗氧化失衡，就会导致肺组织损伤。氧化应激反应造成肺组织损伤的机制如下：过氧化使 α_1- 胰蛋白酶抑制物（α_1-PI）及组蛋白二乙烯氨基转移酶 2（HDAC2）失活。HDAC2 是 ICS 下调促炎症因子的辅助因子，其失活有利于 COPD 的持续进展。此外，氧化应激还可激活和转录因子 NF-κB 和活化蛋白（AP）-1 参与炎症介质的调控。当机体暴露于各种变应原、污染的空气、微生物中时，气道内的炎症细胞就会聚集并释放出一些化学趋化因子。中性粒细胞在 COPD 的形成中起着特殊作用，它在肺内移动的速度很慢，容易滞留于肺泡毛细血管内，附着在肺毛细血管内皮细胞并与之粘连，然后穿过血管内膜及肺泡进入气道。活化的巨噬细胞分泌白介素 -8，激活中性粒细胞，释放细胞因子和活性氧（ROS）。过敏原还可以刺激机体的免疫系统产生 IL-5，从而激活嗜酸性粒细胞，这也是 ROS 产生的另一种来源。ROS 增多的过程中还原型辅酶 Ⅱ（NADPS）减少，超氧化物产生体系被激活，释放超氧阴离子进入细胞内，在超氧化物歧化酶（SOD）催化下生成 H_2O_2，后者与卤化物阴离子反应生成次卤酸，次卤酸再与超氧阴离子作用，产生另一种强氧化剂——羟自由基。在这个过程中，炎症细胞释放出高浓度的超氧阴离子、羟自由基、次卤酸和过氧化氢，这些物质进入周围细胞，使气道组织中氧自由基数量增多。

氧化应激可以引起肺组织形态异常和功能改变。烟雾中的氧自由基及炎症细胞所释放出的 ROS，可以刺激气道上皮细胞分泌高分子量的复合糖，减弱黏膜的功能，增加内皮细胞的通透性，降低内皮细胞黏附性，并对 2 型肺泡上皮细胞具有一定溶解作用。同时，ROS 的增加会降低弹性蛋白核胶原的合成，影响细胞外基质各组成成分的结构，募集在肺内的多种炎症细胞，如中性粒细胞、嗜酸性粒细胞、巨噬细胞、淋巴细胞，可以释放多种 ROS，进一步加重肺损伤。

氧化应激反应可以激活转录因子，如 NF-κB 和 AP-1，而转录因子又可以调节多种炎症介质，如 IL-8、IL-1、TNF-α 和一氧化氮的释放，促进中性粒细胞在肺内的滞留和活化。此外，各种氧化剂还可调节中性粒细胞表面黏附分子的表达，诱导 IL-8 产生。肺部炎症反应可以产生大量 ROS 和弹性蛋白酶，也可能使抗蛋白酶（如 α_1- 抗胰蛋白酶及分泌性白细胞蛋白酶抑制因子）失去活性。

12. 蛋白酶—抗蛋白酶失衡在 COPD 发病中的作用

肺气肿形成是肺组织损伤的典型表现，肺损伤发生机制十分复杂，但蛋白酶—抗蛋白酶失衡是其主要机制。肺内丝氨酸蛋白酶（蛋白酶 3、糜蛋白酶等）、基质金属蛋白酶（matrix metalloproteinases，MMPs）和半胱氨酸蛋白酶具有水解弹性蛋白的活性，对肺气肿的形成起一定作用。目前认为蛋白酶活性增高和抗蛋白酶活性降低是导致肺气肿的重要原因。炎症反应可以使蛋白酶生成增多，浸润的中性粒细胞等炎症细胞、成纤维细胞可衍生大量弹性蛋白酶，包括 MMP-9、MMP-12 及半胱氨酸蛋白酶等。炎症过程中氧自由基生成增多，抗蛋白酶对氧化剂敏感性增强，如 α_1- 抗胰蛋白酶上的甲硫基可被氧化而失去活性，最终造成蛋白酶与抗蛋白酶失衡。组织破坏取决于酶及其抑制物的相互整合作用。如组织蛋白酶和金属蛋白酶均有裂解丝氨酸蛋白酶抑制物的作用，丝氨酸蛋白酶又可降解 MMPs 的内源性抑制物（TIMPs），因此，一组蛋白酶可使另一组蛋白酶抑制物失活，MMPs 是以无活性的酶原被释放出来，丝氨酸蛋白酶能降解并活化这些酶原，导致活化 MMPs 对肺组织的级联破坏。MMPs 等又是重要的炎性介质，MMP-12 裂解弹性蛋白所生成的肽类是巨噬细胞的强力趋化剂。MMPs 可激活 TGF-β，弹性蛋白酶可激活表皮细胞生长因子受体（EGFR），促使炎症加重和气道重塑。综上所述，蛋白酶—抗蛋白酶失衡的破坏是广泛的，不仅会损害细胞外基质，还会调节细胞的活性和功能。

（1）蛋白酶与抗蛋白酶的种类

蛋白酶主要包括中性粒细胞弹性蛋白酶、基质金属蛋白酶等。蛋白溶解酶抑制物是体内存在的抗蛋白酶系统，α_1-AT 是活性最强的一种，此外还包括 α_2- 巨球蛋白（α_2-M）和抗白细胞蛋白酶（ALP），正常情况下 α_1-AT、α_2-M 和 ALP 协同发挥作用保护肺和气道，使其不被蛋白酶所破坏。这些蛋白酶抑制剂在炎症过程和氧化剂作用下可能失活，因而不能有效地阻止蛋白酶的活性。另外，体内尚存在一组内源性金属蛋白酶抑制剂，称为组织金属蛋白酶抑制剂（TIMP），它能与 MMP 酶原结合，抑制酶的活性。

（2）蛋白酶对细胞外基质的破坏作用

吸烟者肺中的炎症细胞可以产生多种蛋白酶参与肺气肿的形成。导致肺组织破坏的内源性蛋白酶主要来自中性粒细胞和巨噬细胞。中性粒细胞来源的蛋白酶包括中性粒细胞蛋白酶（NE）、蛋白酶 3（PR3）和组织蛋白酶 G，其中 NE 不仅能够降解几乎所有的细胞外基质和许多重要的血浆蛋白，还可以诱导上皮细胞释放多种炎症因子，如 IL-8。巨噬细胞来源的基质金属蛋白酶第二类中的明胶酶（MMP-2、MMP-9）及基质降解素（MMP-3、MMP-1、MMP-11）为破坏细胞外基质的主要蛋白溶解物。MMPs 的主要功能为降解组织连接蛋白、细胞外基质、弹性蛋白和纤维连接蛋白等。

巨噬细胞蛋白酶是半胱氨酸蛋白酶类，可以破坏肺组织的结构蛋白。巨噬细胞还分泌一种纤维蛋白溶酶激活物，它可以激活纤维蛋白溶酶，进而使弹性蛋白降解。

（3）MMPs、TIMPs 与 COPD 关系的研究

由于 MMP 几乎能够降解所有的细胞外基质（extracellular matrix，ECM）成分，如弹性蛋白、各型胶原及明胶，还与中性粒细胞、巨噬细胞、嗜酸性粒细胞、T 淋巴细胞、支气管上皮细胞等细胞的迁移关系密切。具有酶活性的 MMP 还能修饰多种细胞因子的活性，如 IL-8、TGF-β、TNF-α、IL-1 多。

① MMPs 和 TIMPs 分类

MMPs 包括 20 多种蛋白酶，能够降解细胞外基质中的蛋白，根据其作用物的底物和酶结构的不同，MMPs 可分为以下 5 类：胶原酶、明胶酶、间质溶解素、弹性蛋白酶和膜型蛋白酶。

根据 TIMPs 独特的基因编码，TIMPs 可以分为以下 4 个亚型：TIMP-1、TIMP-2、TIMP-3、TIMP-4，每一种 TIMP 能与多种活化的 MMPs 结合，并抑制其活性。其中 TIMP-1 能够特异性地抑制 MMP-9 的活性；TIMP-2 和 TIMP-4 能有效地抑制 MMP-2 的活性。因此，TIMP 不仅对维持细胞外基质的生理功能具有重要

作用，而且与细胞的生长和分化、组织的重塑关系密切。

② MMP 在气道中的表达

研究发现，MMP 不仅可由肺组织结构细胞如成纤维细胞、内皮细胞、上皮细胞和肺泡 II 型细胞产生，而且也可由中性粒细胞、巨噬细胞、淋巴细胞和嗜酸性粒细胞产生。中性粒细胞不仅能合成、储存丝氨酸蛋白酶，还能合成和储存 MMP-9、MMP-8。巨噬细胞能够产生 MMP-1、MMP-3、MMP-7、MMP-9、MMP-12。

③ MMPs、TIMPs 与 COPD 关系的研究

研究显示，COPD 患者痰液中 MMP-9/TIMP-1 比值下降，同时这种比值与 FEV_1 和用力肺活量（FVC）呈正相关，因此认为 MMP-9/TIMP-1 的平衡是气道阻塞形成的决定因素。正常情况下，MMP-9 和 TIMP-1 处于平衡状态，如果 MMP-9/TIMP-1 的比值升高，表明气道壁以炎症反应为主，如果此比值下降则表明以修复为主。

慢性支气管炎和阻塞性肺气肿患者痰液中 MMP-9/TIMP-1 的比值比正常人显著降低，提示存在着明显的气道重塑，所以目前认为 MMPs/TIMPs 失衡是气道重塑的重要机制和标志，反映了气道修复和重塑的过程。

13. 胆碱能神经在 COPD 的发病机制中具有重要作用

COPD 支气管阻塞的病理生理机制尚包括迷走神经控制的

黏液高分泌和由胆碱能神经机制诱发的支气管平滑肌张力增加。COPD 气道阻塞发病机制中最主要的可逆成分则是副交感神经活性增高，气流受限和过度充气，可被抗胆碱治疗部分逆转。

研究显示，COPD 患者 M_2 受体比例降低，而 M_1 和 M_3 受体比例增加。动物研究证实病毒感染、抗原刺激和臭氧暴露后气道高反应性和 M_2 受体功能障碍有关。病毒的存在可能会影响 M_2 受体的结构，导致受体功能改变。流感病毒和副流感病毒外膜上存在神经氨酸酶，病毒感染后此酶高度表达，并可以破坏 M_2 受体表面的唾液酸，导致 M_2 受体激动剂和 M_2 受体的亲和力下降。动物模型研究显示，病毒感染导致 M_2 受体功能下降引起的气道高反应性可能是通过激活炎症细胞引起的，特别是巨噬细胞和 $CD8^+T$ 淋巴细胞。豚鼠接受抗原刺激后引起抑制性 M 受体介导的气道高反应性是通过嗜酸性粒细胞介导的。研究结果提示，嗜酸性粒细胞和髓鞘碱性蛋白（MBP）介导的 M_2 受体功能障碍在人类气道高反应性中可能具有重要作用。

到目前为止，关于 COPD 发病机制中气道慢性炎症、氧化—抗氧化失衡、蛋白酶—抗蛋白酶失衡、胆碱能神经功能异常及这四者之间的关系尚有许多问题需要进一步研究，其中涉及诸多炎症介质和细胞因子，它们之间可能形成十分复杂的网络关系，现初步总结如下（图 2）。

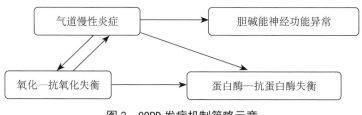

图 2　COPD 发病机制简略示意

　　到目前为止，虽然 COPD 的发病机制尚未完全清楚，但是人体吸入有害颗粒或气体后引起肺内氧化应激、蛋白酶—抗蛋白酶失衡、胆碱能神经功能异常及肺部炎症反应相互影响而引起 COPD 的机制逐渐被认可。COPD 患者肺内炎症细胞以肺泡巨噬细胞、中性粒细胞和 CD8+T 细胞为主，激活的炎症细胞可释放多种炎症介质，包括 LTB4、IL-8、TNF-α 等，能够破坏肺的结构和（或）促进中性粒细胞炎症反应。自主神经功能紊乱在 COPD 的发病中也可起到重要作用。

　　COPD 特征性的病理改变发生于气道、肺实质和肺血管。在中央气道，炎症细胞浸润表层上皮，黏液分泌腺增大和杯状细胞增多，使黏液分泌增加。在外周气道内，慢性炎症反应导致气道管壁损伤和修复过程反复发生，造成气道壁结构重塑、胶原含量增加及瘢痕组织形成，这些病理改变均可造成气道狭窄，引起固定性气道阻塞。

　　COPD 患者典型的肺实质破坏表现为小叶中央型肺气肿，涉及呼吸性细支气管扩张和破坏，病情较轻时这些破坏常发生在肺的上部区域，其后随着病情进展可弥漫性分布于全肺，并破坏毛细血管床。COPD 的肺血管改变以血管壁增厚为特征，内膜增厚是最早的结构改变，其后出现平滑肌增加和血管壁炎性细胞浸润。COPD 加重时平滑肌细胞增生肥大，蛋白多糖和胶原增多进一步使血管壁增厚。

在 COPD 肺部病理学改变的基础上，会出现相应的 COPD 特有的病理生理学改变，包括黏液高分泌、纤毛功能失调、小气道炎症、纤维化及管腔内渗出、气流受限和气体陷闭引起肺过度充气、气体交换异常、肺动脉高压乃至肺心病及全身性不良反应。随着 COPD 的进展，外周气道阻塞、肺实质破坏和肺血管受损等降低了肺内气体交换的能力，产生低氧血症并出现高碳酸血症。长期慢性缺氧可导致肺血管广泛收缩和肺动脉高压，常伴有血管内膜增生，某些血管发生纤维化和闭塞导致肺循环的结构重组。COPD 晚期会出现肺动脉高压，进而发生慢性肺源性心脏病。

COPD 可以导致全身不良反应，包括全身炎症反应和骨骼肌功能不良，促进或加重合并症的发生。COPD 的全身不良反应可使患者活动能力受限，生命质量下降，预后更差。

卵圆孔未闭在 COPD 患者发生缺氧中的地位及其机制

COPD 发生低氧是很常见的，其低氧的发生和以下多种因素有关。最重要的因素是肺泡通气量下降、肺通气/血流比例失调，弥散功能降低，无效腔增加，呼吸肌疲劳。其他的因素还包括肺泡纤维化、肺泡毛细血管床减少、呼吸驱动降低。早在 20 世纪 80 年代国内就有人在肺心病患者尸体解剖中发现存在卵圆孔未闭（patent foramen ovale，PFO），但当时对其作用认识不清，此后并未引起人们注意。最近若干学者开始关注 PFO 在心内右到左的分流中的作用，进行了一系列研究，发现 PFO 在慢阻肺患者发生低氧中可能起到重要作用，本文拟就这个问题进行初步探讨。

14. PFO 的概念、检查方法和二级预防策略

（1）PFO 的概念

卵圆孔是第二房间隔上的一个椭圆形孔，是维持胎儿血液循

环的重要通道。胎儿期的卵圆孔作为一个生理性通道，允许血液自右心房流入左心房，通过卵圆孔完成心内循环分流。胎儿出生后右心房压力和肺毛细血管压力迅速下降，而左心房压力上升，卵圆孔在逐渐关闭。这个过程通常发生在出生后到 2 岁之前，如果大于 3 岁时卵圆孔仍未能闭合，则称为 PFO。

由于检查方法不同，PFO 的发生率不同。流行病学研究显示，10%～35% 的人群存在 PFO，且随着年龄增长 PFO 发生率有所下降。超声心动图检查发现 9.2%～11.2% 健康人群中存在 PFO。成人尸检中发现，25%～34% 的卵圆窝处的两层隔膜未完全融合。在 965 例尸检患者中，27.3% 存在 PFO，其发生率由＜30 岁的 34.3% 下降到 81～100 岁的 20.2%。

Lynch 等证实正常人处于安静状态下通过 PFO 出现右向左的分流的发生率为 5%，而当其进行 Valsalva 动作时其发生率可达 18%。此外，还有许多生理因素可以引起右心房压力升高，从而导致一过性右到左分流，如用力大便、剧烈咳嗽、打喷嚏及潜水等。

PFO 引起矛盾栓塞包括许多明显的或潜在的后果，如减压病、脑栓塞、偏头疼、短暂一过性大脑遗忘、高原肺水肿、脑血管和冠状动脉缺血等。令人遗憾的是，尽管 PFO 在许多综合征的发病中起到重要作用，但目前对其病理生理的理解仍旧不够完整和正确。

（2）PFO 的检查方法

①经食管超声心动图（trans-esophageal echocardiography，

TEE）检查是目前观察和描述 PFO 最有效的方法。临床上通过分析多普勒血流或利用右心系统的造影剂来诊断。经胸超声心动图（transthoracic echocardiography，TTE）检查，用生理盐水作为对比剂时，灵敏度较高，并能得到清晰的图像。

②经颅多普勒超声（transcranial doppler，TCD）系利用微泡检测大脑循环来诊断 PFO。检测时先向外周静脉内注入生理盐水，如果 PFO 导致心腔内右向左分流，就可以在脑基底动脉看到特征性的多普勒信号。经 Droste 等报告，这种检查方法的阳性率可达 94%。

③心脏磁共振（cardiac magnetic resonance，CMR）是检查先天性心脏病左向右分流的手段之一，其诊断 PFO 右向左分流的灵敏度只有 50%，高分辨率的心脏 CT 检测 PFO 的灵敏度为73.1%。

（3）PFO 的二级预防策略

目前，PFO 的二级预防策略主要包括：抗血小板聚集和抗凝、经皮 PFO 封堵术及外科手术闭合术等措施。药物治疗的目的是减少静脉血栓形成及栓塞事件，而手术治疗是消除反常栓塞分流到动脉的解剖学通道。

15. COPD 与 PFO

Soliman 等在 1999 年率先证实重度慢阻肺患者中 PFO 的患病率增加，并且发现大约 50% 重度慢阻肺合并 PFO 的患者表现为全身动脉血氧饱和度显著降低。Hacievliyagil 等发现在静止状态下，存在 PFO 可以显著影响动脉血氧饱和度，对于 COPD 患者全身的状态具有负面的作用。

Kilic 等研究了 21 例年龄大于 40 岁的轻度慢阻肺患者，这些患者 PaO_2 < 80 mmHg，SaO_2 < 95%，而这种低氧状态不能单独用慢阻肺来解释。作者采用标准的超声心动图测量、计算肺动脉压力水平，并确定患者有无 PFO，结果显示 21 例慢阻肺患者中 4 例有 PFO。两组 [PFO 组 PaO_2=（46.5 ± 13.77）mmHg，非PFO 组 PaO_2=（57.4 ± 6.85）mmHg，P=0.172] 患者的 SaO_2 分别为（79.2 ± 12.87）% 和（90.1 ± 3.25）%，P=0.065。两组患者的肺动脉压（pulmonary artery pressure，PAP）分别为（42.5 ± 6.45）mmHg 和（33.8 ± 5.46）mmHg，P=0.031。作者的结论是本研究结果显示PFO 对于慢阻肺患者的 PaO_2 和 SaO_2 的水平没有显著作用，然而PFO 组的 PAP 显著高于对照组，然而作者自己也承认这项研究的样本数太小，今后需要进行更大样本数的研究。

Martolini 等系统研究了 22 例中度慢阻肺患者的运动耐力、肺功能和 PaO_2，采用 TTE 确定患者是否存在 PFO。结果显示 12 例患者（55%）具有 PFO，PFO 组患者的 PaO_2 显著低于对照组，但是并没有影响到其运动耐力（踏车实验和 6 分钟步行距离）。作者的结论是尽管 PFO 组的慢阻肺患者存在明显的右到左分流，但是并不会影响到其运动性能。

Shaikh 等应用 TTE 研究了 50 例慢阻肺患者和 50 例健康对

照者，结果显示静息状态下慢阻肺患者和对照组中 PFO 的发生率分别为 26% 和 12%（$P=0.12$）。然而，如果是在进行 Valsalva 动作之后进行检测，则发现两组受试者中 PFO 的发生率分别为 46% 和 30%（$P=0.15$）。但是如果将 PFO 界定为分流量较大（4 ～ 5 级）时，进行 Valsalva 动作后慢阻肺和对照组中 PFO 的发生率为 26% 和 6%（$P=0.01$）。

许多研究旨在确定慢阻肺患者中 PFO 的患病率及 PFO 对于氧合患者运动能力的影响，总的结果显示慢阻肺患者中 PFO 的发生率为 44% ～ 54%。然而，并不是所有的研究都发现慢阻肺患者中 PFO 的患病率高于对照组。这是因为研究中确定慢阻肺患者中 PFO 的发生率会受到多种因素的影响，如诊断 PFO 所用的方法标准不同。但是，只要慢阻肺患者同时存在 PFO 时，一定数量的未饱和的静脉血就会通过 PFO 分流进入到左心，加重低氧血症，这就可以解释为什么患有 PFO 的患者要比正常对照组出现更明显的低氧血症。

16. 慢阻肺患者合并 PFO 时造成低氧血症的机制

大量的流行病学调查显示慢阻肺患者常常存在程度不同的呼吸道症状，其中咳嗽是最常见的症状，而剧烈咳嗽和 Valsalva 动作一样，可以增加心内右向左分流的可能性。

随着慢阻肺病情的进展肺动脉压必然会逐渐升高。据报告慢阻肺患者中肺动脉高压的发生率为 30% ～ 90%。肺动脉压升高必然会使右心房的压力升高，如果这时同时存在 PFO，升高的右房压力超过左房压力就会通过未闭的卵圆孔形成右向左的分流，从而使 PaO_2 和 SaO_2 降低。

慢阻肺如果同时存在阻塞性睡眠呼吸暂停（obstructive sleep apnea，OSA），那么，OSA 患者夜间反复发生呼吸暂停，其后必然会恢复呼吸，这个过程中患者所处状态与平时我们所说的 Valsalva 动作十分相似。所以，如果慢阻肺患者同时存在 OSA 和 PFO，这类患者夜间就会经常发生右到左的分流。Shawon 等进行的一项系统回顾研究结果显示慢阻肺患者合并 OSA 的发生率为 2.9% ～ 65.9%，尽管其发生率差别较大，但是可以肯定的是，有相当一部分慢阻肺患者合并 OSA 即所谓的重叠综合征，而重叠综合征的患者比单纯的慢阻肺或 OSA 存在更严重的夜间低氧，更容易合并心脑血管疾病，其机理可能与 PFO 有关。

Shanoudy 等报告了 48 名 OSA 和 24 名对照者中 PFO（TEE 证实）的发生率，结果发现，OSA 患者中 PFO 的发生率（69%）显著高于对照组（17%），$P < 0.0001$。尽管两组 OSA 患者基线 SaO_2 相同，进行 Valsalva 动作激发后 PFO 组 SaO_2 下降（2.4 ± 1.5）%，而没有 PFO 组的 SaO_2 下降（1.3 ± 0.6）%，$P=0.007$，其中 1/3 的患者 SaO_2 下降大于 4 倍标准偏差（standard deviation，SD）。Lau 等报告 OSA 患者中 PFO 的发生率为 74.1%，远高于对照组（26.0%），$P=0.014$。Beelke 等报告 78 例 OSA 患者中 21 例（27%）

存在 PFO，显著高于对照组（15%），$P < 0.0005$。21 例存在 PFO 的 OSA 患者中 17 例（81%）在进行 Valsalva 动作时即出现 RLS。Guchlemer 等报告采用 TCD 方法证实 100 例 OSA 患者中 72% 存在 RLS，其中 1～2 级分流占 47%，3～4 级分流占 21%，5 级及 5 级以上分流占 32%。72 例存在分流的患者中 47 例即使在静息状态下不需要进行 Valsalva 动作也会出现 RLS。

有许多机制均可以导致 OSA 患者通过 PFO 增加右到左的分流，15%～20% 的 OSA 患者合并肺动脉高压，这些患者更容易发生间歇性阻塞性通气功能障碍，从而引起低氧血症和高碳酸血症，上气道阻塞时患者用力呼气可能引起胸膜腔内压大幅度波动和房间隔向左膨出和反向搏动，此外反复低氧还可以引起反射性肺血管收缩，长此下去还会引起肺血管重构和慢性肺动脉高压。患者发生呼吸暂停期间肺动脉压急剧升高可导致心房内压力的逆转，经过 PFO 引起右到左分流。一项研究结果显示，当 OSA 患者处于清醒状态时不会发生 PFO 介导的分流，而当这些患者发生睡眠呼吸暂停时则会出现显著的分流。

Pient 等的研究结果显示，同时合并有较大的 PFO 和 OSA 患者，经过连续气道正压通气（continuous positive airway pressure，CPAP）治疗后，右到左分流可消失，然而，让其进行 Valsalva 动作时又可以出现右到左分流。目前认为睡眠期间反复发生睡眠呼吸暂停，可使肺血管发生慢性血流动力学改变，使 OSA 合并 PFO 的患者出现更多的右到左分流。在一项非随机观察研究中，Rimoldi 等评估新诊断的 40 例 OSA 患者，这些患者中 35% 存在 PFO，与对照组相比，这些患者实施 PFO 封堵治疗后呼吸暂停低通气指数（apnea-hypopnea index，AHI）显著降低（ΔAHI–7.9 ± 10.4：+4.7 ± 13.1，P=0.0009）。氧饱和度下降指数（oxygen desaturation index，ODI）也有相同的改变（ΔODI–7.6 ± 16.6：–7.6 ± 17.0，P=0.01）。

17. 治疗 PFO 对于合并 PFO 的患者的氧合作用及机体整体功能的影响

目前尚不清楚到底哪些慢性肺病患者会从 PFO 封堵中获益。笔者认为进行 PFO 封堵操作时需要考虑以下几个方面的因素：首先，确定实施 PFO 封堵是否只适用于确诊的较大右到左分流（TCD 测定 ≥ 4 度），对于不可能产生缺氧的患者不必进行 PFO 封堵手术，这样可以减少不必要的操作。其次，还要考虑如何选择筛查 PFO 的成像方法，因为慢阻肺患者常常存在过度充气，因而采用 TTE 成像效果较差，而采用 TCD 法比较敏感，可以提供更好的初筛结果，怀疑有较大右到左分流者可进行 TEE 检测，以便证实是否存在 PFO；也可以通过右心导管证实是否存在 PFO，必须认真地鉴别到底是由于心内分流，还是其他肺部疾病引起的缺氧；心电图配合心脏 MRI 是筛查 PFO 的另一种方法，通过计算分流分数可以除外肺外分流，心脏 MRI 检查还有助于进一步确定分流程度与临床上发生的显著低氧之间的关系。

在肺动脉高压患者中封堵 PFO 的作用尚有争议。尽管存在 PFO 时肺动脉压力的升高可能会引起 RLS，加重低氧，但是对肺动脉高压患者实施 PFO 封堵可能弊大于利，因为心内存在右到左的分流可能起到活瓣作用，减少增高的肺动脉压力对右心的作用，因而认为对于肺动脉高压患者进行 PFO 封堵并不安全，这时人们还可以采用药物干预的方法，如吸入 PDE5 抑制剂或 NO 可能会起到较为理想的效果。

在进行 PFO 封堵前后应当进行下述检查：次大量运动（6MWT）、最大运动耐量、氧耗量和乏氧阈，还应当考虑 PFO 封堵的长期作用，包括患者的全身状态、生命质量、氧疗及是否需要住院和肺移植等。此外，还应注意这项技术对于公共卫生、投资效益比值的影响，总之，目前初步认为在某些具有缺氧的慢性呼吸病患者中实施 PFO 封堵可能会明显改善生活质量。

众所周知，慢阻肺是一种气流受限不可逆性的慢性疾病，其病程只会不断进展而不能逆转。如上所述，最近研究发现 PFO 可以加重部分慢阻肺患者的缺氧程度和进展速度，而 PFO 是一种可以有效干预的因素，因而笔者认为并建议有条件的单位应当积极主动发现并切实做好 PFO 的封堵工作，可以减缓部分慢阻肺患者的低氧进程。

COPD 与肠道菌群

近几年，肠道菌群问题引起了大家的广泛关注，它可能与多种疾病的发生、发展密切相关，包括呼吸系统的 COPD、支气管哮喘和阻塞性睡眠呼吸暂停低通气综合征及肺癌等。

COPD 是一种常见的可以预防和治疗的疾病。COPD 急性加重是影响疾病进展和预后的重要因素。近年来人们通过新一代测序分析技术发现人体不同部位的菌群（如肠道菌群、皮肤菌群、阴道菌群、口腔菌群及肺部菌群）与多种疾病存在普遍联系，同时还发现 COPD 的发病、急性发作与肠道菌群的关系十分密切，认真研究肠道菌群与 COPD 之间的关系可能为有效防治 COPD 另辟蹊径。

18. 肠道菌群对宿主肺部免疫反应的调节途径可能是 COPD 的发病机制之一

人体肠道中生存着大量细菌，其数量超过 100 万亿个，包括 30 属 500 种不同类型的肠道菌群，它们在人类健康中发挥着重要作用。在生理状态下，肠道内各种菌群之间及肠道菌群与外界共同构成一种稳定状态，称为肠道菌群微生态，在维持人机体内环境稳态中发挥着重要作用，具有物质代谢、天然生物屏障、促进肠上皮增殖及分化、调节免疫功能等作用。当机体免疫功能低下、肠道菌群失衡时，肠道菌群结构遭到严重破坏，菌群比例失调，乳酸杆菌、双歧杆菌等肠道优势菌群减少，而大肠埃希杆菌、屎肠球菌、粪肠球菌等机会致病菌大量增殖，进而导致炎性反应等不良事件发生。

人体肠道内存在大量细菌，分为共生性细菌、机会性细菌、致病性细菌三大类，其中绝大多数为共生性细菌（如肠道双歧杆菌、乳酸杆菌等），维持着机体内环境稳态，发挥着保护肠黏膜、生物屏障及调理和促进免疫等一系列重要的功能，而大肠埃希菌、肠球菌、粪球菌则属机会性致病菌，当机体免疫功能下降时，肠道菌群稳定性被破坏，外部病菌侵入累及肠道黏膜免疫系统，损伤肠黏膜，并激发一系列炎症反应，导致肠道菌群比例失调，乳酸杆菌、双歧杆菌等菌群减少，大肠埃希菌、屎肠球菌、粪肠球菌等机会致病菌大量增殖，进而使炎症反应发生。随着炎症刺激或损伤加剧，会导致肺部系统免疫反应。老年 COPD 患者病情发展过程中往往伴随着营养不良和免疫力下降，且存在导致肠道菌群失调的多重因素，如反复急性加重、抗感染药物的应用等，再加上疾病本身慢性炎症的持续存在，上述因素均可引起肠道菌群结构的改变。

现代医学提出了肠—肺轴这一概念，特指肠道与肺部通过微生物、免疫功能相互影响，实现双向调节。这可能与肠、肺有相同的结构来源，而且胃肠黏膜和呼吸道均是黏膜免疫系统的组成部分，通过黏膜免疫归巢迁移的途径，当其中一处黏膜出现病理改变时可影响到另一处。因此，基于肠道和肺脏在病理上有内在联系，改善肠道菌群可能对肺部疾病的治疗或预防有着重要作用。

肠—肺轴是指胃肠道和肺的共同黏膜免疫系统，肠道和肺之间及肠道菌群和宿主免疫之间存在着复杂而重要的交互作用，提示肠道菌群在调节慢性呼吸道疾病炎症中发挥着至关重要的作用。既往研究证实，肠道微生物失调不仅参与调节宿主对呼吸道感染的免疫反应，而且促进哮喘、COPD、肺癌和呼吸道感染等呼吸道疾病的发生、发展，加重 COPD 病情，增加 COPD 患者胃肠道紊乱的发生率，如克罗恩病和溃疡性结肠炎。因此，肠道微生态的改变可作为评估 COPD 发病程度的生物学指标。因而肠—肺轴的发现又使肠道—气道菌群互作用、菌群—宿主互相作用成为 COPD 微生物组学研究的新视角。

越来越多的研究表明，肠道菌群对维持肺部健康具有重要作用，而肠道菌群对宿主肺部免疫反应的调节途径可能是 COPD 的发病机制之一，并可能增加 COPD 急性发作的频率。AECOPD 患者肠道菌群中厚壁菌门丰度最高，其次是拟杆菌门、变形菌门、放线菌门和疣微菌门。

19. 动物实验研究表明益生菌可改善 COPD 大鼠肺损伤及肠道菌群构成，减轻炎症反应

为了探讨益生菌对 COPD 大鼠肠道菌群和炎症反应的影响，程友静等将 30 只雄性大鼠随机分为对照组、COPD 组和治疗组，每组 10 只。他们采用烟雾刺激和脂多糖（lipopolysaccharide，LPS）灌胃复制 COPD 大鼠模型，治疗组大鼠 0.9 CFU/（kg·d）组大鼠给予益生菌灌胃 28 天。采用免疫荧光双染观察平滑肌肌动蛋白（α-SMA）的表达，酶联免疫吸附试验（ELISA）检测血清 C 反应蛋白（CRP）、白细胞介素 8（IL-8）和肿瘤坏死因子 -α（TNF-α）水平；选择性培养基分离培养肠道菌群并计算菌落均值。结果显示，COPD 组大鼠食量减少，呼吸急促，咳嗽频繁，毛发干枯凌乱，但口服益生菌后，治疗组大鼠的症状有一定程度缓解。光镜下可见 COPD 组大鼠肺组织存在严重的细支气管管腔狭窄变形、炎症浸润和肺泡纤维化，但口服益生菌后可有效改善。COPD 组大鼠肺支气管 α-SMA 阳性表达较对照组明显增加，但治疗组肺支气管 α-SMA 阳性表达有所减少。COPD 组和治疗组大鼠血清 CRP、IL-8 和 TNF-α 水平高于对照组（$P < 0.05$）；而治疗组大鼠血清 CRP、IL-8 和 TNF-α 水平低于 COPD 组（$P < 0.05$）。COPD 组和治疗组肠球菌、肠杆菌含量高于对照组（$P < 0.05$）；而治疗组肠球菌、肠杆菌含量低于 COPD 组（$P < 0.05$）。COPD 组肠道内乳酸杆菌、双歧杆

菌含量低于对照组（$P < 0.05$）；而治疗组肠道内乳酸杆菌、双歧杆菌含量高于 COPD 组（$P < 0.05$）。结论认为益生菌可改善 COPD 大鼠肺损伤和肠道菌群构成，减轻炎症反应。

20. 临床研究表明 COPD 患者肠道菌群状态与肺部炎症指标及肺功能紧密相关

为了探讨 COPD 患者肠道菌群特点及其与炎症指标、肺功能状况的相关性，张军营选取 104 例 COPD 患者为观察组，80 例健康者为对照组。比较两组患者的肠道菌群数及两组患者血清超敏 C 反应蛋白（hs-CRP）、肿瘤坏死因子 - α（TNF-α）和白细胞介素 6（IL-6）水平，并比较两组患者第 1 秒用力呼气容积占预计值百分比及第 1 秒用力呼气容积占用力肺活量比值（FEV_1/FVC）。分析肠道菌群特点与炎症指标及肺功能状况的相关性。结果显示与对照组比较，观察组肠道需氧菌种类无明显变化，而厌氧菌中梭状杆菌数显著多于对照组（$P < 0.05$）。观察组患者肠道真菌株数多于对照组。观察组患者肠道内定植的双歧杆菌属、乳酸杆菌属数量低于对照组，差异有统计学意义（$P < 0.05$）。观察组血清 hs-CRP、TNF-α、IL-6 水平高于对照组，差异有统计学意义（$P < 0.05$）。观察组 FEV_1/FVC 及 $FEV_1\%$ 均低于对照组，差异有统计学意义（$P < 0.05$）。Pearson 相关分析结果显示，观察组肠道内双歧杆菌属与 FEV_1/FVC、$FEV_1\%$、hs-CRP、TNF-α、IL-6 呈显著负相关（$r = -0.524$、

–0.498、–0.477、–0.512、–0.508，P 均 < 0.05），肠道内乳酸杆菌属与 FEV_1/FVC、$FEV_1\%$、hs-CRP、TNF-α、IL-6 也呈显著负相关（r = –0.576、–0.466、–0.442、–0.523、–0.439，P 均 < 0.05）。结论认为 COPD 患者肠道菌群数与炎性指标及肺功能呈显著负相关。

为了分析 COPD 患者肠道菌群和炎性因子的相关指标，为临床诊疗提供参考，王英英等将昌乐县人民医院自 2017 年 6 月至 2019 年 6 月收治的 147 例稳定期 COPD 患者作为 B 组，将同期的 100 例健康者作为 A 组（对照组），比较两组患者肠道菌群状态和血清炎性因子水平。结果显示 B 组乳酸杆菌、双歧杆菌含量分别为（6.31±1.57）CFU/g、（6.23±1.35）CFU/g，均低于 A 组的（7.64±1.72）CFU/g、（7.34±1.70）CFU/g，差异有统计学意义（P < 0.05），而 B 组屎肠球菌、粪肠球菌含量分别为（7.52±2.46）CFU/g、（7.40±2.44）CFU/g，均高于 A 组的（5.54±2.29）CFU/g、（5.32±2.30）CFU/g，差异有统计学意义（P < 0.05）。B 组 IL-6、IL-8、肿瘤坏死因子水平分别为（13.57±3.82）g/L、（14.33±3.66）ng/L、（22.55±4.64）g/L，均高于 A 组（9.59±4.64）ng/L、（10.31±4.07）g/L、（16.87±6.09）g/L，差异有统计学意义（P < 0.05）。结论认为与健康者比较，COPD 患者体内肠道菌群明显紊乱，肠道微生态失衡，血清炎性因子水平升高。

人体肠道菌群微生态是维持机体内环境稳定的重要保障因

素，可调控炎性递质的释放。为了研究稳定期 COPD 不同组别患者的肠道菌群状态，并探讨稳定期 COPD 患者的肠道菌群状态与炎性指标肺功能的相关性，邓素敏等前瞻性地纳入 2017 年 6 月到 2018 年 6 月在江苏大学附属宜兴医院呼吸内科门诊就诊及呼吸内科病房收住的符合纳入标准的稳定期 COPD 患者作为观察组，并按照 GOLD 2017 综合评估分组标准将患者分为：A、B、C、D 4 组，每组患者 20 例，同期门诊体检健康者 20 例作为对照组，比较各组肠道菌群状态，并对稳定期 COPD 患者的肠道菌群状态与炎性指标、肺功能进行相关性分析。结果显示 C、D 组患者的乳酸杆菌、双歧杆菌含量低于对照组、A 组和 B 组，而屎肠球菌、粪肠球菌含量明显高于对照组、A 组和 B 组（$P < 0.05$）。各组患者 IL-8、IL-6、TNF-α、内毒素、FEV_1、FEV_1 占预计值的百分比（$FEV_1\%$pred）、FEV_1/FVC 比较，差异均有统计学意义（$P < 0.05$）。乳酸杆菌、双歧杆菌含量与 IL-8（$r = -0.50$、-0.51）、IL-6（$r = -0.57$、-0.55）、TNF-α（$r = -0.57$、-0.56）、PCT（$r = -0.27$、-0.24）、内毒素（$r = -0.76$、-0.76）呈负相关，与 FEV_1（$r = 0.44$、0.45）、$FEV_1\%$pred（$r = 0.45$、0.45）、FEV_1/FVC（$r = 0.51$、0.49）呈正相关（$P < 0.05$）；而屎肠球菌、粪肠球菌含量与 IL-8（$r = 0.53$、0.55）、IL-6（$r = 0.48$、0.46）、TNF-α（$r = 0.55$、0.58）、内毒素（$r = 0.67$、0.68）呈正相关，与 FEV_1（$r = -0.54$、-0.58）、$FEV_1\%$pred（$r = -0.53$、-0.57）、FEV_1/FVC（$r = -0.56$、-0.59）呈负相关（$P < 0.05$）；双歧杆菌

与 CRP（$r = -0.22$）呈负相关（$P < 0.05$）。结论认为 C、D 组稳定期 COPD 患者发生肠道菌群紊乱情况多于 A、B 组，且稳定期 COPD 患者的肠道菌群状态与炎性指标及肺功能紧密相关。

为了探讨稳定期老年 COPD 患者的肠道菌群特点及其与肺功能、炎症因子的关系，周晓霞等选取 2019 年 1 月至 2020 年 12 月在首都医科大学附属复兴医院门诊及住院治疗的 142 例老年 COPD 患者作为病例组，另选取同期来院体检的 66 例健康老年人作为对照组。依据肺功能指标对病例组患者严重程度分组，肺功能 Ⅰ、Ⅱ 级的 COPD 患者为 A 组，共 72 例，Ⅲ、Ⅳ 级为 B 组，共 70 例。检测各组患者的肠道菌群、肺功能和炎症因子水平并进行统计分析。结果显示 B 组患者 FEV_1%pred、FEV_1/FVC、乳酸杆菌、双歧杆菌明显低于 A 组和对照组，A 组除乳酸杆菌与对照组比较差异无显著性（$P > 0.05$）外，其余水平均低于对照组，差异均有显著性（$P < 0.05$）；B 组屎肠球菌、粪肠球菌、大肠埃希菌水平则高于 A 组和对照组，且 A 组高于对照组，差异均有显著性（$P < 0.05$）。双歧杆菌、乳酸杆菌与 IL-6、TNF-α、hs-CRP 水平呈负相关，与 FEV_1%pred、FEV_1/FVC 呈正相关（$P < 0.05$）；而大肠埃希菌、屎肠球菌、粪肠球菌与 IL-6、TNF-α、hs-CRP 水平呈正相关，与 FEV_1%pred、FEV_1/FVC 呈负相关（$P < 0.05$）。结论认为老年 COPD 患者肠道菌群紊乱情况多于健康老年人，肺功能为 Ⅲ、Ⅳ 级老年 COPD 患者多于肺功能 Ⅰ、Ⅱ 级患者，且老年 COPD 患者的肠道菌群与肺功能及炎症因子水平密相关。

为了探讨 AECOPD 发生肠道菌群失调的相关因素并构建预测模型，曾雪涛等以 2019 年 1 月 1 日至 12 月 31 日宜兴市人民医院 AECOPD 住院患者作为研究对象，依据临床症状和粪便检查结果将研究对象分为病例组（45 例）和对照组（83 例），收集两组患者的临床资料，采用多因素 logistic 回归分析 AECOPD 患者肠道菌群失调的相关因素。根据因素 logistic 回归分析结果拟合建立 AECOPD 患者肠道菌群失调预测模型，通过受试者工作特征（ROC）曲线分析评价预测模型的效能。多因素 logistic 回归模型分析显示：血清白蛋白浓度、急性加重发生次数≥ 2 次 / 年、合并肺心病和糖尿病是 AECOPD 患者发生肠道菌群失调的相关因素，OR（$95\%CI$）分别为：0.98（0.80 ～ 0.97）、3.70（1.79 ～ 11.72）、2.62（1.46 ～ 10.80）、3.85（1.17 ～ 8.58）。AECOPD 患者肠道菌群失调预测模型为 logit P=3.858−0.13× 血清白蛋白浓度 +1.52× 急性加重发生次数≥ 2 次 / 年 +1.379× 合并肺心病 +1.155× 合并糖尿病，该模型 ROC 曲线下面积为 0.847，预测模型的灵敏度和特异度分别为 88.9% 和 71.1%。结论认为血清白蛋白浓度、急性加重发生次数≥ 2 次 / 年、合并肺心病、合并糖尿病是 AECOPD 患者发生肠道菌群失调的相关因素。

为了探讨 COPD 患者肠道菌群分布、血浆 N 端脑钠肽前体（NT-proBNP）和 D- 二聚体（D-dimer）水平及 COPD 合并肺栓塞（PE）相关危险因素，陈芳玮等选择 2017 年 1 月至 2019 年 12 月株洲市中心医院呼吸内科收治的 80 例 COPD 患者为研究对象，根据是否合并 PE 将患者分为观察组（n=40，合并 PE）和对照组（n=40，不合并 PE）。比较两组患者肠道菌群分布情况及血浆 NT-proBNP、D-dimer 水平，通过单因素分析和 logistic 回归分析 COPD 合并 PE 的相关危险因素。结果显示两组患者肠道中乳杆菌、拟杆菌、肠球菌及梭杆菌数量比较差异并无统计学意义（$P > 0.05$）；观察组患者肠道中双歧杆菌数量显著低于对照组，肠杆菌数量显著高于对照组（$P < 0.05$）。观察组患者血浆 NT-proBNP、D-dimer 水平均显著高于对照组（$P < 0.05$）。COPD 合并 PE 与患者血浆 D-dimer 水平、BNP 水平升高、既往 6 周内手术史、卧床情况相关（$P < 0.05$），与患者的性别、年龄、吸烟、低血压史、高血压史、糖尿病史、脑血管疾病史无关（$P > 0.05$）。logistic 回归分析结果显示，D-dimer 水平（$\geq 500 \, \mu g \cdot L^{-1}$）、NT-proBNP 水平升高、既往 6 周内有手术史以及卧床情况（≥ 7 天）是 COPD 合并 PE 的独立危险因素（$P < 0.05$）。结论认为 COPD 合并 PE 患者肠道菌群分布失衡、血浆 NT-proBNP、D-dimer 水平升高。D-dimer 水平（$\geq 500 \, \mu g \cdot L^{-1}$）、NT-proBNP 水平升高、既往 6 周内有手术史及卧床情况（≥ 7 天）是 COPD 患者合并 PE 的独立危险因素。

综合上述，总结各项研究结果，大致可以看出以下规律：COPD 患者肠道内益生菌减少，而机会致病菌增多。相应的多种炎症因子增多，包括 CRP、IL-6、IL-8 和 TNF-α 等多项肺功能指标降低，提示 COPD 患者病情加重。

　　肠道菌群状态与肺部炎症指标及肺功能紧密相关，但肠道菌群失调与 COPD 之间的因果关系目前并不十分明确。不过目前肠道菌群紊乱很可能是 COPD 发展和加重的一个重要的中间环节，即 COPD 及其相关因素引起和加重肠道菌群紊乱，而后者反过来又会加重 COPD 的病情，形成恶性循环。随着 COPD 患者气道炎症和气流受限严重程度的增加，缺氧加重，而缺氧可引起多脏器功能受损、胃肠道淤血，并引起肠道菌群发生变化。肠道菌群紊乱加重，致使肠源性内毒素增多、炎性介质释放，从而引起和加重慢性炎症，导致血清炎性因子过量表达，直接或间接地促进 COPD 的气道重塑、肺功能等病理改变，进而形成恶性循环。以下几方面支持此观点。

　　（1）胚胎发育同源

　　解剖学研究证实，肺、各级气道与肠的结构来源是相同的，这就决定了肺和肠的病理、功能等必然存在一定关联，因此肠道菌群失调也会影响肺部同源结构组织器官的病理变化。

　　（2）内毒素损伤

　　COPD 患者机体免疫力低下，常发生肠道功能紊乱，肠道内益生菌和机会致病菌的比例失衡，大肠埃希菌、肠球菌等机会致病菌大量增殖，致使肠源性内毒素增多，并大量释放，通过门静脉进入下腔静脉、右心房、肺动脉及毛细血管，直接导致肺损伤，从而促进 COPD 的发生、发展。

（3）易位感染

反复使用广谱抗生素及糖皮质激素等也可以导致肠道菌群失调，有时甚至引起细菌细胞溶解，从而导致内毒素释放。肠道菌群微生态失调时肠道黏膜生物屏障作用下降，肠道内的机会致病菌易从肠道移位至口咽，一旦机体免疫力下降，就随呼吸道下行从而引起下呼吸道感染，进而诱发 AECOPD。同时 COPD 患者常伴有细胞免疫功能低下，若合并营养不良，更易引起肠黏膜萎缩、肠细菌移位，肠道细菌一方面可通过门脉入血导致内毒素血症；另一方面可通过肠黏膜到固有层，然后到达肠系膜淋巴结甚至更远，释放炎性递质、生物活性因子，进而导致肠道细菌易位感染，引起 COPD 加重。

有研究显示肠道菌群可通过细菌 LPS、短链脂肪酸（short-chain fatty acid，SCFA）和免疫细胞等调节肺部免疫反应，从而影响肺部微生物群的定植，肠道菌群失调可导致肠内毒素的释放和肠内细菌移位，穿过肠黏膜，进入固有层，然后到达肠系膜淋巴结或更远处的其他器官，引发慢性炎症。在肠道黏膜受损的同时，肺部炎症进一步加剧，患者病情进一步恶化。也有研究认为，肺部菌群也可以通过血液循环影响肠道菌群，COPD 患者肠道菌群失调的发生对于机体内环境稳定具有重要作用，当肠道菌群发生紊乱时，肠源性内毒素释放、肠道细菌移位等引起炎症递质释放、炎症因子过量表达，造成气道或肺部感染，甚至肺部结构破坏，直接或间接地促进了 COPD 的发生及进展。

　　COPD 患者一方面易发生肠道炎症局部缺氧、肠道细胞损伤及肠壁通透性增高等情况，若急性加重会进一步加重缺氧状态并促进炎症反应，导致肠道菌群失调；另一方面，肠道菌群失调可引起肠道菌群移位、肠源性内毒素和炎症介质释放，加速 COPD 病理进程，使患者急性加重次数增多。合并低蛋白血症的 AECOPD 患者通常存在免疫和营养状况低下，亦可导致肠道菌群失调。研究表明高龄、多联抗生素和高强度糖皮质激素的使用是 AECOPD 患者发生肠道菌群失调的危险因素。运用多联抗生素和高剂量糖皮质激素对肠道微生物丰度有一定影响。例如，喹诺酮类抗生素对厌氧菌作用弱，无论口服或静脉给药，对肠道菌群的影响均很小，而经胆道排泄的 β - 内酰胺类抗生素对肠道菌群的影响则较大。使用克林霉素 7 天则会造成肠道菌群拟杆菌门多样性的显著下降，停药后 2 年仍无法恢复至干预前状态。肠源性内毒素会引起患者体内炎症介质大量释放，引发慢性炎症，肠道菌群微生态失衡可直接或间接对 COPD 患者肺功能、呼吸道重塑及病情严重程度产生影响肠道菌群呈负相关。肠道菌群的改变可能影响 COPD 的免疫调节，使患者体内炎症因子发生变化。hs-CRP、TNF-α 和 IL-6 等炎症指标的升高也可能进一步破坏患者肠道微生态的平衡，造成 COPD 患者部分肠道菌群属数量的下降。

　　肠道菌群经肠—肺轴参与调控 COPD 肠道菌群对肺部免疫及炎症反应的调节主要依赖其代谢产物 SCFA 实现，SCFA 是肠道菌群经肠—肺轴参与调节 COPD 的关键分子。SCFA 是含有一到六个碳原子的小羧酸。乙酸、丙酸和丁酸是人体和鼠肠道中含量最丰富的短链脂肪酸，它们由肠道菌群发酵难以消化的纤维和氨基酸而产生，继而被结肠细胞吸收进入血液循环。研究表明，肠道菌群在 SCFA 的生成中发挥着重要作用。SCFA 已被证明可以调节免疫细胞中的多种细胞信号通路，表明肠道菌群经由其代谢产物参与调节 COPD 患者肺部免疫和炎症反应。

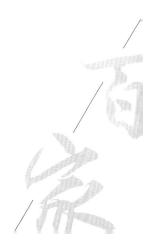

目前国内 COPD 诊断标准的执行状况及其诊断的可靠性

　　1997 年 GOLD 及 2003 年国内慢性阻塞性肺疾病诊治指南就已经明确提出 COPD 的诊断标准，包括高危因素暴露史、症状（咳嗽、咳痰、运动 / 活动后气短）、辅助检查，特别是肺功能检查指标，强调吸入支气管舒张剂之后的 $FEV_1/FVC < 70\%$ 提示患者存在不能完全可逆的气流受限，认为这是 COPD 诊断的金标准。尽管这一标准并不复杂，临床上易于实施，然而由于种种的主客观原因，长期以来国内 COPD 的诊断状况并不理想，诊断水平差强人意。

　　近两年 GOLD 中曾指出，按照这种固定的标准（吸入支气管舒张剂之后 $FEV_1/FVC < 70\%$）诊断 COPD 对于老年人来说可能存在一定数量的过度诊断，而对于 40 岁以下的中青年人可能会出现诊断不足（漏诊）。对此我们曾经进行过研究，就整体而言，固定标准诊断并不会造成更大或更多的不良后果。相反，如

果采用分年龄段，按照低于 FEV_1/FVC 正常值 80% 的标准进行判断会使 COPD 的诊断更加复杂，益处并不明显。

到目前为止，在国内 COPD 诊断标准执行的情况如何、现有的诊断水平如何，尚无系统的大数据报道。不过根据平时我们的了解，诊断中仍然存在不少问题。

21. COPD 的发病特点使得早期诊断困难重重

COPD 的发生发展是一个漫长的过程，需要十几年甚至更长的时间。早期患者常无症状、症状不明显，或无特异性。至症状明显，特别是出现呼吸困难时患者才去就诊，这时确诊的患者多属重度或重度以上 COPD，这种"因症就诊"的医疗模式从根本上阻碍了 COPD 的早期诊断，这一点我们将在本书"如何提高 COPD 的早期诊断率"一章进一步系统阐述。

22. 在我国全面开展肺功能检查尚不能实现

基层特别是农村缺少最基本的诊断条件和设备，甚至连吸入型 β_2 受体激动剂也没有，因而难以普遍开展肺功能检查。

诊断 COPD 一定要有肺功能检查结果的支持，否则其诊断的可靠性则会大打折扣。我们早在 2003 年时就对我国部分省市 COPD 诊断中肺功能检查应用情况进行过调查，结果表明，确诊的患者中只有 34.0% 进行过肺功能检查。后来我们又对国内 10 个省市基层医疗单位 COPD 诊断情况进行研究，在 10 个省市中，所有患者的诊断均没有肺功能检查结果作为依据。这些基层医疗单位常用的检查项目为心电图、X 线，甚至 CT，但是却没有肺功能检查设备。2007 年，钟南山等进行的我国 40 岁以上成人中 COPD 流行病学调查研究结果显示，我国 COPD 的患病率为 8.2%，其中 35.1% 的受试者流行病学调查前已被诊断为 COPD，这其中只有 6.5% 的患者做过肺功能检查。在二、三级医院，COPD 患者诊断中肺功能检查应用的情况也不尽如人意。2013 年，我们曾调查过国内 10 省市二、三级医院呼吸科 COPD 诊断中肺功能检查应用的情况。结果显示，只有 35% 的患者做过肺功能检查。这说明即使在三级医院，COPD 诊断中肺功能检查特别是气道阻塞可逆性试验开展得也不普遍。

23. COPD 诊断标准的执行中还存在很多的问题

尽管到目前为止，我们尚没有国内 COPD 诊断时肺功能检查的具体数据，但是国内发表的大量有关 COPD 研究论文可以从一个侧面反映出存在的若干问题。

COPD 诊断中对于诊断标准中气流受限可逆性这一点认识模糊，执行不力。无论在平时审稿，还是在各种类型的学术研讨会上，许多学者在介绍 COPD 病例来源时常常只是笼统地说 $FEV_1/FVC < 70\%$，而没有明确是吸入 β_2 受体激动剂之前还是之后的测定结果，如再追问他们，常常就会回答说是吸入 β_2 受体激动剂之后 $FEV_1/FVC < 70\%$，这种回答的可靠性到底如何，实难推测

和验证。最近我们查阅了部分相关论文，只有少数的文献明确说明 COPD 诊断的依据是吸入 β_2 受体激动剂之后 $FEV_1/FVC < 70\%$。

　　正确执行气道阻塞可逆性测定的指征是明确 COPD 诊断的基础和前提。进行支气管舒张试验证实患者存在着不可逆性气流受限是诊断 COPD 的基础，但是到目前为止，无论是国际的 GOLD 还是国内的 COPD 诊治指南中，均没有明确规定进行支气管舒张试验的适应证，即到底在什么情况下才需要进行支气管舒张试验。许多有关 COPD 诊断的论文只是交代应用支气管舒张剂之后 $FEV_1/FVC < 70\%$，而没有说明在何时进行支气管舒张试验。许多学者将支气管哮喘时进行支气管舒张试验的指征照搬到 COPD 的诊断中，以 FEV_1 占预计值百分比 $< 70\%$ 作为支气管舒张试验的适应证，而没有考虑到基础的 FEV_1/FVC 水平。这样做会漏掉一部分患者，即基础 $FEV_1\% > 70\%$，而 $FEV_1/FVC < 70\%$ 的 COPD 患者。相反，会使一部分患者（$FEV_1\% < 70\%$，而 $FEV_1/FVC > 70\%$）进行不必要的支气管舒张试验。最近我们分析了我院 2015 年 674 例胸外科患者术前肺功能检查情况：第一组 $FEV_1\%$ 和 FEV_1/FVC 均 $< 70\%$ 共 44 例，其中 29 例进行了支气管舒张试验，吸入 β_2 受体激动剂后，$FEV_1/FVC < 70\%$ 的共 27 例，结合其临床资料，除外其他疾病，最后确诊为 COPD（阳性率为 93.1%）；第二组 $FEV_1\% < 70\%$、$FEV_1/FVC > 70\%$ 共 69 例，其中有 11 例吸入支气管舒张剂进行气道可逆性测定，结果没有 1 例 $FEV_1/FVC < 70\%$，所以没有 1 例被诊断为 COPD；

第三组 $FEV_1\% \geq 70\%$、$FEV_1/FVC < 70\%$ 共 19 例，因为其 $FEV_1\% > 70\%$，所以尽管其 $FEV_1/FVC < 70\%$，但是并没有进行支气管舒张试验，这其中是否有人患有 COPD，则无法得知。

24. 目前许多医院对 COPD 的鉴别诊断不够全面和充分

COPD 是一种常见病，其与许多常见病如支气管哮喘、支气管扩张、肺结核、慢性充血性心力衰竭和弥漫性泛细支气管炎都有许多相似之处，需要认真鉴别。只有进行全面和充分的鉴别之后 COPD 的诊断才能建立在科学的基础之上，其后的治疗才会有效。然而，目前许多医院在诊断中片面地强调 $FEV_1/FVC < 70\%$ 这一"金标准"，鉴别诊断大多流于形式，不够认真和严谨，造成对 COPD 的诊断不够严谨，其可靠性大打折扣。

如何提高 COPD 的早期诊断率

首先，我们必须明确什么是 COPD 的早期诊断。COPD 早期的改变主要为气道炎症、平滑肌收缩和黏液分泌过多，这时病变可能处于可逆阶段，而后期常常出现气道重塑和肺气肿。早期引起 FEV_1 下降的主要因素是平滑肌收缩和黏液分泌增多。而后期发生气道重塑和明显肺气肿，气流受限可逆性大大降低。目前，临床上确诊的 COPD 多属中重度，其肺功能降低多在 50% 以上，且为非疾病的早期阶段。现有的治疗措施，包括戒烟和药物治疗，对 Ⅱ 期以上的有症状 COPD 患者效果较差，因此我们必须重视 COPD 的早期诊断问题。

长期以来，我国的 COPD 一直处于"三高一低"状态。

（1）患病率高

2007 年钟南山等报告中国大陆 40 岁以上成年人中 COPD 患病率为 8.3%，以此推算中国有 3800 万～ 4200 万 COPD 患者。2018 年王辰等报告，中国 20 岁以上成人中 COPD 患病率为 8.6%，

40 岁以上人群中 COPD 患病率为 13.7%，以此推算目前中国 COPD 总人数达 9990 万，近 1 亿人。

（2）病死率高

尽管近年来国内 COPD 诊治已有很大进展，但其病死率仍居高不下。我国 COPD 病死率仍居世界之首。WHO 预测到 2020 年 COPD 病死率将上升到第 3 位，而 2019 年中国已提前"达标"，COPD 病死率上升到第 3 位。

（3）疾病负担高

由于 COPD 是一种气流受限不可逆性疾病，需要长期治疗，因而会造成很高的医疗经济负担。2005 年我们曾提前前与周新等 6 位教授对我国 6 省市 24 家三甲医院收治的 723 例 COPD 患者的医疗资源使用情况进行全面调查，结果显示每例前患者每年直接医疗费用为 11 744 元，直接非医疗费用为 1570 元。如果以慢阻肺患病率为 8.2%，慢阻肺临床诊断率为 37% 计算，推算出目前中国城镇每年用于慢阻肺的直接医疗费用高达 890 亿元人民币。虽然近年来一些省市曾就这个问题进行过一些调查，但是至今尚未建有全国慢阻肺疾病负担的样本，大样本多中心调查，实为憾事。

（4）慢阻肺临床诊断率低

2007 年钟南山等报告的流行病学调查结果显示，流调前诊断为慢阻肺（其中包括部分慢性支气管炎、肺气肿）的患者仅占 35.1%。2018 年王辰等完成的流行病学调查结果显示流调前慢阻肺的诊断率仅为 12%，我们曾经统计分析过我国历年来各省市慢阻肺流调结果，流调前慢阻肺的诊断率平均为 32.9%。

25. 通过文献分析寻找 COPD 就诊率低的原因

为了了解我国 COPD 的诊断情况，以期提高 COPD 的防治水平，我们曾以"慢性阻塞性肺疾病""流行病学调查"为主题词，在万方数据库和 MEDLINE 中检索我国 2000 年 1 月—2011 年 12 月公开发表在核心期刊或统计源期刊上、样本数 ≥ 1000 例、有严格质量控制、属于 COPD 流行病学调查的论著，对国内已发表的 COPD 流行病学调查结果进行全面检索和系统分析。结果显示，流行病学调查前患者知道自己患有 COPD 的（其中包括大量的慢性支气管炎和肺气肿）COPD 患者只有 32.9%（1095/3328），在流行病学调查前曾经做过肺功能检查的只有 9.13%，已经确诊的 COPD 患者中有咳嗽、咳痰和或活动后气短症状的比例为 65.4%，流行病学调查中确诊的 COPD 患者中Ⅰ、Ⅱ级的比率高达 74.52%（表 2）。可见目前我国 COPD 诊断不足问题十分严重，大量的 COPD 患者长期处于未诊断和无干预状态，特别是Ⅰ、Ⅱ级患者得不到早期诊断和治疗。

表 2 2000 年 1 月—2011 年 12 月国内已发表的 COPD 流行病学调查结果

作者	地区	样本数	年龄（岁）	方法	COPD 患病率（%），分级比率（%）；I + II 级（%）	原未诊断比率（%）	LFT 检查率（%）	有症状比率（%）
zhong 等	中国 7 省市	20 245	≥ 40	多阶段分层随机整群抽样	8.2；I + II 级 70.0	35.1	6.5	患者中 64.7
姚婉贞等	北京延庆县	1624	≥ 40	整群随机抽样	9.1	—	—	人群中 13.2
单淑香和陈宝元	天津市城乡	3008	≥ 40	整群随机抽样	8.3（城市）；11.4（农村）	35.8（城市）；31.7（农村）	—	—
刘升明等	广州城区和韶关农村	3286	≥ 40	整群不等比随机抽样	9.4	31.0	—	患者中 67.7
王小平等	广东韶关乐昌市	1498	≥ 40	整群随机抽样	12.0	26.1	0	患者中 80.7
刘升明等	广州市荔湾区	1818	≥ 40	整群随机抽样	7.4	37.3	19.4	患者中 50.7
翁俊良等	汕头地区	1100	≥ 40	整群随机不等比抽样	12.6	—	—	患者中 64.5
苏伟强等	湛江地区城市	2435	≥ 40	整群随机抽样	6.0	—	—	—
陈萍等	沈阳社区	1957	≥ 40	整群不等比随机抽样	8.0；I 级 24.9，II 级 48.4，III 级 17.8，IV 级 8.9	6.4	2.6	患者中 31.8

（续表）

作者	地区	样本数	年龄（岁）	方法	COPD 患病率（%），分级比率（%）	原来诊断比率（%）	LFT 检查率（%）	有症状比率（%）
张华等	沈阳锦州农村	2001	≥40	整群随机抽样	8.6	—	—	—
喻昌利等	唐山农村	1948	≥40	整群随机抽样	10.7	—	—	—
王川等	济南城区	2055	≥40	横断面多级抽样	7.6；Ⅱ级以下 91.7	53.8	—	患者中 69.2
刘丰慧和孔维顺	山东枣庄农村	1824	>60	分层整群随机抽样	15.4	—	—	患者中 98.2
曾雪峰等	成都市	3687	≥40	整群随机抽样	9.6	—	—	患者中 46.9
李琦等	重庆城区	1518	≥40	整群随机抽样	12.8；Ⅰ+Ⅱ级 93.8	9.3	—	—
翁航爱等	重庆市南岸区	2024	≥40	多级整群随机抽样	7.9；Ⅰ+Ⅱ级 68.8	58.8	24.4	患者中 76.9
荣艳等	阿克苏农村	2568	>15	整群随机抽样	3.9	—	—	—
凌敏等	新疆农村	3489	>15	整群随机抽样	4.0	—	—	—
付翔等	郴州市社区	1000	≥40	整群随机抽样	9.1；Ⅰ级 42.9，Ⅱ级 41.7，Ⅲ级 15.4	18.5	—	—

多年来，国内 COPD 的诊断模式一直是采用"症状就诊"方式，即只有当患者出现频繁和严重的咳嗽、咳痰，甚至气短时才会到医院就诊，这时他们的 FEV_1 已经低于 50% 预计值，多属于重度以上 COPD，错过了最好的治疗时机，这种情况下即使其治疗效果很差，花费的经费却很高，投入—产出比例很低。而早期 COPD（以 I 期为主）病情轻，但是肺功能（FEV_1%）每年下降率要比 III、IV 期快得多，但是相对治疗效果较好。如果在这个阶段患者能得到早期诊断并及时给予规范治疗，则可以收到较好的效果。同时一旦确诊了 COPD 我们就可以教育和帮助患者尽早采取戒烟措施，从根本上扼制疾病的进展。大量事实表明，已确诊为 COPD 的患者实施戒烟的效率显著高于普通人群，这也是我们要提倡 COPD 早期诊断的原因。

为什么在我国 COPD 会出现如此严重的诊断不足呢？内科医生、呼吸科医生对 COPD 的特点和发展规律认识不足是一个原因；国内肺功能检查开展得不普遍也是一个原因，许多二级医院缺少进行肺功能检查的设备，给 COPD 的诊断带来很大的困难；还有一个更重要的原因是 COPD 疾病的本质和发展规律有别于其他疾病，症状不明显，容易被患者忽视，甚至产生误区。众所周知，一个人从青年开始吸烟及至发生 COPD 常常要经过十几年，甚至更长的时间，这中间有一个量变到质变的过程，在这一段相当长的时间内，患者的气道逐渐发生明显的病理改变，肺功能出现异常，但是患者可能没有症状或症状轻微，即使有某些症状但因为缺乏特异性，并没有引起患者足够的重视。患者对疾病的危害性认识不足，警觉性不高。许多吸烟的 COPD 患者甚至错误地认为，吸烟者经常咳嗽是正常的，或者吸烟可以促进排痰。

26. 流行病学调查难以广泛开展

发现和提出问题比较容易，关键是如何解决这些问题，像现在这样，呼吸科医生坐在医院等 COPD 患者前来就诊是无法解决 COPD 的早期诊断问题的。

流行病学调查可以发现大量 Ⅰ、Ⅱ级的 COPD 患者，但是限于人力、物力和财力，流行病学调查不可能大面积反复进行，尤其是目前像我们这样一个发展中国家，特别是在农村更是不现实的。那么，我们是否能够提出一些比较好的办法来解决这个问题呢？这涉及 COPD 早期诊断的目标人群，还有在何处完成、何时进行、如何进行等几个问题，其实这几个问题是密切相连的一个整体。

27. 从 COPD 的高危人群中筛查 COPD

2009 年我们曾经尝试过通过从 COPD 高危人群中主动筛查 COPD 的研究，并对单独或联合筛查方法诊断 COPD 的敏感性、特异性和可行性进行评估。我们的具体做法是对 COPD 高危人群志愿者进行研究。COPD 高危人群必须符合以下 4 项标准：年龄 > 40 岁，有慢性咳嗽和咳痰、活动后气短和长期大量吸烟（吸烟量大于 10 包年），由固定的呼吸科医生询问病史、进行体格检查、拍摄 X 线胸片、测定肺通气功能、进行支气管舒张试验。多组均数之间的比较采用方差分析，组间两两比较采用 t 检验。结果在 241 例 COPD 高危人群中，156 例（64.7%）符合 COPD 诊断标准，其中 126 例为首次诊断病例，占全部 COPD 确诊者的 80.8%，轻度、中度 COPD 患者共 87 例（55.8%），重度和极重度 COPD 患者 69 例（44.2%）。在单因素筛查中，以活动后气短筛查 COPD 的敏感性为 61.5%，特异性为 61.2%。40 岁以上且具有重度吸烟、慢性咳嗽和咳痰及活动后气短三项之一者筛查诊断 COPD 的敏感性均达到 90% 以上。我们的结论是，对高危人群进行肺功能筛查是快捷和简便的方法，可以提高 COPD 的早期诊断水平，以临床表现和危险因素联合筛查可以提高 COPD 诊断的敏感性和特异性，临床上可以根据筛查的目的不同选用适宜的联合筛查方法。

黄捷晖等对无锡市部分社区 COPD 的患病率和相关危险因素进行研究，他们采取的是人群筛查法，筛查问卷的内容包括体重指数、吸烟量是否＞ 200 支 / 年、年龄、有无咳嗽、有无气促、呼吸疾病家族史、生物燃料暴露史。共发放筛查问卷 2500 份，回收资料完整的为 2491 份，以筛查问卷总分＞ 9 分作为 COPD 高危人群，对高危人群进行肺功能检查。如果基础 $FEV_1/FEV＜70\%$ 则进行支气管舒张试验，最后诊断为 COPD 共 201 例，占被调查总人数的 8%。同时研究结果显示，COPD 患病率随着受试者年龄增加而升高。多因素回归分析结果显示，受试者的年龄、吸烟指数、呼吸病家族史和生物燃料暴露史是发生 COPD 的独立危险因素（OR 值分别为 2.228、2.387、1.479、1.777），结论认为对高危人群进行筛查是早期发现 COPD 的有效办法。

28. 通过常规体检早期发现 COPD

目前全国各地均有规模、级别不同的体检中心，每年有大量的人群接受体检。如果在其体检的项目中增加一个 COPD 的筛查项目，估计也会收到很好的效果。

据王慧霞等报告，他们于 2010 年 3 月—2012 年 3 月在陕西省宝鸡市体检中心对无症状的人群进行 COPD 早期诊断研究，样本数为 2688 例，年龄（43.6±1.3）岁；吸烟者 1632 人，已戒烟者 311 人；进行常规肺功能检查，如果基础 $FEV_1/FVC < 70\%$ 时，进行支气管舒张试验，最后确诊 COPD 共 125 例（4.65%）。

2013—2014 年中国武警总医院健康体检中心对具有 COPD 的高危因素同时具有呼吸道症状（咳嗽、咳痰、气短）的 483 人进行研究，对上述人群利用国际气道初级保健组织和国际呼吸初级保健组织（IPAG 和 IPCRG）编写的 COPD 筛查问卷进行调查，总分 ≥ 17 分者为 COPD 高危患者，如基础 $FEV_1/FVC < 70\%$，进行支气管舒张试验。结果显示：483 例调查对象中问卷总分 ≥ 17 分者共 164 例，其中 36 例（22%）最后诊断为 COPD；总分 < 17 分的共 319 例，其中仅 1 例（0.3%）诊断为 COPD。这些 COPD

患者中，Ⅰ、Ⅱ、Ⅲ、Ⅳ级分别占 5.4%、43.2%、29.7% 和 21.6%。诊断 COPD 的敏感性、特异性、假阳性率、假阴性率分别为 97.3%、71.3%、28.7% 和 2.7%。COPD 组筛查问卷总分为（22.65±3.87）分，非 COPD 组为（14.17±4.56）分。两组问卷总分比较，差异有统计学意义，$P < 0.01$。曲线下面积为 0.919，如果最佳截断点为 19.5，诊断 COPD 的敏感性、特异性分别为 83.8%、88.8%。

山东省肥城市人民医院呼吸科在 2014—2015 年，选取了年龄 ≥ 40 岁的 347 例受检者作为研究对象，对所有受检者均采用 IPAG 和 IPCRG 制定的问卷进行统一调查，并进行肺功能检查。结果显示：347 例受检者中 COPD 的检出率为 21.6%。问卷总分 ≥ 17 分的共 115 例，其中确诊 COPD 的 73 例（63.5%），问卷总分 < 17 分的共 232 例，其中诊断为 COPD 的仅 2 例（0.9%）。多元因素回归分析显示：男性、高龄、低体重指数（BMI）、吸烟、粉尘接触史和低学历是发生 COPD 的危险因素（$P < 0.05$）。

王娟等于 2009 年 7 月—2010 年 2 月对中文版 COPD 筛查问卷在吸烟者中的筛查效果进行初步检验与评估：受试者年龄 ≥ 40 岁，样本总数 368 例，进行问卷调查，最后收回有效问卷 349 份。如以总分 ≥ 17 分为标准，诊断 COPD 的敏感性为 87.9%，特异性为 66.8%，正确诊断指数为 0.547；如以总分 > 18.5 为准，COPD 的诊断敏感性为 85.1%，特异性为 82.7%，正确诊断指数为 0.678。结论建议以总分 > 18.5 为界。

29. 从 COPD 的各种合并症中反向寻找 COPD

主动早期发现 COPD 的另外一种途径则是从 COPD 的合并症中反向寻找 COPD。

现在已知 COPD 的合并症多达十余种，包括高血压、缺血性心脏病、心律失常、心力衰竭、外周性血管疾病、骨质疏松、抑郁与焦虑、支气管肺癌、支气管扩张、阻塞性呼吸暂停、胃食管反流、代谢综合征和糖尿病。许多患者常常因为 COPD 以外的症状或疾病去看门诊或住院，如果我们应用这种机会与相关科室配合，动员患者同时进行一些必要的检查，如 X 线胸片、胸部高分辨率 CT（HRCT）、肺功能检查，特别是支气管舒张试验，则可以有效提高 COPD 的发现率，这样做并不会给患者增加更多的麻烦和医疗负担，效果很好。

这几年我们已经做过了一些有益的尝试。为了了解煤工尘肺患者合并 COPD 的患病情况及其高危因素、临床症状特点、用药情况等，余春晓等人入组了京西地区 451 例煤工尘肺病例，对受试者进行肺功能检查，同时收集一般临床资料，包括临床症状、用药情况等，应用多因素回归法分析各种危险因素对尘肺患者罹患 COPD 的影响。结果显示，尘肺患者中 COPD 的患病率为 44.6%，随着尘肺的期别、接尘的时间、吸烟指数的增加，尘肺患者 COPD 患病率相应增高，其 *OR* 值分别为 3.20、1.09 和 1.01，合并 COPD 者 CAT 评分均值为 25.6，结果还显示，煤工尘肺合并 COPD 患者症状重，临床用药不规范。结论认为，在煤工尘肺患者中，COPD 患病率明显高于普通人群，煤工尘肺期别、接尘时间和吸烟指数为其合并 COPD 的高危因素。合并 COPD 的患者临床症状重，用药不规范，亟须改正。

30. 从住院的肺癌患者中发现 COPD

从住院的肺癌患者中发现 COPD 是另外一种有效的办法。

几年前我们进行了一次初步研究，具体的做法是对 2015 年 1 月 1 日—12 月 31 日所有在北京大学人民医院胸外科住院行肺功能检查的患者临床资料进行分析，当其基础肺功能 $FEV_1\% < 70\%$ 时即行支气管舒张试验。查阅 2015 年胸外科出院的所有患者病历资料，包括患者的性别、年龄、吸烟状况、有害职业史、症状、胸部 CT、全套肺功能及支气管舒张试验、术后病理、出院诊断。结果显示，1217 例患者进行了全套肺功能检查，其中 93 例患者行支气管舒张试验，85 例患者（91.4%）符合 COPD 的诊断，按肺功能分级标准，有轻度 9 例、中度 55 例、重度 16 例、极重度 5 例。703 例肺癌患者进行了全套肺功能检查，其中 67 例进行支气管舒张试验，62 例（92.5%）符合 COPD 诊断。接受手术治疗的肺癌患者有 639 例，其中 41 例进行支气管舒张试验，38 例（92.7%）符合 COPD 诊断。在接受手术治疗的肺癌患者中合并 COPD 者年龄 ≥ 65 岁、男性、有吸烟史和非腺癌的比例高于未合并 COPD 者，差异有显著性，男性和 ≥ 65 岁者更

易合并 COPD（*OR* 值为 2.807 ～ 2.374，95% *CI*：1.101 ～ 7.157）（*P* < 0.05）。住院前仅有 3 例（2.5‰）诊断为 COPD 并按照 COPD 规范治疗，出院时仅有 5 例（4‰）诊断为 COPD。结论认为，在胸外科住院患者中行常规肺功能检查及支气管舒张试验简便易行，有助于 COPD 的诊断。但要切实提高 COPD 的诊断率还需要胸外科医生重视 COPD，并与呼吸内科医生携手共同防治 COPD。

此外，我们还可以从 COPD 的其他合并症，如有高血压、缺血性心脏病、糖尿病、骨质疏松、抑郁症等合并症的患者中去主动筛查 COPD。

31. 从肺的结构和功能早期改变筛查 COPD

现有的肺功能检查指标，如 $FEV_1\%$、FEV_1/FVC 主要反映肺的通气功能，而大量研究显示，COPD 患者体内发生的小气道、肺实质及肺血管等慢性炎症导致的多种病理改变是无法通过常规肺功能指标检测出来的，因此需要寻找更为全面和敏感的检测手段早期评估肺结构的改变，可能成为 COPD 的早期诊断工具。

随着电子计算机和图像后处理技术的发展，HRCT 在此方面的表现尤为突出。HRCT 可以确切显示肺部细微的解剖结构，定量测定支气管管壁的厚度、管腔直径的变化及量化肺气肿的各项指标。胸部 HRCT 可否作为 COPD 早期诊断的定量指标，值得进一步探讨。

Harvey 等认为肺一氧化碳弥散量（D_LCO）是一种具有潜在反映肺内气体交换功能的参数，吸烟者发生 D_LCO 降低的病理学基础是肺毛细血管床破坏，如果肺总量（TLC）正常，而相应的 D_LCO 降低，提示肺泡结构功能破坏，即发生了肺气肿。已有报告显示，胸部 CT 上显示出的肺气肿与 D_LCO 降低之间具有良好的关系，因而认为 D_LCO 可以用于 COPD 的早期诊断。

32. 国外对于 COPD 早期诊断途径的探索

近年来，许多国家制定了一些 COPD 诊治指南，包括国际上的 GOLD 策略，特别强调肺功能检查对于 COPD 早期诊断的重要性，他们认为目前 COPD 诊断不足的一个重要原因则在于医生对于肺功能检查应用的不普遍。COPD 患者本人对于本病的症状、体征和危险因素缺乏警惕和认识，这个问题在本病的早期阶段特别重要，因为早期 COPD 可能已经使患者的日常活动能力及生命质量降低。

丹麦的呼吸病专家认为 COPD 的诊断不足是一个全球性问题，在丹麦只有 2/3 的 COPD 患者得到确诊，一旦患者确诊了 COPD 时其肺功能通常已经丧失 50% 甚至更多。

COPD 的早期诊断是一个世界性的问题，究竟在哪些区域、由哪些人来完成，目前尚有争议。丹麦的专家认为全科医生（家庭医生）通常处于保健系统的第一线，他们最先接触 COPD 患者，这就为 COPD 的早期诊断和早期干预提供了实施的可能。其实在全科医师层面早期诊断 COPD 是一个很复杂的过程，需要医疗机构从那些具有发病危险因素和症状的人群中采用逐级方式发现和确定 COPD 患者。这个问题在我国更应进行深入和充分的研究，特别是如何发挥各类三甲医院呼吸科在这项工作的指导和组织作用。

33. 提高 COPD 早期诊断率的实施方法

以往的研究结果提示有两种不同的方法可用于提高 COPD 的早期诊断率：病例发现法和从高危人群中筛查 COPD 法。这两种方法各有其优点和不足之处。丹麦的医学专家认为筛查问卷的方式可以作为从高危人群中确诊 COPD 的工具。

COPD 的早期诊断是预防疾病进展的重要手段，如何才能做好 COPD 的早期诊断是一个有争议的问题。

肺功能检查用于确定 COPD 这是毫无疑义的，已为大家公认，问题在于采用何种筛查程序，即依据症状的病例发现法和在吸烟者中筛查 COPD 的策略。Sansores 等采用标准的简短问卷进行调查，参加者共有 2781 例，其中病例发现法组 1999 例，戒烟筛查法组 782 例，COPD 的患病率分别为 10.1% 和 13.3%（表 3），尽管戒烟筛查法组中症状发生率少于病例发现法组，但戒烟筛查法组 COPD 的患病率高于症状发现组。据此该作者得出结论认为，在基层医疗背景下对全部吸烟者采取筛选策略可能比病例发现法更能做到有效的早期诊断。

表 3　应用病例发现法和戒烟筛查法筛查 COPD 病例的效果比较

项目	病例发现法	戒烟筛查法	P 值
例数	1999	782	—
符合 COPD 诊断标准的人数 [例（%）]	200（10.1）	104（13.3）	0.01
咳嗽（%）	49.60	29.30	< 0.001
咳痰（%）	56.20	32.40	< 0.001
喘息（%）	37.00	9.0	< 0.001
呼吸困难（%）	56.00	55.00	0.66

COPD 是一种逐渐进展性疾病，很多病例早在疾病确诊之前的多年就已经开始了 COPD 的进程，需要早期证实 COPD 的诊断已经越来越多的为基层医生和患者认可。从日常生活活动受限这一症状出发，发现病例可能是早期诊断 COPD 的最有用的方法。许多患者是在发生明确的肺损害之后才被确诊的，这种损害发生、发展的速度是很缓慢的，只有到了更严重的阶段（GOLD 3 ~ 4 级），相关的症状才更典型，才会被确诊。因此，COPD 的早期诊断应当被视为 COPD 防控中的基本内容。Price 等制定的 COPD 问卷调查表已被广泛应用（表 4）。

Sansores 等指出，前期 COPD 早期诊断大部分信息来源于病例发现法，其主要是根据受试者是否存在呼吸道症状而不管是否吸烟，这是有缺陷的，因为研究已经证实有相当一部分 COPD 患者确诊时仍旧没有症状。

表 4　COPD 问卷调查表

参数	指标	点数
年龄	40 ～ 49 岁	0
	50 ～ 59 岁	4
	60 ～ 69 岁	8
	≥ 70 岁	10
BMI	< 25.4	4
	25.4 ～ 29.7	1
	> 29.7	0
吸烟史	0 ～ 14 包年	0
	15 ～ 24 包年	2
	24 ～ 49 包年	3
	≥ 50 包年	7
天气变化是否引起咳嗽	是	3
	不是	0
在不感冒情况下是否咳嗽、咳痰	是	3
	不是	0
清晨醒来第一件事是否咳嗽、咳痰	是	0
	不是	3
是否经常喘息	从不	0
	偶尔或经常	4
是否有过敏情况	是	0
	否	3

注：各项得分相加如总分≥ 17 分，提示为 COPD；≤ 16 分可能为哮喘，不是 COPD。

Parrdg 认为症状的预测价值并不是很好，因此病例发现法作为一种假定的诊断工具并不能被广泛推广。30% ～ 50% 的

COPD 患者只有到了严重阶段才获得诊断，而这些患者中大约半数仍旧没有症状。相反，早期阶段的患者却可能有症状，如咳嗽或反复发生呼吸道感染，但是并没有气道阻塞的征象。

总之，许多专家主张采用问卷筛选法进行 COPD 的早期诊断。然而美国预防服务工作组（USPSTF）根据他们的工作结果提出，没有证据显示在无症状人群中筛查 COPD 能够改善患者健康相关的生命质量和病死率。USPSTF 明确认为在 COPD 患者出现症状之前早期诊断 COPD 并不能改变 COPD 的病程和预后。因此他们得出结论认为，从无症状人群中筛查 COPD 没有实际效益。2017 年和 2018 年 GOLD 中提出在无症状人群中筛查 COPD 没有确切的益处。2019—2023 年 GOLD 均认为利用肺功能检查在一般人群中诊断慢阻肺的作用存在争议，对于不吸烟者或没有其他危险因素的无症状个体没有进行肺功能筛查的必要。但是，在有症状或存在其他危险因素的个体中慢阻肺的诊断率相对较高，因此应将肺功能检查作为早期发现慢阻肺的方法。

34. 成效与挑战兼具的 COPD 的早期诊断

笔者认为，目前我国 COPD 早期诊断水平甚低，我们不能消极地、被动地等待患者找上门来，必须千方百计地设法提高 COPD 的早期诊断水平。早期诊断 COPD 的基本原则是诊断方法简单实用，同时兼顾检查指标的敏感性和特异性，并且把 COPD 的早期诊断与分级医疗制度结合起来，把这项工作落实到基层。

COPD 是一项重要的世界性公共卫生问题，在全世界 COPD 在各种疾病造成的死亡原因中居第 3 位。基于对 COPD 自然病程理解的进步，认识到 COPD 的发生、发展是一个漫长的过程，直到后期疾病发展进入气流不可逆阶段。因此提出尽可能在早期阶段做出诊断，并对其病情进行评估和干预，使得 COPD 的治疗更有成效。

已有确切证据提示，大部分真实的 COPD 患者并没有意识到他们所处的疾病状态，这就会导致诊断的显著延迟，妨碍及早实施干预（包括戒烟、用药、康复）。在 COPD 的中期（Ⅱ期）肺功能指标（$FEV_1\%$）每年下降率最快，在这个阶段强化肺功能检查和确诊，努力做好控烟并开始进行药物治疗，可有效改变疾病的进程。

早期确诊 COPD 是一个非常重要的问题，早期确诊 COPD 可以使患者开始关注他们的症状。除了症状以外，COPD 患者人群在其确诊之前就可能会存在许多生活方式的问题，包括吸烟、缺少体力活动等。吸烟是造成 COPD 患者病情不断进展和过早死亡的重要原因，同时戒烟又是可以预防 COPD 患者病情加重的重要举措，换言之，COPD 患者尽早戒烟是一项非常有用的措施，COPD 患者戒烟对于减缓病情进展具有肯定的作用。因此，建立 COPD 早期诊断策略对于降低 COPD 的病死率是非常关键的一步。

不管采用哪种诊断策略和措施，临床医生对于 COPD 必须有强烈的诊断意识，对于高危人群进行有序的肺功能检查，并结合患者的具体情况，解释其肺功能检查的意义是有效早期诊断的基础。已经实施的大量事实也证明，做好 COPD 的早期诊断是一项充满挑战的项目。

大量临床实践表明，如果按照目前的临床实践模式，即患者已经出现慢阻肺的常见症状如咳嗽、咳痰、气短，甚至症状显著时才来就诊，大多数患者已处于 GOLD Ⅲ 到 Ⅳ 期，其 $FEV_1\%$ 多已降到正常预计值 50% 以下，这样的患者即使在接受系统、规范的治疗也是事倍功半，愈后很差。相反已有文献报告，在 GOLD Ⅰ 期慢阻肺患者 FEV_1 年下降率很快（约 60 mL），如果能在早期进行干预，可以收到较好的效果，甚至使气流受限发生可逆性变化。

最近，Martinez 等提出慢阻肺的早期诊断标准具体如下：< 50 岁，吸烟指数 ≥ 10 包年，FEV_1/FVC < LLN（正常下限），胸部 CT 影像异常，可见肺气肿和（或）气道异常，FEV_1 加速下降（每年下降幅度 ≥ 60 mL），并且需要排除已知的其他慢性呼吸系统疾病，包括弥漫性间质性肺病、支气管扩张和囊性肺纤维化等。

其后，Soriano 又提出早期低疾病活动状态慢阻肺的定义：< 50 岁，吸烟指数 > 10 包年，FEV_1/FVC < 70%（或 < LLN），FEV_1 > 50%，mMRC < 2 或没有频繁加重，D_LCO ≥ 80%。

早期高疾病活动状态慢阻肺标准如下：< 50 岁，吸烟指数 > 10 包年，FEV_1/FVC < 70%（或 < LLN），FEV_1 < 50%， mMRC ≥ 2 和（或）每年急性加重次数 ≥ 2，$D_LCO < 80\%$。

在此，需要明确早期 COPD 与轻症 COPD 是两个不同的概念，目前尚无早期慢阻肺的确切定义，其实"早期"则意味着在 COPD 自然进程中的早期阶段，或者在疾病发生之前或在疾病尚未进展的产生充分的、明确的临床后果时。早期 COPD 可能很容易与轻度 COPD 相混淆，实际上这两者是两个概念。轻度 COPD 不应当与所谓疾病早期诊断相混淆，疾病早期概念涉及对疾病进程的理解。早期 COPD 实际上意味着存在一个时期或期间，在此期间启动了疾病的进程，早期 COPD 也可能发生于生命晚期。

35. COPD 早期诊断面临的困难

下面我们将从空间和时间两个范畴来谈慢阻肺早期诊断面临的困难。

从空间范畴上来说，我们很难准确地判定哪些人将来一定会罹患慢阻肺或者很难判定某一个个体将来一定会或者不会发展为慢阻肺。当然我们可以根据慢阻肺的病因、发病规律提出慢阻肺若干高危因素，如年龄 ≥ 40 岁、长期重度吸烟、吸烟指数 ≥ 10 包年、具有慢阻肺家族遗传倾向、出生时低体重（ ≤ 2500 g）、儿童时期曾患过下呼吸道感染等，还可能包括发生某些相关症状，如咳嗽、咳痰、气短等。即使提出某些高危因素也只是提示具备这些因素的人将来容易发生慢阻肺。这只是一个概率问题，并不能十分明确的预测某个个体将来是否会发病。退一步讲，即使认可高危人群是慢阻肺的后备人员，然而现阶段我国符合慢阻肺高危人群标准的人口数量巨大，按照目前的医疗状态和模式很难保证每年都对每个高危个体进行一次慢阻肺筛查，所以从这个意义上说慢阻肺早期诊断是十分困难的。

从时间范畴上来说，一个人从完全健康状态最后发展为慢阻肺，必然经历了一个漫长的过程，即从量变到质变的过程，在此期间根本没有一个明确的分界线，不像发热和不发热，我们可以人为的制定一个标准或者一个分界线。我们根本无法确定某个慢阻肺患者是在哪一天、哪个月，甚至哪一年进入慢阻肺状态，开始被确诊时有些患者病情属于轻度，其后历经多年病情进展缓慢，即使多年后依旧处于轻症状态。相反，有些病例一经确诊就是重度慢阻肺其后病情急转直下，这种情况下慢阻肺的早期诊断则更加困难。

荷兰的一项研究对社区 2352 例有症状的年龄 ≥ 40 岁的人群（慢阻肺高危人群），首次使用支气管舒张剂后 FEV_1 预计值为 76.5%，其后进行 3 次肺功能随访检测，每 2 次间隔（12±2）个月。研究发现如果以 $FEV_1/FVC \leqslant 70\%$ 为标准，第 1 年随访和第 2 年随访时分别有 15.1% 和 14.6% 慢阻肺高危人群的气流受限的诊断发生变化。约 1/3 以上的曾吸烟而且有症状者基线肺功能测定结果诊断为气道阻塞，但是 1 ～ 2 年后常规复测肺功能时却变为气道无阻塞。

加拿大的一项研究包括 2 个北美前瞻性队列研究——肺健

康研究队列（LHS），吸烟者中轻中度气流受限者共 5861 人，使用支气管舒张剂之后 $FEV_1/FVC < 70\%$，$FEV_1\%$ 预计值为 55% ～ 90%，并已除外自我报告的、医生诊断为哮喘者，对这些人随访 5 年。加拿大阻塞性肺病队列研究（CanCOLD）对受试者随访 4 年，研究两个队列中诊断不稳定性和诊断逆转的概率。诊断不稳定性的定义是年度随访期间受试者在气流受限阳性和阴性诊断之间转换 2 次，诊断逆转的定义是在研究开始和结束时受试者气流受限诊断发生逆转。结果显示在 LHS 和 CanCOLD 两个队列中慢阻肺诊断不稳定性的概率分别为 19.5% 和 6.4%，慢阻肺诊断逆转概率分别为 12.6% 和 27.2%，因此该作者认为单次支气管舒张试验后肺功能的评估可能无法有效地诊断轻、中度气流受限。据此，2018 年、2019 年 GOLD 中明确提出如果一个患者吸入支气管舒张剂后 $FEV_1/FVC\%$ 处于 60% ～ 80% 时则需要谨慎对待，不应仅凭一次测定结果便贸然诊断慢阻肺，应当择期重复检测。但是 GOLD 指南中并没有明确指出这种情况下需要多久复测 1 次，总共复测多少次，这些患者是否需要进行干预，不过这也从另一个角度提示我们所谓慢阻肺的早期诊断是一个十分困难的问题。

总之，所谓慢阻肺的早期诊断是个十分模糊的命题，实践中存在很多问题难以解决，所以提出提高慢阻肺的诊断率减少漏诊和误诊是十分必要的，而所谓的提高早期诊断率则缺乏临床可操作性。

近几年有许多学者提出采用固定的 $FEV_1/FVC < 70\%$（吸入支气管舒张剂之后）诊断 COPD 对于年轻患者可能会造成诊断不足，对老年人可能会产生过度诊断，因而建议采用正常值低限（LNN）作为 COPD 的诊断标准。后一种做法实施起来比较烦琐。目前临床医生每天面临大量的患者，对于每一位患者均采用个体化的诊断标准实施起来难度很大，而且对于 COPD 的早期诊断意义有限，在临床上难以推广。所以，目前 GOLD 指南中仍建议使用固定的统一标准（$FEV_1/FVC < 70\%$）。

肺功能检查在 COPD 诊断和评估中的应用

肺功能检查在 COPD 诊断、病情评估中具有重要作用，这一点已为大家公认。但是在多年的实践中，我们发现在 COPD 的诊断和评估中肺功能检查的应用还存在一些问题，现分述如下。

36. 究竟何时需要进行支气管舒张试验的指征不明确，可能会使一部分 COPD 患者漏诊

GOLD 和我国《慢性阻塞性肺疾病诊治指南（2013 年修订版）》（以下简称"COPD 诊治指南"）将吸入支气管舒张剂后作为诊断 COPD 持续气流受限的标准，而 COPD 肺功能的严重程度分级则是依据吸入支气管舒张剂后的 $FEV_1\%$ 而划分。然而，GOLD 和我国 COPD 诊治指南并未明确支气管舒张试验的适应证，即何时才需进行支气管舒张试验。2016 年我们拟对有咳嗽、咳痰、活动气短呼吸道症状，疑为 COPD 的患者在完成基础肺功能检查

后行支气管舒张试验，以吸入支气管舒张剂后 $FEV_1/FVC < 70\%$ 作为 COPD 持续气流受限的金标准，对比分析 COPD 与非 COPD 患者支气管舒张前肺功能的指标，探讨 COPD 支气管舒张试验的适应证。

具体的做法是 2015 年 2 月 1 日—12 月 20 日在北京大学人民医院呼吸科门诊就诊，有咳嗽、咳痰、活动气短症状，临床表现疑似为 COPD，并能配合完成肺功能检查的患者。有 393 例患者符合入选标准，男性 192 例，女性 201 例，年龄为 19 ～ 91 岁，平均（59.0 ± 13.2）岁。所有入选患者均行基础肺功能检查及支气管舒张试验。逐一分析患者的基础肺功能及支气管舒张试验数据。

COPD 诊断标准是以吸入支气管舒张剂后第 1 秒钟用力呼气容积与用力肺活量之比（FEV_1/FVC）< 70% 确定存在持续的气流受限，COPD 诊断和肺功能严重程度符合 2013 年中国 COPD 诊治指南标准。COPD 排除标准：明确支气管哮喘、支气管扩张症、慢性肺脓肿、肺间质纤维化等慢性呼吸系统疾病的患者。经肺功能检查，137 例患者确诊为 COPD，其余 256 例患者为非 COPD。

分别记录患者的性别、年龄、吸烟状况、有害职业史、既往病史、临床表现、X 线胸片和（或）胸部高分辨 CT（HRCT）结果。先行基础肺功能检查，对于符合支气管舒张试验适应证的患者，进行支气管舒张试验测定。吸入定量气雾剂沙丁胺醇 400 μg，在吸入药物 15 分钟后，再复查用药后肺功能。FEV_1 用药后较用药前增加 ≥ 12%，且绝对值增加 ≥ 200 mL，为支气管舒张试验阳性。以吸入支气管舒张剂后 FEV_1/FVC < 70% 为诊断 COPD 持续气流受阻的标准。以 FEV_1% 为 COPD 患者气流受限的肺功能分级标准，分为 4 级：

轻度受限（Ⅰ级）：FEV_1% ≥ 80%

中度受限（Ⅱ级）：50% ≤ FEV_1% < 80%

重度受限（Ⅲ级）：30% ≤ FEV_1% < 50%

极重度受限（Ⅳ级）：FEV_1% < 30%

393 例受试者中符合 COPD 的 137 例（34.9%），其中Ⅰ级 30 例（21.8%）、Ⅱ级 79 例（57.7%）、Ⅲ级 19 例（13.9%）和Ⅳ级 9 例（6.6%）；非 COPD 患者 256 例。COPD 组患者的年龄、男性患者比例、曾经吸烟者比例、吸烟指数均高于非 COPD 组，差异均有统计学意义（P < 0.01）；COPD 组患者的支气管舒张试验前、后 FEV_1% 预计值和 FEV_1/FVC 均低于非 COPD 组，差异有统计学意义（P < 0.01，表 5）。

（1）COPD 与非 COPD 患者支气管舒张前肺功能指标的比较

进行支气管舒张试验前，COPD 组 FEV_1% < 70% 的患者有 100 例（73%），非 COPD 组有 26 例（10.2%），差异有统计学意义（χ^2=161.77，P < 0.01）；COPD 组 FEV_1/FVC < 70% 的患者有 133 例（97%），非 COPD 组有 22 例（8.6%），差异有统计学意义（χ^2=292.55，P < 0.01）；COPD 组 FEV_1% < 70% 同

时 $FEV_1/FVC < 70\%$ 的患者有 100 例（73%），非 COPD 组有 6 例（2.3%），差异有统计学意义（χ^2=226.14，$P < 0.01$）；COPD 组 $FEV_1\% \geq 70\%$ 同时 $FEV_1/FVC \geq 70\%$ 患者有 4 例（2.9%），非 COPD 组有 214 例（83.6%），差异有统计学意义（χ^2=235.14，$P < 0.01$）；COPD 组 $FEV_1 \geq 70\%$ 同时 $FEV_1/FVC < 70\%$ 的患者有 33 例（24.1%），非 COPD 组有 16 例（6.3%），差异有统计学意义（χ^2=26.02，$P < 0.01$）；COPD 组 $FEV_1\% < 70\%$ 同时 $FEV_1/FVC \geq 70\%$ 为 0 例，非 COPD 组有 20 例（7.8%），差异有统计学意义（χ^2=11.28，$P < 0.01$）。

表 5　COPD 与非 COPD 患者一般特征的比较

一般特征　　组别	COPD 组	非 COPD 组	t 值或 χ^2 值	P 值
例数	137	256	—	—
年龄（岁）	65.2±11.2	55.6±14.7	t=7.30	< 0.01
男性 [a]	90（65.7）	102（39.8）	χ^2=23.87	< 0.01
曾经吸烟 [a]	82（59.9）	81（31.6）	χ^2=29.27	< 0.01
吸烟指数（包年）	17.3±9.51	6.4±3.34	t=5.45	< 0.01
支气管舒张试验前　FEV_1（%）	58.2±18.74	90.6±16.28	t=17.10	< 0.01
支气管舒张试验前　FEV_1/FVC（%）	56.7±9.81	77.9±6.35	t=22.87	< 0.01
支气管舒张试验后　FEV_1（%）	64.0±18.86	96.8±42.84	t=8.51	< 0.01
支气管舒张试验后　FEV_1/FVC（%）	57.9±9.97	79.4±6.11	t=22.99	< 0.01

注：FEV_1：第 1 秒用力呼气容积；FVC：用力肺活量；$FEV_1\% / FEV_1$ 实测值占预计值的百分比；[a] 括号外数据为例数，括号内数据为率（%）。

（2）2 种舒张试验适应证诊断 COPD 的效果分析

以支气管舒张试验前 $FEV_1\% < 70\%$ 和 $FEV_1/FVC < 70\%$ 作为舒张试验适应证诊断效果的比较，$FEV_1\% < 70\%$ 的敏感性、特异性、一致率、$Kappa$ 值、阳性预测值、阴性预测值和似然比均低于 $FEV_1/FVC < 70\%$，差异均有统计学意义（$\chi^2=155.06$，$P < 0.01$）。因分析舒张试验适应证诊断效果采用的是同一组数据，故各个指标的统计量和 P 值一致（表 6）。

表 6　不同舒张试验适应证诊断 COPD 的效果

预测值	敏感性(%)	特异性(%)	一致率(%)	$Kappa$ 值	阳性预测值(%)	阴性预测值(%)	似然比
支气管舒张试验前 $FEV_1\% < 70\%$ 预计值	73.0	89.8	84.0	0.64	79.4	86.1	7.16
支气管舒张试验前 $FEV_1\%/FVC < 70\%$	97.1	91.4	93.4	0.86	85.8	98.3	11.3
χ^2 值	155.06	155.06	155.06	155.06	155.06	155.06	155.06
P 值	< 0.01	< 0.01	< 0.01	< 0.01	< 0.01	< 0.01	< 0.01

确定存在不可逆的气流受限是诊断 COPD 的重要依据和基础。GOLD 和我国 COPD 诊治指南将吸入支气管舒张剂后 $FEV_1/FVC < 70\%$ 作为诊断 COPD 持续气流受限的金标准。为了判断患者是否存在不可逆的气流受限，就必须进行支气管舒张试验或气流阻塞可逆性测定。目前，对于哮喘诊断时如何进行支气管舒张试验及如何判断试验结果已经很明确。但是诊断 COPD 何时需要

进行支气管舒张试验，即进行支气管舒张试验适应证的研究报道尚少。目前，国内常用的肺功能检查专著中对此均没有明确的描述。无论是国际上的 GOLD（2001—2023）还是国内的 COPD 诊治指南（2002—2021）中均仅表述为应用支气管舒张剂（或 β_2 受体激动剂）之后 $FEV_1/FVC < 70\%$，则判定患者存在不可逆性气流受限，至于何时需要进行支气管舒张试验均没有明确规定。

国内制定的肺功能检查指南指出，当 $FEV_1\% < 70\%$ 时进行支气管舒张试验，但是不考虑 FEV_1/FVC（气流受限评价指标）的测定结果。这在诊断哮喘时是正确的，然而用到 COPD 的诊断则是一种误解误用，是将诊断哮喘时进行支气管舒张试验的指征套用至 COPD 的诊断。如果同时考虑 $FEV_1\%$ 和 FEV_1/FVC，则会出现 4 种可能性：

①支气管舒张试验前，$FEV_1\% < 70\%$，同时 $FEV_1/FVC < 70\%$，按现有指南的规定需要进行支气管舒张试验。支气管舒张试验后，$FEV_1/FVC < 70\%$ 则考虑存在不完全可逆性气流受限。本研究结果显示，支气管舒张试验前，$FEV_1\% < 70\%$ 且 $FEV_1/FVC < 70\%$ 共 106 例，支气管舒张试验后。仍有 100 例，占 94.3%（100/106）。

②支气管舒张试验前，$FEV_1\% < 70\%$，而 $FEV_1/FVC \geqslant 70\%$，按照目前肺功能操作指南也应进行支气管舒张试验。但因为这些患者的支气管舒张试验前 $FEV_1/FVC \geqslant 70\%$，说明其基础状态不存在气流受限，吸入 β_2 受体激动剂后 $FEV_1/FVC < 70\%$ 的机会

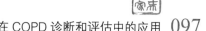

极少；而 $FEV_1/FVC \geqslant 70\%$，很难排除患者存在限制性通气功能障碍。本研究结果显示，支气管舒张试验前 $FEV_1\% < 70\%$ 预计值而 $FEV_1/FVC \geqslant 70\%$ 有 20 例，支气管舒张试验后无 1 例符合 COPD。说明这种情况下不需要进行支气管舒张试验，因为这些患者基础状态不存在气流受限。

③本研究结果显示，支气管舒张试验前，$FEV_1\% \geqslant 70\%$ 而 $FEV_1/FVC < 70\%$ 的患者有 49 例，按照现有规定不需要进行支气管舒张试验。然而，33 例患者支气管舒张试验后 $FEV_1/FVC < 70\%$，诊断为 COPD，占 67.3%（33/49）。如果不进行支气管舒张试验，此组将有约 2/3 的 COPD 患者漏诊。

④支气管舒张试验前，$FEV_1\%$ 与 FEV_1/FVC 均 $\geqslant 70\%$，根据现有规定不需要进行支气管舒张试验。本研究结果显示，支气管舒张试验前 $FEV_1\%$ 与 FEV_1/FVC 均 $\geqslant 70\%$ 的患者有 218 例，支气管舒张试验后，$FEV_1/FVC < 70\%$ 的患者有 4 例，这与 Johannessen 等的研究结果相近。该研究显示，支气管舒张试验前 $FEV_1/FVC \geqslant 70\%$，而舒张试验后 $FEV_1/FVC < 70\%$ 者占 0.5%。本研究结果中的 4 例患者，3 例为男性，1 例为女性。年龄为 46 ～ 73 岁。3 名男性患者均吸烟，吸烟指数为 30 包年，女性不吸烟，但被动吸烟。支气管舒张试验前，4 例患者的 FEV_1/FVC 为 70.1% ～ 71.4%，支气管舒张试验后的 FEV_1/FVC 为 68.1% ～ 69.5%，支气管舒张试验前后结果非常接近，对这 4 例患者应进一步随访。

本研究结果显示，与支气管舒张试验前 $FEV_1\% < 70\%$ 比较，舒张前 $FEV_1/FVC < 70\%$ 对于预测 COPD 气流受限的敏感性、特异性和一致性均 $> 90\%$。综合真实性、可靠性和收益的结果，以 $FEV_1/FVC < 70\%$ 作为支气管舒张试验适应证为优。

鉴于以上研究结果，建议今后考虑患者可能存在 COPD 时，在选择肺功能检查项目时应当明确，凡是 $FEV_1/FVC < 70\%$ 的患者，无论其 $FEV_1\%$ 预计值是否低于 70%，一律进行支气管舒张试验。其实，选择 $FEV_1\% < 70\%$ 作为支气管舒张试验的适应证主要用于支气管哮喘的诊断，这与 COPD 诊断时进行的支气管舒张试验不同，不应将两者混淆。

37. 肺弥散功能测定对于 COPD 患者病情评估具有重要意义

肺泡弥散是指肺泡内的气体分子（主要包括 O_2 和 CO_2）通过肺泡壁—毛细血管膜进行气体交换的过程，通常以弥散量（D_L）作为衡量的指标，指肺泡膜两边分压差为 1.0 mmHg 时每分钟内所能通过的气体容积（mL）。肺弥散功能测定就是用来检查肺弥散能力的一种方法。有学者认为肺弥散功能是指某种肺泡气通过肺泡毛细血管膜，从肺泡一侧向毛细血管内血液扩散，并与红细胞中的血红蛋白结合的能力，这种定义是不够全面的。众所周知，在肺泡毛细血管膜中交换的气体主要是 O_2 和 CO_2，在肺的气体交换过程中，无论是 O_2 还是 CO_2 都存在一个经过肺泡毛细血管膜双向弥散的过程，即 O_2 从肺泡内向毛细血管内弥散，同时毛细血管内 CO_2 向肺泡内弥散，所以弥散过程是一个双向活动，而不是单向扩散。

由于直接计算 O_2 的弥散量需要测定肺毛细血管内血氧平均分压，方法比较复杂，而一氧化碳（CO）与血红蛋白的结合力是 O_2 的 210 倍，生理范围内氧分压并非一种干扰因素。除大量吸烟者外，正常人血浆中 CO 含量几乎为 0，因而检测 CO 的摄取量比较方便。同时，CO 在转运过程中极少溶解在血浆中，所以 CO 成为测定肺弥散功能的理想气体。1915 年 Krogh 根据弥散原理最先提出应用 CO 测定肺弥散量（D_LCO）。利用 CO 进行肺弥散功能检查有许多不同的方法，包括一口气呼吸法、CO 摄取法、恒定状态法、重复呼吸法。目前以 Ogilvie 等建立的一口气呼吸法最为常用。

COPD 患者中，特别是肺气肿型的患者中，肺弥散功能常常出现不同程度的降低，而了解其肺弥散功能降低的大小对于早期诊断、评估病情、决定治疗策略、预测预后都具有重要的意义，笔者建议今后在 COPD 的诊断和评估中应当从以下几个方面考虑肺弥散功能测定的应用。

（1）吸烟者 D_LCO 的检测和评价

碳氧血红蛋白（COHb）通过两种途径影响 D_LCO：① COHb 极易与血红蛋白结合，类似贫血时的改变；② CO 在血液中的分压升高会降低 CO 从肺泡中向血液中转移的驱动压。因此，临床

上检测 D_LCO 时要求受试者至少停止吸烟 24 小时，同时吸烟者应在检查前应向医生报告目前的吸烟状况。对于重度吸烟者或 CO 含量超标地区的人群检查 D_LCO 时建议依据受试者的 COHb 进行校正。COHb 改变在 2% 以内时不需要进行校正。

$$D_LCO-COHb\ 校正预计值 = D_LCO\ 预计值 \times （102\% - COHb\%）$$

中国是一个吸烟大国，其中中重度吸烟者占有的比例很高，目前尚缺乏吸烟者体内 COHb 的系统测量数据，因而目前临床医生很少注意为吸烟者测定 D_LCO 并针对 COHb 进行校正。然而，据报告国内健康不吸烟者的 COHb 为 1.45%。健康吸烟者血液中 COHb 的含量文献中报道不一致，2.4% ～ 4.8%。据王梅花等报道 200 名在校男生中 COHb ＞ 10% 的共 62 人，异常率为 31%。其中主动吸烟者 32 人，COHb ＞ 10% 的 15 人，异常率为 46.8%；被动吸烟者 125 人，COHb ＞ 10% 的 44 人，异常率为 35.2%，可见健康人中吸烟者 COHb ＞ 2% 的大有人在，这个问题应当引起我们的高度重视。

（2）COPD 患者肺弥散功能测定中应注意对其血红蛋白水平的校正

凡是影响外周血中血红蛋白（Hb）的因素均可导致 D_LCO 下降，这是由于血液中 Hb 含量下降使得吸入气体在弥散过程中不能充分与其结合，造成红细胞膜内外与肺泡中气体分压差下降，这并不是真正的肺泡毛细血管膜气体交换效率的降低，因此，测定时要对 Hb 进行校正。据报道，受试者的 Hb 每上升或下降 1 g，弥散量便会上升或下降 7%。

- 假设 15 岁以上成年男性 Hb 上限低于 14.6 g/L，则有公式：

$$D_LCO\text{-}Hb \text{ 校正预计值} = D_LCO \text{ 预计值} \times [1.76 \text{ Hb}/(10.22 + \text{Hb})]$$

- 假设成年女性 Hb ＜ 13.4 g/L，则有公式：

$$D_LCO\text{-}Hb \text{ 的校正预计值} = D_LCO \text{ 预计值} \times [1.76 \text{ Hb}/(9.38 + \text{Hb})]$$

目前在肺弥散功能测定中受试者贫血并不是一个非常罕见的问题，然而，呼吸科医生或肺功能室技术人员较少注意对贫血状态进行校正，建议大家今后注意这个问题。

有学者提出，由于 CO 与 Hb 结合的能力是 O_2 的 210 倍，因此肺弥散功能测定时 Hb 轻度到中度降低不会明显影响到 CO 的弥散量。这种说法忽视了一个重要问题，即肺弥散功能测定过程中 CO 与 Hb 的结合和患者体内实际上 Hb 与 O_2 的结合与弥散是两个问题。患者发生不同程度的贫血时，尽管肺弥散功能测定中 CO 与 Hb 的结合及其弥散可能变化不大，但是此时患者体内的 Hb 结合和运送 O_2 的能力确实降低了。此时，如果不对受试者的肺弥散功能正常预计值进行校正，就会掩盖了患者体内存在的肺弥散功能降低的真实情况。

绝大多数 COPD 患者的肺弥散功能均会出现一定程度的降低，特别是肺气肿型的 COPD 患者。在 COPD 患者肺弥散功能测定和评估过程中千万不要忘记针对 Hb 的校正问题。已知某些 COPD 患者中常常会出现不同程度的贫血，因此，在测定肺弥散功能时如果 COPD 患者发生了不同程度的贫血时则应对其肺弥散功能加以校正，否则，测定结果就不能准确反映出患者肺弥散功能的真实情况。另一方面，还必须注意到许多 COPD 患者由于长期缺氧刺激肾脏产生红细胞生成素，从而使 Hb 的含量增多，导致单位时间内与 Hb 结合的 CO 数量增多，这可能会部分掩盖了肺气肿时所产生的 D_LCO 水平下降，两者综合作用从而造成肺气肿患者 D_LCO 测值正常甚或升高的假象。这种情况下我们同样要注意对 COPD 患者的 D_LCO 测值进行校正，我们曾经检测过 36 例阻塞性肺气肿患者，其中 D_LCO 升高的共有 10 例，D_LCO 为 $137\% \pm 13\%$；D_LCO 正常组 19 例，D_LCO 为 $97\% \pm 15\%$；D_LCO 降低 7 例，D_LCO 为 $71\% \pm 6\%$。上述 3 组患者中 Hb 的含量分别为（148 ± 11）g/L、（135 ± 19）g/L、（127 ± 9）g/L，前两组差异有显著性（$P < 0.05$），后两组相比差异没有显著性（$P > 0.20$），D_LCO 与 Hb 含量呈正相关（r 值为 0.318，$P < 0.05$）。

回归方程式：$D_LCO\% = 19.33 + 6 \times Hb$

校正后 $D_LCO =$ 实测的 $D_LCO - (Hb-12) \times 6\%$（Hb 正常下限定为 12 g）

总之，在检测和评估 COPD 患者的肺弥散功能测定结果时，无论是 Hb 降低或升高超过正常范围时都必须对 D_LCO 进行校正，以除外由于 Hb 降低或升高造成的 D_LCO 变化的假象，从而真正反映出 COPD 患者肺弥散功能变化的真相。

（3）肺弥散功能测定在 COPD 的临床表型确定中的意义

目前大家都十分重视 COPD 的临床表型，并且提出了各种不同临床表型。其实，从指导临床治疗的角度来看，最重要的临床表型莫过于有效地区别支气管炎型或肺气肿型。仔细研究支气管炎型和肺气肿型的 COPD 患者的肺功能检测指标后就会发现，尽管慢性支气管炎型和肺气肿型患者都会出现用力呼气流速下降、气道受限不能完全可逆等特点，但是支气管炎型患者的肺弥散功能常常正常或轻度降低，而肺气肿型的 COPD 患者的肺弥散功能常常会出现不同程度的降低。当然，进一步研究这两种表型的流速容积曲线特点，特别是观察这两种表型的胸部 HRCT，会更加清楚地鉴别这两种不同类型的 COPD。

（4）肺弥散功能测定在哮喘和 COPD 鉴别中的应用

大家都知道支气管哮喘和 COPD 是两种非常常见的疾病，两者的鉴别十分重要，然而在某些情况下其鉴别会有一定困难。肺功能检查中的某些内容对于哮喘和 COPD 的鉴别具有重要参考价值。支气管哮喘患者中绝大多数肺弥散功能正常，除非支气管哮喘合并 COPD（即 ACOS）。因为支气管哮喘患者的病变主要是在大气道、小气道，而其肺泡的面积和厚度不会发生显著改变。相反 COPD，特别是肺气肿型的患者，由于其在疾病过程中肺泡大量破坏形成肺大疱，其气体交换面积明显减少，因而，其肺弥散功能必然会显著降低。

38. 在对 COPD 患者进行评估中应增加最大通气和通气储备测定

许多 COPD 患者常常都会主诉：安静状态下尚无症状，然而稍一增加活动量，如快速步行，或上二三层楼，即可出现胸闷、气短的症状，需要停下来休息，即存在活动或运动受限问题，这就提示这些 COPD 患者的呼吸储备功能降低了。目前，测定患者运动能力的方法有以下几种：

①6 分钟步行试验：这一试验可以反映患者呼吸储备情况，但是需要一定的条件，同时受影响因素较多，除了肺功能以外，心脏、肌肉骨骼系统的功能都会影响其测定结果，因而有一定的局限性。

②运动试验，如踏车运动试验：测试时需要一定的设备条件，难以普遍开展，不宜推广。

③最大通气和通气储备测定：常规的肺功能检查项目中均含有这项内容，不需要额外增加检测设备。同时，此项检查相对比较安全，可以在一定程度上反映患者的通气储备功能，因而建议 COPD 患者的评估中应加入此项内容。

保留比值受损肺功能问题初探

2023 年版 GOLD 在第一章慢阻肺早期诊断部分介绍了保留比值肺功能受损（PRISm）问题，其定义是受试者支气管舒张试验后 $FEV_1/FVC \geqslant 0.70$，但是 FEV_1 和（或）$FVC < 80\%$ 预计值。在一般人群中 PRISm 的发生率为 7.1% ～ 20.3%，但是在现在和从前吸烟者、体重过高和过低者中发生率更高。PRISm 并不是一个稳定的表型，随着时间的进展，可能转化为正常或阻塞性通气功能障碍，但是他们应当视为患者，值得关注和治疗。《中华结核和呼吸杂志》2022 年第 10 期发表了赵宁宁等撰写的《保留比值受损肺功能人群研究进展》一文，比较详细地介绍了这一问题，但是笔者对此却有一些不同看法，认为很有必要对此加以讨论。

39. 保留比值受损肺功能的定义模糊

保留比值受损肺功能是指 FEV_1/FVC 比值正常，但 FEV_1 降低的非阻塞性肺功能异常。这个定义很令人费解，说肺功能受损

是指 $FEV_1 <$ 80%pred，这一点容易理解，但是谈到比值显然是指 FEV_1/FVC 之比，其比值正常，怎么会用比值保留这种说法，这很可能是借鉴了心血管学科中最近提出的一个新名词——射血分数保留的心力衰竭（HFpEF），然而这两者根本不是一回事，不应混为一谈。

40. 肺功能测定中出现的 $FEV_1/FVC\%$ 正常和 $FEV_1\%$pred 下降的原因分析

凡是亲自做过肺功能测定，或者熟悉肺功能测定过程的人都不难理解肺功能测定过程中出现 $FEV_1/FVC\%$ 正常与 $FEV_1\%$pred 降低不一致问题。为了说明这个问题还需要简单复习一下 FVC 的测定过程。FEV_1 和 FVC 两个名词中均有 F（forced，即为用力）一词，而 FEV_1 又是从 FVC 曲线中衍生出来的一项指标，这两项指标的检测结果均与检测过程中受试者用力程度直接相关，FVC 是指受试者最大吸气到肺总量位后，再用力呼气，用最快的速度和最大的力气呼气到残气位，即其测定结果准确与否与受试者努力程度直接相关，故称为用力依赖性指标，呼气初始部分是否做到爆发性用力及用力呼气过程中最后阶段能否坚持到底都是十分重要的，其测定结果主要取决于受试者用力大小。如果受试者用力不足，就会导致 FVC 和 FEV_1 减少，从而出现判断错误。尽管 FVC 测定操作过程中，技术员会明示、示范受试者用最快、最大力量呼气，绝大多数受试者也会尽力呼气，但是由于大多数

受试者对于 *FVC* 测定过程并不熟悉，对于如何用力呼气理解的并不是那么清楚，与技术员配合也并不一定完全和谐。在这个过程中，我们既无法保证受试者是否真正用力，更无法检验受试者是否真正用力呼气。国内外发表的各种含有 *FVC* 和 FEV_1 检查结果的文章都无法除外这种难题，由于主观因素，受试者测得 *FVC* 和 FEV_1 结果并未达到真正极限，此时会出现 *FVC* 和 FEV_1 两项指标均降低，但是由于 FEV_1/FVC 之比是一个相对性参数，虽然 FEV_1 和 *FVC* 均降低，但是两者降低幅度相近，所以使得 FEV_1/FVC 正常或接近正常，而 FEV_1 仍低于正常，若如此，两者之间不一致就不难解释了。

41. 保留比值受损肺功能研究中存在的问题讨论

Wan 等报告的研究对象中因为合并缺血性脑卒中病史的比例更高（3.5% ：1.6%），因而该作者提出可能是因为缺血性脑卒中患者行动能力降低，无法尽力呼气，从而导致 *FVC* 和 FEV_1 同步降低，因而最后出现 PRISm 这种现象，笔者看来这倒是一种比较合理的解释。

PRISm 的异质性本身就提示这种问题的复杂性，Wan 等采用聚类分析法，对一组 PRISm 人群的临床特征指标进行主成分分析，结果显示全部研究对象可分为三种临床亚型：①类似慢阻肺：$FEV_1/FVC\%$ 下降，肺气肿和气体陷闭程度高，类似慢阻肺样改变；②限制性亚型：$FEV_1/FVC\%$ 增高，肺气肿和气体陷闭程度低，TLC 较小，包括胸膜疾病和肺间质病变；③高代谢型：合并糖尿病的比例高，还有的与神经肌肉疾病有关，提示肺功能测定过程中可能出现 PRISm 人群，这足以证明研究人群中存在显著异质性。

动态观察发现 PRISm 患者的发展过程没有规律，而且不稳定，Wan 等对 COPD Gene 队列进行较长时间（5 年）随访，结果发现其中约 1/4 受试者肺功能可能恢复正常，还有 1/4 发展为 COPD，约 1/2 仍旧持续存在 PRISm 状态，因而作者认为 PRISm 处于不稳定状态。Rotterdam 的研究也发现 PRISm 人群，经过 4.5 年随访研究，其中 32.6% 的受试者发展为 COPD，10.4% 转变为肺功能正常，23.6% 仍表现为 PRISm，可见其中并没有清晰规律可循，以上两项研究结果根本不符合一般疾病发展规律。

关于 PRISm 危险因素、发生率、临床特征和合并症乃至临床预后问题，如上所述，PRISm 只是一种肺功能测定结果中某些指标的表述，而不是一种疾病诊断，既然如此，那就根本谈不上患病率，说发生率倒是比较客观的，至于谈到危险因素就更不靠谱，只能说是受试者当时的基础状态，不同作者报告的结果各异，包括女性、高龄、吸烟、职业粉尘暴露、生物燃料使用、体重指数、肺生长发育异常、高血压、糖尿病、高胆固醇血症、陈旧性肺结核、社会经济因素等，这里根本看不到任何规律，至于谈到预后更没根据。正确的表述方法应该是 PRISm 这方面的研究结果很不规范，不同作者选取的研究对象背景不同，发展趋势也不同，例如，COPD Gene 研究中 PRISm 人群经过 5 年随访，22% 的人转化为 GOLD 0 级，25.1% 进展为 GOLD 1 ~ 4 级，此队列研究发现 5 年后 30% 的 PRISm 人群直接进展为 GOLD 2 ~ 4 级，这一结果显然有一定局限性。因为这个项目本身就是针对 COPD 高危人群，不能代表整体。Rotterdam 经过 4.5 年随访与正常人群和慢阻肺患者相比，PRISm 患者 1 年内病死率更高，其中合并心血管疾病风险更高，这些结果就更令人不可理解。

42. 肺功能非特异性表现初步研究

国外有些文献将 PRISm 称为肺功能非特异性表现（NSP），国内也有学者进行过一些初步研究。2013 年周德训等报告了 2009 年 7 月 1 日—2010 年 2 月 4 日其所在单位完成了 1078 例次肺功能测定结果，其中符合 NSP 者 61 例（5.6%）。结论认为，受试者的年龄、吸烟可能对 NSP 产生一定影响，肥胖的影响有限，NSP 组患者诊断包括阻塞性和限制性疾病，其临床病变范围广泛，没有疾病特异性，其临床意义有限。2016 年崔佳等对肺功能非特异性表现分布特点进行研究，该研究最初纳入 14 771 例次肺功能测定结果，其中符合 NSP 者共 2759 例（18.68%），其结果显示 NSP 占比较高，肺功能测定结果中以小气道功能异常为多，还存在限制因素，疾病及影像学表现均无特异性，因而认为对临床诊断没有明确指向性。上述两项研究均存在一个共同的不足之处，就是没有充分考虑到受试者用力呼气不足可能是造成 NSP 的重要原因。

总之，前几年提出的 NSP 或 PRIS 很可能只是临床肺功能测定中存在的一种现象，这是一个比较复杂的问题，不能盲目过多地估计其临床意义，在研究此问题时一定要充分考虑到 FVC 测定过程中受试者是否充分用力呼气这一因素，而这一点是很难做出准确的判断的。

COPD 病情的综合评估尚存不足

关于 COPD 病情综合评估问题，2011 年、2013—2022 年版的 GOLD 中根据 COPD 患者的病情，未来发作风险将 COPD 的病情分为 A、B、C、D 4 组，2023 年 GOLD 又改为 A、B、E 3 组，旨在更准确地指导临床用药，但是经过这几年的实际应用发现这种评估、分组方法具有一定局限性。

43. COPD 全球倡议中对其病情的评估方法还有待于简化才利于推广

进行病情评估时需要对 COPD 患者进行呼吸困难指数（mMRC）和 CAT 评分、肺功能检查（指标 $FEV_1\%$），并且回忆以往 1 年中 COPD 急性加重（AECOPD）的次数或因 AECOPD 住院的次数，实施起来比较烦琐。对于住院的 COPD 患者评估起来或许还有可能，然而在门诊工作中，即使专科医生也很难有足够的时间进行如此复杂的操作，所以还需要进一步简化评估分组方法，这个问题在中国，尤其是基层医疗单位更为实际和重要。

44. mMRC 对 COPD 患者的症状评估缺乏全面性

现有的 COPD 全球策略和中国的 COPD 诊治指南都推荐同时应用 mMRC 和 CAT 评分方法来评估 COPD 患者的症状、频度和程度，其实这样做并不是十分科学和简捷的。mMRC 是用来评估 COPD 患者呼吸困难程度的，并不包括咳嗽、咳痰及其他方面的情况（如胸闷、喘息、睡眠、活动和心理状态等），只是一个主观的半定量判断。此外，mMRC 对于肺气肿型的 COPD 患者病情判断或许比较准确，而对于支气管炎型的 COPD 患者很可能不那么敏感和准确。为了更准确地反映 COPD 患者的病情，同时也为了减轻临床医生和患者的负担，不如直接去掉 mMRC 评估办法，而保留 CAT 评分体系。

45. 肺功能检查作为一项预测 COPD 未来发作风险的重要指标，在我国目前还没做到全面实施

COPD 全球策略及中国的慢性阻塞性肺疾病诊治指南中，在预测 COPD 患者未来发作风险时均将 $FEV_1\%$ 作为一项重要指标，这一点在中国很难广泛实施。钟南山教授 2007 年进行的关于 COPD 的流行病学调查结果显示，流行病学调查前诊断的 COPD 患者中只有 6.5% 做过肺功能检查。我们 2003 年做过的一项研究结果显示，9 个省市地区二、三级医院中，COPD 患者诊断过

程中进行肺功能检查的只有 34.0%。而在农村，情况就更不乐观了。我们曾在 2014 年报道了中国基层单位 COPD 诊断情况，结果令人非常吃惊，10 个省市全部 COPD 患者的诊断都没有肺功能检查结果。目前在全国各地，至少在二级医院，尤其是基层医疗单位根本就没有肺功能检查设备，哪怕是最简单的能够测定肺容积和肺通气功能的设备（每台设备报价不到 1 万元）也没有，而且可以预测的是，这种情况短期内不会有更大改观，若如此，我们根本不可能期望在全国范围内广泛地实施依据 $FEV_1\%$ 来判断 COPD 未来急性发作的风险。

46. COPD 全球倡议中对于 AECOPD 的定义在临床实践中执行起来存在诸多问题

2011 年、2013—2022 年版的 GOLD 中对于 AECOPD 的定义基本上是一样的，即 COPD 急性加重是指患者以呼吸道症状加重为特征的临床事件，其症状的变化程度超过日常变动范围以致需要改变药物治疗方案。这个定义从表面上看来似乎无懈可击。然而，临床实践中执行起来就会发现它有诸多问题，可操作性不强。2023 年 GOLD 对 AECOPD 又做了一些改进，但是仍旧存在一些问题。

首先 COPD 的症状——咳嗽、咳痰和呼吸困难几乎都属于难以定量描述的临床表现，不像心率、脉搏、血压、体温那样可以定量表示。其次，医生，即使呼吸科医生和 COPD 患者自己都不知道 COPD 三大症状日常波动范围有多大，因此怎么会判断出急性加重时呼吸道症状超出了日常活动范围呢？正常情况下 24 小时内人体体温波动范围应不超过 1 ℃，体温（腋下）正常上限为 37.3℃，所以据此很容易判断一个人是否发热。正常人 24 小时内呼气高峰流量（PEFR）昼夜波动范围 < 10%，慢性持续期哮喘患者 PEFR 的昼夜波动也在 10% 以内，如果 PEFR > 20% 即可以认为出现哮喘急性发作。然而 COPD 患者的病情变化不具有这些特点，所以很难准确地判断某个患者是否发生了 AECOPD。

正因为如此，实践中我们发现无论是专科医师，还是 COPD 患者本人对于以往 1 年中发生 AECOPD 的判断重复性很差。相反，我们觉得 Anthonisen 等原先提出的三条标准反倒好些，至少还有脓性痰这一项比较准确的指标。此前许多涉及 COPD 急性加重的临床研究都制定了可以操作的 COPD 急性加重标准，如 TORCH（Towards Revolution of COPD Health）研究，将症状加重的、圣·乔治医院呼吸问题调查问卷（St George's Respiratory Questionnaire，SGRQ）达到 16 分作为一个客观标准。探索噻托溴铵对肺功能的潜在长期疗效（UPLIFT）研究中的 COPD 急性加重的定义是增加或新出现一种以上呼吸道症状，如咳嗽、咳痰、脓性痰、喘息或呼吸困难，持续 3 天或以上并需要应用抗生素和全身使用 ICS 治疗。郑劲平等进行的 PEACE 研究的标准是至少两个主要症状恶化，如呼吸困难、咳脓性痰或痰量增加，一个主要症状加上一个以上的次要症状，如上呼吸道感染、不明原因的发热、喘息加重，以上症状至少持续 2 天，这些标准看起来更加具体，也很实用。

COPD 急性加重的定义中还包括了病情加重以致需要改变用药治疗方案，这句话既没有说清是谁来改变治疗方案，也没有说明什么叫改变治疗方案，是更换治疗药物的种类，还是改变用药的途径或改变用药的剂量。事实上，改变目前用药方案常常会受到患者和医生双方的影响，尤其是在我国经济欠发达的地区，许多患者尚缺少基本的用药，根本谈不上改变治疗方案，而且 COPD 患者自行改变治疗方案也很常见。在这样的情况下，上述的规定实施起来难度很大。

47. 目前还没有一个有效的途径可以准确回忆过去 1 年中发生 AECOPD 的次数

为了评估病情让 COPD 患者自己回忆过去 1 年中发生 AECOPD 的次数，其随意性比较大，准确性令人质疑。在实际临床工作中，想要准确地判断 COPD 患者的急性加重，特别是轻中度的急性加重是一个难题。

在我国，绝大多数 COPD 患者几乎不做症状日记，所以只能靠自己的回忆来确定既往 1 年内急性发作的次数。然而大家都知道，COPD 患者通常年龄较大，记忆力较差，要让他们回忆过去 1 年中症状加重的频率和程度无疑是十分困难的，即使勉强回答，其结果也是不准确的，常常会发生遗漏。在我国，过去 1 年中因为 AECOPD 住院次数的统计也存在不少问题，因为各医疗单位对患者住院的标准掌握存在很大的差异，如床位紧张的医院对住院的标准掌握比较严格，床位比较宽松的医院通常住院标准比较宽松，这样就导致住院的 COPD 急性加重患者不一定都是重度的 COPD 急性加重。众所周知，COPD 患者是否住院除了与其病情加重有关外，还与其家庭经济条件、医疗保障情况、居家与合同医院距离远近、当时医院有无床位、患者及其家属社会背景与社会资源等因素有关，这是一个十分复杂的问题。因此，以患者住院次数作为未来发作风险也同样具有较大的局限性。

过去 1 年中 COPD 急性加重时虽然是预测未来 COPD 急性加重风险的一项简单和实用的指标，但并不是一项十分完美的指标，更重要的是 COPD 的急性加重只是一种表象，而导致 COPD 急性加重的深层次机制目前还不完全清楚，因而如何准确地预测 COPD 的急性加重还有待今后更深入的研究发现。

稳定期 COPD 的药物治疗策略

48. 稳定期 COPD 的药物治疗策略立足于控制现有症状，多半属于对症处理，缺少治本措施

2018—2023 年版 GOLD 对稳定期慢阻肺患者的治疗目标主要是减少症状、降低疾病发作的风险、预防疾病进展、预防和治疗急性加重及降低病死率。新版 2023 年 GOLD 将稳定期慢阻肺患者病情评估分为 A、B、E 3 种类型，相应的药物治疗方案也有具体建议。

从 2011 年版 GOLD 开始，慢阻肺的病情评估开始由单一的肺功能分级方案，逐渐转变为基于症状严重程度及既往急性加重频率的综合评估策略。从 2017 年版 GOLD 开始，慢阻肺的评估方案更新为基于症状严重程度和既往急性加重频率的 A、B、C、D 分组方案。而在 2023 年版 GOLD 中，在既往 A、B、C、D 综合评估分组的基础上，首次提出了 A、B、E 综合评估方案。该

方案强调了急性加重的临床重要性，对既往急性加重频率较高的患者无须再进行症状严重程度的评估。如图 3 所示，A 组和 B 组较前没有变化，既往急性加重频率较高的 C 组和 D 组被合并为一个新的一组，为了突出急性加重的重要性，GOLD 将这个新的分组命名为"E"（Exacerbation）组。这一新的分组方式还需要在更多的临床试验中进行验证。

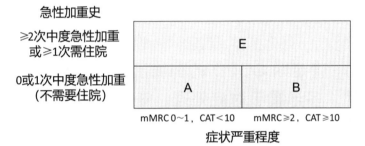

急性加重史

图 3　稳定期慢阻肺 ABE 综合评估方案

2023 年版 GOLD 对稳定期慢阻肺的初始治疗药物方案也做了相应的调整：

A 组患者，推荐使用一种支气管扩张剂；

B 组患者，推荐使用 LABA 联合 LAMA 的双支扩治疗方案；

E 组患者，推荐使用双支扩，当外周血嗜酸性粒细胞≥300 个 /μL 时，可以考虑使用 LABA+LAMA+ICS 三联治疗方案。具体如图 4 所示。

急性加重史

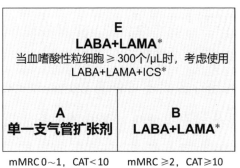

≥2次中度急性加重
或≥1次需住院

0或1次中度急性加重
（不需要住院）

症状严重程度

注：*，单一吸入装置可能优于多个吸入装置，现有的治疗措施主要是减轻症状和减少未来
急性发作风险。

图 4　稳定期慢阻肺初始药物治疗推荐

首先必须肯定的是，以上治疗策略比较全面地考虑到稳定期
COPD 患者的病情，包括症状的多少和未来的发作风险，在立足
于控制现有症状的基础上力争减少未来发作风险。许多研究也证
明这种策略的有效性，但是仔细推敲之后就会发现这种治疗策略
中尚存在一些问题。

现有的稳定期 COPD 治疗方案，特别是首选方案中包括短效
和长效 β_2 受体激动剂、短效和长效抗胆碱能药物及 ICS，各药
单用或合用。β_2 受体激动剂和抗胆碱能药物属于对症治疗范畴，
而 ICS 可能具有一定的抗炎治本作用（至于其作用和针对性、合
理性下面将进一步阐述）。多年来的 GOLD 和国内 COPD 诊治指
南中早已明确 "COPD 以特异性炎症为特征，表现为 CD8[+]T 淋巴
细胞数量增多，这些细胞与中性粒细胞、巨噬细胞一起释放炎症

介质和各种酶，并与气道结构细胞、肺实质及肺血管系统相互作用"。然而，具体落实到 COPD 的治疗措施上，则以应用舒张气道的 β_2 受体激动剂和抗胆碱能药物为主。从长远和根本上来说，现有的治疗方案不可能有效地控制 COPD 患者的气道炎症，更不可能从根本上逆转 COPD 患者的病情进展，因此现有的 COPD 药物治疗也就不可能逆转慢阻肺患者肺功能逐年减退的趋势。

尽管目前我们对于 COPD 的病因、发病机制、病理及生理认识已经比较全面和深入，但是相应的药物治疗仍旧滞后，在某种意义上说，基本上还处于对症治疗和治标阶段。现已明确，应用各种支气管舒张剂均是控制 COPD 患者症状，其作用机制是松弛支气管平滑肌，缓解气流受限。这些措施不可能解决 COPD 发病机制中的氧化—抗氧化失衡、蛋白酶—抗蛋白酶失衡，更无助于抑制气道炎症。药物治疗可以缓解 COPD 的症状，减轻急性加重的频率和严重程度，改善健康状况和运动耐力，但至今为止，临床研究中尚没有一种治疗 COPD 的药物可以延缓肺功能的长期下降趋势。支气管舒张剂可以使 FEV_1 升高或改善其他肺功能参数，其改善呼气相流速的原理是通过改变气道平滑肌的张力，引起气道舒张，但不能改变肺的弹性回缩力。在评价判断药物临床疗效时只拿中间替代结局的指标改善说事儿，有时是靠不住的，同时也不能体现出各种治疗措施对于终末临床结局效果的大小，应该以临床终末结局的指标作为主要评估指标。

49. 稳定期 COPD 患者吸入糖皮质激素的疗效、安全性还需要今后进行更严谨且长期的验证

目前已有大量证据显示，规律应用 ICS 并不能改变 FEV_1 的长期下降，也不能改变 COPD 的病死率（A 类证据）。因为 ICS 不仅对于 COPD 的气道炎症治疗反应不佳，应用 ICS 后还会导致发生肺炎的风险增加，即使联合治疗也如此。体外研究提示与 COPD 相关的炎症对 ICS 的治疗反应是有限的，很多研究发现单独规律的应用 ICS 并不能改变 FEV_1 长期下降趋势，也不能改变 COPD 患者的病死率。相反，长期应用 ICS 会增加口腔念珠菌病、声音嘶哑、皮肤挫伤和肺炎的发生率。此外，还可能与糖尿病控制不佳、白内障、分枝杆菌感染，包括结核病发病风险增加，因此长期应用 ICS 的安全性仍需进一步研究。

我们的研究结果显示，长期吸入大剂量的 ICS 会导致结核病复发，引起或加重骨质疏松，甚至糖尿病等，对于这些问题我们决不能掉以轻心，因为 COPD 患者吸入 ICS 是一个漫长过程，甚至是终身用药，对于其不良反应只观察一两年、三五年，是远远不够的。

50. 现有的 COPD 治疗策略中缺少相应的临床表型思维

近年来大家都在研究 COPD 的临床表型，其目的在于希望通过表型研究使 COPD 的治疗具有更明显的个体化特征。因为只有在 COPD 的治疗中真正实现个体化，才能使其疗效达到最大化。

然而现有的 COPD 治疗策略中只包括了两个方面：舒张支气管和抑制气道炎症。所用的药物不外乎三大类：β_2 受体激动剂、抗胆碱能药物和 ICS。

我们认为，在众多的 COPD 临床表型中最重要的莫过于气道炎症（支气管炎）和肺气肿表型，尽管这两种类型的 COPD 患者可能具有某些共性的东西，比如气流受限，然而这两种类型的患者无论是从发病机制、病理改变，还是临床症状、肺功能检查、影像学检查都具有显著的不同之处（表 7）。

表 7　慢性气道炎症和肺气肿表型 COPD 的比较

项目	慢性气道炎症表型	肺气肿表型
主要发病机制	气道炎症、氧化应激	蛋白酶—抗蛋白酶失衡
病理改变	气道炎症细胞浸润、气道重塑、黏液腺和杯状细胞化生	肺泡破坏溶解形成肺大疱
症状	咳嗽、咳痰、气短，反复发生，急性发作	气短、活动耐力下降
X 线和胸部 CT	气道管壁增厚、管腔狭窄	肺气肿、肺大疱
肺功能检查	FEV_1/FVC 下降，$FEV_1\%$ 下降	残气量（RV）、TLC 增加，D_LCO 下降

既然如此，我们在相应的治疗措施中就应当有所体现，如对慢性气道炎症表型 COPD 的患者，除了现在提倡应用 β_2 受体激动剂、抗胆碱能药物、ICS 外，还应当适当增加某些化痰药物（包括能够稀释痰液、促进纤毛摆动、抑制黏液腺及杯状细胞分泌功能的药物），必要时也可以加入某些止咳药物，以减少患者的症状和痛苦。对肺气肿表型 COPD 的患者，除了应用 β_2 受体激动剂、抗胆碱能药物、ICS 外，还应增加某些具有抗蛋白酶药

物和抗氧化功能药物。

总之，对于稳定期 COPD 患者，只有治疗更加个体化，更有针对性才能收到更好的效果。

51. COPD 的干预重点应放在早期阶段

COPD 是一种常见的以持续、不能完全可逆的气流受限为特征的可以预防和治疗的疾病，其气流受限进行性发展。就是说，尽管对 COPD 患者进行长期规范治疗，加上康复，充其量只能减轻患者症状，改善生命质量，减少急性加重次数，不能从根本上改变其病程逐年加重的趋势，更不能延长患者的有效寿命。

既然 COPD 患者的气流受限是不能完全可逆的，那么，我们防控 COPD 的意义何在呢？

在 COPD 漫长的发病过程中，其气流受限必然经过一个由可逆到不可逆的慢性转变过程。为什么不能在气流受限尚处于可逆阶段进行有效防控，非要等到气流受限已进入不可逆阶段再进行低效的干预呢？

必须尽快改变这种思维方式，把工作重点放到慢性气道疾病的上游或早期阶段，即气流受限尚处于可逆阶段。我们的目标是尽量不使其气流受限于可逆阶段。为此，我们需要开拓思路，重新思考 COPD 的治疗策略，抑制其气道炎症，同时兼顾抗氧化、抑制蛋白酶的角度，寻找更有效的治疗方法，唯有如此才能走出现有的治疗药物不能完全逆转其气流受限的困境。

COPD 的共病问题

2011 年、2013 年、2017—2023 年版 GOLD 中关于 COPD 的共病均有明确的阐述，而且共病的种类在逐年增多。多年来 GOLD 一直强调 COPD 与其他共病会显著影响 COPD 的病情评估及预后，这是很重要的一个问题，需要引起大家的关注。

研究结果显示，大部分 COPD 患者并不是死于 COPD 本身，而是死于 COPD 的某些共病，如心血管疾病和肺癌。一些共病可以独立于 COPD 而发生，而另一些共病与 COPD 相关，或者由于具有共同的危险因素，或者是一种疾病会增加另一种疾病的发生风险。COPD 的特征，如全身性炎症很可能就与其他疾病相关。这种机制表明了 COPD 与其共病之间的关联性，共病的风险会随着 COPD 病情的进展而增加。不论 COPD 是否与共病有关，COPD 的治疗必须包括共病的诊断与治疗。COPD 的某些共病很容易被忽视，如心力衰竭、肺癌和抑郁症等。

共病可发生在任何程度的 COPD，其鉴别诊断比较困难。总体说来，共病的存在并不应改变 COPD 原有治疗方案，同时需要按照各种共病的治疗指南积极治疗共病。但是必须看到，到目前为止 GOLD 中对 COPD 的共病认识仍有不全面、不科学的地方，现分述如下。

52. COPD 的共病应当包括脑血管病，特别是脑卒中

已有诸多研究证实 COPD 患者很容易并发脑卒中，其实这一点并不难理解。

首先，COPD 与脑卒中（分为缺血性脑卒中和出血性脑卒中）具有诸多共同的高危因素和易感因素，如增龄、吸烟。其次，COPD 患者共病中最常见的有缺血性心脏病、高血压、糖尿病和代谢综合征，而这些疾病本身就是引发脑卒中的基础疾病。值得强调的一点是，我们已经认识到一旦 COPD 合并脑卒中，其临床表现、治疗原则与单纯 COPD 有很大的不同，治疗效果和预后也大不相同。比如，COPD 患者合并脑卒中，特别是发生脑卒中后，容易发生误吸，导致吸入性肺炎。

53. COPD 与肺心病、心力衰竭

除非因为合并其他疾病，如缺血性心脏病、慢性充血性心力衰竭、糖尿病和代谢综合征、支气管肺癌过早死亡，绝大多数 COPD 患者最终都会发展为肺心病和心力衰竭。一旦进入到这个阶段，患者的病情远比单纯的 COPD 更复杂，治疗也更加困难。

尽管现有 GOLD 在 COPD 发病机制和肺动脉高压部分偶尔也会提到肺心病，但是从未系统地介绍过 COPD 合并肺心病的发病机制、临床表现、诊断方法、诊断标准、治疗原则和措施，这不能不说是一个缺憾。

国内早在 20 世纪 70 年代到 21 世纪初临床和科研工作中就给予肺心病极大的关注，发表了大量科研论文，成立科研协作组（网），展开地区乃至全国的专题大会，交流诊治肺心病的经验，出版专著。不知为什么近 20 余年关于肺心病的研究明显减少，专业期刊上也很难见到有这方面的文章发表，是临床上再也没有肺心病患者了，还是肺心病诊治问题都得到了令人满意的解决？实在令人费解。

我们致力于肺心病的早期阶段——COPD 的诊治，但这并不等于可以不管其下游的肺心病诊治问题。

多年来 GOLD 在 COPD 鉴别诊断及 COPD 的合并症中均提到心力衰竭，但从未明确是哪种心力衰竭，即是左心衰竭还是右心衰竭。从文内相关内容来看应当是左心衰竭而不是右心衰竭，因为高血压、糖尿病和缺血性心脏病只会引起左心衰竭，不过，还是明确规定到底是哪种心力衰竭更科学一些。

此外，2023 年版 GOLD 在这一部分内容中指出 COPD 患者中发生严重肺动脉高压的很少见，不知其根据是什么。其实，COPD 患者如果得不到充分治疗，最终都难免发展为肺动脉高压和肺心病。

54. COPD 合并支气管扩张临床症状更多、更重，肺功能更差

2014 年和 2015 年版 GOLD 在 COPD 共病一章中新增了放射学证实的支气管扩张一节，2016—2019 年版 GOLD 一直强调认为 COPD 患者肺内确实存在支气管扩张，虽然没有相应临床症状，但是有影像学证据证实的支气管扩张。以前人们对于这个问题缺少认知和重视。这种影像学证据证实的支气管扩张是否会对人体产生类似原发性（经典）支气管扩张那样的影响，目前尚不清楚。最近我们的一项研究结果显示，合并了影像学证实的支气管扩张的 COPD 患者临床症状更多、更重，肺功能更差，被纳入 D 组的人数更多，提示我们应当重视这一潜在的危害。

据报道，美国 18 ～ 34 岁人群中支气管扩张的患病率为 4.2/10 万，＞ 75 岁的人群中支气管扩张的患病率为 272/10 万。近年来，随着 CT 检查的普遍应用，人们发现 COPD 患者出现以前人们没有认识到的影像学的支气管扩张征象，表现为轻度柱状支气管扩张或严重的曲张性支气管扩张，而囊性支气管扩张并不多见。因此，2014 年 GOLD 将支气管扩张列为 COPD 的共病，而此建议发表后引起了许多争议，关键是影像学上的支气管扩张与真正的支气管扩张症如何区别？两者的作用是否相等？

COPD 与支气管扩张均为慢性气道疾病，它们对肺结构和功能的损害均有相似之处，但两者的发病原因、发病机制和临床表现不尽相同，影像学表现也有很大不同，HRCT 扫描能更清楚地

显示支气管扩张及管壁增厚情况。上海市肺科医院曾对896例COPD患者进行研究，发现其中311例（34.7%）合并支气管扩张。与单纯COPD相比，合并支气管扩张的COPD患者年龄更大，吸烟者更少，吸烟量更低，BMI更低，每日咳痰量、脓痰所占百分比增加，合并鼻窦炎的比例更高，更容易发生呼吸机相关性肺炎，痰培养阳性率更高，急性加重发作更加频繁，病情更严重，恢复起来更慢。

COPD合并支扩痰培养时以流感嗜血杆菌多见，其次为肺炎链球菌、卡他莫拉菌、铜绿假单胞菌（多为定植菌）。与单纯COPD相比，合并支气管扩张的COPD患者$FEV_1\%$、FEV_1/FVC及D_LCO值更低。血清炎症介质，如IL-6、IL-8、红细胞沉降率（ESR）、C反应蛋白（CRP）和纤维蛋白原水平升高，并与急性加重的频率和程度呈正相关。

在治疗上，COPD合并支气管扩张时不宜应用ICS，稳定期COPD患者不宜雾化吸入抗生素。大环内酯类抗生素既能预防AECOPD又可以改善支气管扩张患者的生命质量。

2019—2023年版GOLD提出，在几项研究中对慢阻肺患者中支气管扩张的患病率结果进行分析，患病率为20%～69%（平均患病率为54.3%）。基于放射学标准的诊断是否与支气管扩张的临床诊断具有相同影响，目前尚不明确。两项系统综述和荟萃分析对伴发和未伴发支气管扩张的慢阻肺患者的特征进行比较，结果表明患有慢阻肺和支气管扩张合并症的人群吸烟史较长的男性，每日咳痰量较大，慢阻肺急性加重更为频繁，肺功能较差，炎症生物标记物水平较高，潜在致病微生物长期定植较多，铜绿假单胞菌分离率较高，病死率较高。

目前，我们认为应有必要继续探讨慢阻肺和支气管扩张的发生顺序问题。

（1）病史可明确判断 COPD 和支气管扩张的发生顺序时

根据病史能够明确为原有 COPD 患者由于气道炎症反复发作和气道阻塞，后来经过胸部 HRCT 明确诊断为 COPD 合并支扩，这应在原有的 COPD 规范治疗基础上加强祛痰治疗，特别是应当选用既能稀释又能溶解痰液的药物，最好应用能够促进纤毛摆动又能改善纤毛黏液系统的药物，以及可以减少黏液生成的药物。平时可以短时间应用大环内酯类药物，这样既可增强免疫功能又会减少黏液分泌，还可以减少细菌定植。此外还应强调预防感冒，减少支气管扩张急性发作。鉴于糖皮质激素可能会引起或加重肺内感染，对于已明确呼吸道细菌定植和反复发生下呼吸道感染者不宜长期应用 ICS。

（2）病史不能明确判断 COPD 和支气管扩张的发生顺序时

如果病史中无法提供资料明确 COPD 与支气管扩张孰先孰后时，可以根据病史、体征，结合胸部 HRCT 先判断肺部是否合并支气管扩张。长期以来，临床上判定支扩的征象包括双轨征、戒指征、树芽征等，新近又提出若干诊断指标：①某段的支气管远端宽度≥近端宽度。②胸壁下 1.0 cm 内看见支气管。③与相邻肺段的支气管比较，支气管内径明显增大，管壁显著增厚。在确定存在影像学支气管扩张后应进一步了解患者既往及现在是否有支扩的典型症状（如反复咳脓痰、咯血），是否具有诊断意义的体征（如杵状指、胸部局部固定性不易消散的湿啰音）。如果具备经典的支气管扩张的症状和体征则可以诊断为支气管扩张症，否则只能诊断为影像学性的支气管扩张。

其实以上两种情况下临床意义是相仿的，可能只是程度轻重不等罢了。这些情况下还应当对患者进行长期肺功能检查，如果基础 $FEV_1/FVC < 70\%$，则应进行支气管舒张试验，如果吸入支气管舒张剂后，FEV_1/FVC 仍 $< 70\%$，尤其是胸部 CT 显示存在肺气肿、肺大疱、支气管管壁增厚、支气管管腔狭窄时，而支气管扩张的病变比较局限时，尽管此时无法确定局部支气管扩张病变对于肺功能检查的影响有多大，即不能完全除外不完全可逆的气流受限中有支气管扩张的作用时，应该按照 COPD 合并支气管扩张进行治疗，而不必纠缠于两者的鉴别及勉强除外 COPD，这种情况下适当放宽 COPD 的适应证利大于弊。

55. COPD 合并阻塞性呼吸暂停综合征时病情更重，进展更快，预后更差

笔者在《慢性阻塞性肺疾病何权瀛 2016 观点》一书中即指出，许多研究证实 COPD 可以合并阻塞性睡眠呼吸暂停低通气综合征（OSAHS），其发生率为 10% ～ 15%，与单纯 COPD 相

比，COPD 合并阻塞性呼吸暂停综合征（OSA）被称为重叠综合征（overlap syndrome），其病情更重、进展更快，预后更差。治疗策略与 OSA、COPD 也有所不同。2017 年和 2018 年版 GOLD 中已将 OSA 列为 COPD 的重要共病，这足以证明先前我们的建议是正确的。

56. 将 COPD 的各种共病列入其病情综合评估体系有必要，但还需要做更艰巨和细致的研究

2011 年版 GOLD 在 COPD 定义中明确指出 COPD 急性加重和共病对患者个体的病情严重程度都会产生影响。然而，2014—2023 年版 GOLD 提出的 COPD 病情评估中仍没有将其共病列入分组依据中。

当然，我们知道这是一个复杂的问题。尽管我们都知晓 COPD 的各种共病可能会影响到 COPD 的病情及病情评估，但是具体操作起来，如何将 COPD 患者身上出现的各种共病纳入到分组评估的框架内还是十分困难的。这其中涉及共病的种类、每种共病本身的严重程度、每种共病对 COPD 患者病情影响程度的权重又有不同等各种情况。此外，共病的发现与确定还有个具体过程，没有确定或发现某种共病并不等于没有这种共病。

然而，许多共病的确定还需要进行一些特殊检查（如肺癌、缺血性心脏病等），所以，要想全面准确地将共病纳入 COPD 患者病情评估体系中，还需要做更艰巨和细致的研究。

57. COPD 共病的诊断和治疗存在许多局限性

将 COPD 的各种共病列入其病情综合评估体系十分有必要，但是在现有条件下如何全面、准确的诊断 COPD 的各种共病难度很大，更重要的是如何评价 COPD 的各种共病对 COPD 患者预后的权重是十分困难的。

2015—2023 年 GOLD 中明确指出，无论 COPD 是否与各种共病相关，COPD 的治疗必须包括共病的诊断和治疗。这种观点对于 COPD 的全面病情评估、规范治疗和改善预后无疑是十分正确和必要的，但是必须看到这个问题在当前中国的各级医院，尤其是在中国的大医院执行起来是十分困难的。

首先，从 20 世纪末到 21 世纪初，三级医院临床分科越来越细，经过第二次临床医学分化后，内科（即二级学科）先后分化出许多三级学科，包括心血管内科、呼吸内科、消化内科、血液内科、肾内科、风湿免疫科、神经内科等。各学科具有其不同的学术范围，即不同的病种、不同的诊断和不同的治疗规范，不同的专科之间互相独立，缺少沟通和结合。不仅不同病种之间的分界清楚，而且由于分科的原因，呼吸专科医生无权进入其他学科领域内独立进行 COPD 共病的诊断和治疗。COPD 共病涉及心血管内科、内分泌科、肿瘤科、神经科、精神科、骨科、消化内科，而上述学科的大部分医生因专业所限，对于 COPD 的诊治不仅不熟悉、不重视，甚至是置若罔闻。在目前的医疗体制下呼吸专科医生要想全面诊断和处理 COPD 的各种共病几乎是不可能的。只有在某些特殊情况下，如老年科执行起来比较方便。基层医院分科不那么细，情况也许会好些。然而目前我国绝大多数基层医疗单位连 COPD 的诊断都很难普遍进行，更不用说管理 COPD 的共病了，所以，这个问题对于呼吸科无疑是一个极大的挑战，估计在短期内难以找到有效的解决办法。

再者，目前大部分患者乃至许多呼吸科专科医生对于 COPD 共病的发现和治疗认识不足，重视不够，也是限制 COPD 共病的诊断和治疗水平难以提高的原因。

58. 应当重视 COPD 共病的治疗问题

多年来 GOLD 在谈到 COPD 共病治疗时提出：发生共病并不需要改变 COPD 的原有治疗方案，同时治疗各种共病时应如同患者没有合并 COPD 一样。其后在介绍每一种共病时均有类似的说明，其实这种观点并不准确和科学。值得注意的是，治疗 COPD 的某些药物可能会对机体的其他系统产生不良影响，如长期大量 ICS 治疗重度以上的 COPD 可能会引起肺结核复发或加重，或因影响骨钙的动态平衡，直接或间接引起骨质疏松。

总体来说，GOLD 强调应当重视 COPD 共病的治疗是正确的，但是如果像 GOLD 所说的"同时治疗各种共病时应如同患者没有合并 COPD 一样"这样认识和处理这个问题恐怕不符合科学原则。从系统论的角度来说，COPD 加上一种或几种共病，其发病机制、临床表现、治疗措施和预后绝对不会与单纯 COPD、单纯共病相同。我们必须正视和重视 COPD 与其发生的共病之间客观存在的相互影响。忽视了机体内在的这种相互作用，将 COPD 和同时存在的共病视为互不相关的两个部分，无论是发病，还是治疗上都是错误的。当然，如何进一步深入认识这种不同疾病之间的复杂关系是很困难的，尤其是在目前临床分科过细，各种亚专科之间缺少交流、协作情况下解决这个问题则需要整合医学的指导。

由于 COPD 与肺结核、肺癌关系更为复杂，本书将另列两章专门讨论这些问题。

COPD 与肺结核

目前慢阻肺已成为继心脏病、脑卒中之后导致全球人类死亡的第三大原因，WHO 的报告显示 2012 年超过 300 万人死于慢阻肺，而死亡者中 90% 以上发生于发展中国家。

肺结核是全球主要的呼吸道感染致死原因，目前我国是世界上第三位结核病高负担国家，结核病患者数量仅次于印度和印度尼西亚。据估计，我国有 5.5 亿结核感染人群，每年新发肺结核患者 100 万例。以往的研究表明，慢阻肺是肺结核患者的一种常见共病，是肺结核病患者死亡及耐药结核相关的独立危险因素之一。越来越多的证据表明这两种肺部疾病之间存在双向关系，其中一种疾病可能成为另外一种疾病的独立危险因素。两病共存及相互影响，给疾病的控制带来较大难度，在一定程度上增加了疾病负担，并且严重威胁患者的生命。为此，本文将系统讨论这两种疾病共存的相关问题，包括流行病学、危险因素、发病机制、两病共存者的临床特点、治疗注意事项及研究这种合并症现象的重要意义。

59. 肺结核是 COPD 的一个重要发病因素

已有多项研究报告认为，既往肺结核病史是发生慢性气流受限的一种危险因素。这种作用在结核病的进程中乃至抗结核治疗完成后一直存在。研究证实，即使已经接受了抗结核治疗，肺结核仍是慢阻肺的重要危险因素，特别是在发展中国家。因而，自 2019 年起 GOLD 就提出肺结核也是发生慢阻肺的危险因素。

其实既往发生肺结核可以引发慢阻肺，这并不是什么新见解，以往文献中对这个问题早有记载。早在 20 世纪 50 年代就已有关于既往肺结核病史和慢性气流受限的报告，只是那时尚未有慢阻肺这一概念。近年来，这个问题才得到关注和研究。2014 年，Alwood 等将这种情况命名为结核病相关性阻塞性肺疾病（TOPD），然而这是一个有争议的问题，慢性气流受限与 TOPD 是不同的疾病还是同一种疾病，学界尚有不同看法。

早在 1971 年，Snider 等就曾经报告过 1403 名住院治疗的肺结核患者中 23% 出现气流受限（判断标准为 $FEV_1/FVC < 70\%$），既往患肺结核的患者中气流受限总的发生率为 30.7%，而没有肺结核病史者为 13.9%，校正各种混杂因素，包括年龄、性别、学历、种族、吸烟史、烟雾粉尘接触史、儿童时期病死率及现病死率后 *OR* 值为 2.33。这种危险性男性大于女性，校正后的 *OR* 值分别为 3.99、1.71。

对于从不吸烟者来说，肺结核与慢阻肺之间的关系更为明确，提示既往患有肺结核的患者更容易发生重度慢阻肺。慢阻肺疾病负担研究也显示既往患有肺结核是后来发生气流受限的危险因素，校正后的 OR 值为 2.51。最近两项系统性回顾性研究也证实了这种关系，目前认为既往感染肺结核对于慢阻肺的发生具有肯定作用，Andren 等于 2020 年报告了 82 例陈旧性肺结核，其中 18 例（22%）具有气流受限（$FEV_1/FVC < 70\%$），这 18 例中的 33% 为吸烟者，14 例（17%）显示为限制性通气功能障碍，50 例（61%）肺功能正常，出现轻、中、重度气流受限的比例分别为 22.2%、44.4% 和 33.3%，在完成抗结核治疗的患者中，符合既往患肺结核而被诊断为慢阻肺的占 22%。

肺结核在慢阻肺发生中的作用已经得到承认，据 GOLD 工作摘要报告，慢性支气管炎或细支气管炎及肺气肿都可能是肺结核的合并症，肺结核已经被认为是慢阻肺的发病危险因素，同时多项研究发现既往患有肺结核与慢阻肺的高患病率相关。由于与肺结核相关的肺结构变化，包括瘢痕形成、支气管狭窄和支气管扩张都会影响到慢阻肺的发生及疾病表现，并且可能是与以往未患过肺结核的慢阻肺患者不同的重要特点有关。

慢阻肺既可能是肺结核的结果，同时又是慢阻肺的高危因素。完成抗结核治疗后，长期观察仍可看到慢阻肺患病率升高，抗结核治疗后 5 ～ 10 年，慢阻肺患病相对风险分别增加 20% 和 41%。2007 年，拉丁美洲有关慢阻肺研究项目的结果显示既往患有肺结核的患者合并明显气流受限，同时中国大样本的研究结果也显示肺结核是气流受限的独立危险因素，中国台湾健康保险数据库资料也显示尽早开始抗结核治疗有助于治疗慢阻肺。既往研究结果表明，肺结核及抗结核治疗延迟是慢阻肺的危险因素，一项纳入 7 项关于慢阻肺与肺结核研究的 Meta 分析显示，在 ≥ 40 岁的成人中，肺结核病史与慢阻肺存在相关（*OR*=3.05，95%*CI* 2.42 ～ 3.85）。Jain 等针对 474 例耐多药结核病患者的调查发现，其中合并慢阻肺的患者占比＞ 25%。Alwood 等通过一项系统性回顾评价肺结核和慢性气流受限之间的关系，共纳入 19 项研究，其研究结果证实了既往肺结核病史与后来发现气流受限有关，这种关系不依赖于吸烟史和生物燃料接触史。Byrnes 在另一项系统性回顾 Meta 分析中发现既往肺结核病史和慢阻肺之间强烈相关，尤其是那些既往不吸烟和年轻人（＜ 40 岁）中更为显著，这在结核病高发国家中尤为突出。在结核病发病率＞ 100/10 万的国家中，发生慢性气流受限的 *OR* 值为对照组的 3 倍之多，校正后的 *OR* 值在韩国为 3.13，在南非为 4.9，在菲律宾为 6.31。

60. COPD 是肺结核发病的独立危险因素

近年来人们逐渐认识到慢阻肺是肺结核发病的独立危险因素，慢阻肺患者发生肺结核的风险升高。2013 年 Lee 等进行了一项研究，从 10 万名保险数据库中选取 23 594 例慢阻肺患者，匹配 47 188 例对照组，通过回顾性研究，发现慢阻肺也是肺结核发病的独立危险因素。慢阻肺发生肺结核的可能性是对照组的 2.47 倍，发生肺结核的慢阻肺患者更多的接受口服激素和 β$_2$ 受体激动剂，以及吸入 ICS，尤其是高剂量 ICS 与肺结核发病率相关，认为这可能与慢阻肺患者存在纤毛清除障碍，长期使用糖皮质激素治疗引起结核分枝杆菌感染和活动性肺结核发病率增加，以及潜在的抑制免疫机制有关。Inghammar 等研究了慢阻肺对肺结核发病率和病死率的影响，共纳入年龄＞ 40 岁从瑞典医院出院的已诊断为慢阻肺的患者 115 867 例，评估这些患者罹患肺结核的风险，结果表明与对照组相比，慢阻肺患者罹患肺结核的风险是对照组的 3 倍（*HR*=3.14，95% *CI* 2.42 ～ 4.08），患者罹患肺结核的发病率与 *FEV₁* 成负相关。此外，还发现与患有肺结核的普通人群相比，患有急性肺结核患者在诊断结核病之后第 1 年内全因死亡风险为对照组的 2 倍（*OR*=2.2，95%*CI* 1.2 ～ 4.1）。

总而言之，笔者认为全球日益加重的慢阻肺负担可能会增加活动肺结核的患病率，反之亦然。因此，需要进一步阐明慢阻肺患者导致肺结核病风险增加的潜在原因，并探讨患肺结核后可能患慢阻肺的原因。

61. 肺结核引发 COPD 的机制探讨

一些研究报道了肺结核可以导致肺组织结构的破坏，主要表现为气道炎症、肺组织纤维化、肺气肿、牵拉性支气管扩张、支气管狭窄或肺实质破坏。Osman 等进行的多元回归分析发现，肺结核病史与气流受限之间存在较强的相关性（*OR*=12.4，95%*CI* 1.56 ～ 98.40，*P*=0.02）。Hnizdo 等研究发现慢性气流损伤的频率与患者发生活动性肺结核的次数相关，该研究结果显示发生1、2、3次及以上的肺结核的患者慢性气流受限的发生率分别为18.4%、27.1%、35.2%，这说明既往肺结核病史与气流受限之间存在一定相关性，活动性肺结核所导致的肺结构损伤可能是后续发展为慢阻肺的重要影响因素。Byrne 等在 2015 年发表的一项系统性综述显示校正了吸烟、年龄等慢阻肺相关危险因素后，结果显示既往患有肺结核病死率和慢阻肺之间存在相关性，其中纳入分析的一个单项相关研究表明，< 40 岁的成人既往肺结核病史与罹患慢阻肺的相关性（$HR=4.29$，95%CI 2.62 ～ 7.02）比 ≥ 40 岁的成年人更强（$HR=1.94$，95%CI 1.65 ～ 2.2）。出现这种现象可能与肺结核好发于年轻人，而且肺结核通常在急性进展期造成肺损害，而慢阻肺的自然病史通常包括多种危险因素暴露或其他肺部疾病损伤的后遗症。所以，年轻人中肺结核与慢阻肺的关联性更强，上述研究均提示肺结核可以导致慢阻肺患病易感性增加。虽然吸烟是慢阻肺的重要原因，然而那些不吸烟或既往发生肺结核的患者仍然会呈现相似的肺功能改变，包括持续性气流受限，而且发生频率越来越高，所以笔者认为肺结核是发生慢阻肺的重要危险因素。

62. COPD 引起肺结核的可能机制

已有研究发现既往吸烟史是肺结核的发病危险因素，同时吸烟也是慢阻肺的高危因素。许多研究表明，慢阻肺患者吸入糖皮质激素频率的增加是罹患肺结核的危险因素，主要机制是长期应用激素会降低机体免疫功能。2019 年韩国学者发表的一项为期 10 年的全国人群研究，旨在分析呼吸系统疾病患者中使用 ICS 者肺结核的发生情况。该研究共纳入 17 991 例 ICS 使用者，发现 175 例感染肺结核，即使停用 ICS 后，肺结核发生的风险增加可能持续 3 年。其中，慢阻肺患者发生肺结核的风险更高，但肺结核病的发生与 ICS 的种类无关。有证据表明，慢阻肺的潜在免疫机制变化与结核分枝杆菌感染风险增加有关，单独应用糖皮质激素治疗引起的免疫抑制作用不足以解释在慢阻肺患者中观察到的结核病发病率较高这一现象。此外尚有研究结果显示，慢阻肺也是耐多药结核病的独立危险因素之一。Tang 研究了 152 例肺结核合并慢阻肺患者、150 例单纯肺结核患者、157 例单纯慢阻肺患者，以及 50 名健康志愿者，结果显示肺结核合并慢阻肺的患者 CD4 阳性细胞记数显著低于非慢阻肺的结核病患者，肺结核病患者 CD8 阳性细胞百分比显著高于对照组，慢阻肺合并肺结核患者的细胞因子包括 Sil-2R、IL-6、TNF-α、IFN-γ 的水平显著高于非肺结核性单纯慢阻肺患者，反映慢阻肺患者免疫功能低下。既往研究提示 TNF-α 可能参与肺结核合并慢阻肺的发病机制。已有研究发现，伴有慢阻肺的肺结核患者 CD4 阳性淋巴细胞数目显著降低，同时发现这些患者容易发生耐多药现象。

63. 肺结核合并 COPD 患者肺功能改变的机制及其影响因素

活动性肺结核治疗期间肺功能的改变通常是限制性通气功能障碍，之后可以转变为阻塞性通气功能障碍，这与慢阻肺患者肺功能变化相似。研究结果提示，肺结核患者即使结核病治疗成功之后仍可持续存在肺功能损害。Lee 等评估肺结核对肺的损害，发现治疗不及时和抗结核治疗依从性差都会对后来发生慢阻肺产生影响。先前的肺结核病史是随后发生慢阻肺的独立危险因素（HR 2.054，95%CI 1.768 ~ 2.387），确诊肺结核后这种风险至少存在 6 年。延迟开始抗结核治疗也是一个独立危险因素，其影响时间更长，并且可以增加气道炎症程度、加快肺功能损害的速度及最后肺功能损害的结果，因此早期诊断和及早开始抗结核治疗对于控制肺结核和慢阻肺的发生、发展都是十分重要的。

有学者主张将胸部影像学检查结果具有肺结核病特点的改变作为慢阻肺筛查的重点对象。Huang 等的研究报告显示胸部放射学检查显示结核病相关性损害的患者中气流受限的发生率为 26.3%，显著高于胸部放射学检查阴性者，即使校正了吸烟因素后，OR 值仍为 3.12，结果提示引起气流受限的机制主要是慢性气道炎症，而不是气道纤维化。与吸烟相比，肺结核是引起慢性气流受限更重要的危险因素，具有肺结核病史与发生气流受限之间强烈相关（OR 值为 2.94），比吸烟的影响更大。同样 Ehrlich

等对南非 13 826 名患者的研究结果显示，具有肺结核病史对于后来发生慢阻肺的提示意义比吸烟、接触生物燃料更重要。

64. COPD 合并肺结核患者的临床特点

2018 年一项针对既往合并肺结核的慢阻肺患者临床特征和胸部影像学特征的研究发现，既往合并肺结核的慢阻肺患者呼吸困难评分更高，过去 1 年内急性加重次数更多，影像学上合并支气管扩张的频率更高。Aggarwal 等在印度开展的一项研究发现，慢阻肺患者既往存在肺结核病史的可能性是普通人群的 3.96 倍，肺结核相关性慢阻肺的患者与对照组相比更年轻、吸烟指数更低，但住院次数更多。韩国也曾发表类似的研究结果，研究共纳入 45 个研究中心的 1784 例患者，发现既往有结核病史的慢阻肺患者比没有结核病史的慢阻肺患者症状更重、肺功能更差、急性加重更频繁。研究者对研究对象进行 3 年随访之后再次进行比较，发现上述差异仍然存在。肺结核病史对慢阻肺的自然病程存在一定影响。Yakar 等在 2017 年发表的一项研究结果显示，与没有结核病的患者相比，既往有结核病的患者被诊断为慢阻肺的时间提前了 4 年，死亡的时间提前了 5 年，过去有结核病的患者中位生存期为 24 个月，而没有结核病病史的患者中位生存期为 36 个月。

研究发现，TOPD 涉及的人群大多比较年轻（＜ 40 岁），由于肺结核相关的肺损伤发生较早，而吸烟相关性肺损伤发生较晚，而且进展较慢。Lee 等进行一项病例对照研究，结果显示，与年龄、性别及 FEV_1% 预计值匹配的慢阻肺患者相比，TOPD 患者发生咯血更为常见，发生支气管扩张更多，而咳嗽、呼吸困难、急性加重和住院情况并无显著差异；与慢阻肺相比，TOPD 患者 FVC、应用支气管舒张剂之后的 FEV_1 显著减低，支气管舒张试验反应阳性的百分比显著低于慢阻肺患者，提示其气流受限为不可逆性。

Gunen 等根据是否存在放射学检查结果提示陈旧性结核性瘢痕，将因急性加重住院的慢阻肺患者分为两组，结果发现结核组患者发生慢阻肺更早，进展更快。然而两组患者病死率相似。598 名慢阻肺患者中 93 例（15.8%）具有陈旧性肺结核瘢痕，具有结核病病史的慢阻肺患者比较年轻（P=0.02），具有结核性瘢痕的患者，首诊慢阻肺比没有结核性瘢痕者早 5 年 [（58.6 ± 12.3）岁 *vs.*（63.2 ± 11.2）岁，P < 0.01]。另有研究显示，与已经出现肺动脉高压的慢阻肺患者相比，合并有肺结核造成肺组织毁损的肺动脉高压患者，肺容积更小，但气流受限程度并不严重。Park 等的一项研究纳入了 1784 名慢阻肺患者，其中先前患过肺结核（468 例）患者的 CAT 评分、SGRQc 评分显著高于单纯慢阻肺组（1316 例），而肺功能测定结果及 AE 发生率与对照组相比也有显著差异。一项小样本 3 年随访结果显示，前者的 CAT 评分、SGRQc 评分及肺功能测定参数仍旧低于对照组，而 AE 频率高于对照组，合并肺结核组 FEV_1 每年下降 0.57%，而非结核病组每年改善 0.93%（P=0.076）。先前患有肺结核的患者肺功能

测定结果劣于先前未患肺结核病患者，因而认为先前患过肺结核对于慢阻肺的病情严重程度具有负面影响，而且随访研究结果显示，肺功能的变化会持续若干年。Aggarwal 等研究了 138 例慢阻肺患者中 58 例（42.03%）既往有肺结核治疗史，与非肺结核慢阻肺患者相比，合并肺结核患者多为青年人，研究同时显示，合并与不合并肺结核的两组慢阻肺患者的临床症状基本相同，仅合并肺结核的患者咯血发生率更高，两组患者的 FEV_1/FVC 几乎相同。结论认为，由于肺结核可以引起肺损伤，因而对慢阻肺的发生具有重要地位。Jin 等报道，他们共纳入 231 例慢阻肺患者，发现以往患有肺结核（104 例）的慢阻肺患者呼吸困难程度更重（$P=0.045$），时间更长（$P=0.008$）。以往发生 AE 的更多（$P=0.011$）。与以往未患肺结核的患者相比，其痰培养绿脓杆菌阳性率更高（$P=0.001$）。以往患过肺结核的慢阻肺患者发生支气管扩张的更多（$P < 0.001$），而且多见于结核病好发部位（如上叶）程度更重，（Bhalla 计分 $\geq$ 2，$P=0.031$），以往没有患过肺结核的患者中，中下叶出现肺气肿的更多见（$P=0.001$，$P=0.019$）。程度更严重（$P=0.028$），多为泛小叶肺气肿和小叶中心型肺气肿，值得注意的是患有肺结核的患者中，尽管肺结核的病变常局限于一叶，两肺及不同肺叶中发生肺气肿的频度和严重程度并无显著差异。结论认为，以往患过肺结核的患者，HRCT 上显示出独特的支气管扩张和肺气肿，临床上常出现明显的呼吸困难和频繁严重的急性加重，然而肺结核对于支气管扩张的发生只有局限

性作用，而慢阻肺患者发生的肺泡腔损害可能是广泛的，这可能
与吸烟的作用有关。

综上所述，与普通慢阻肺相比，TOPD 患者临床上可能具
有以下特点：①更年轻，但肺损伤发生的更早，确诊慢阻肺更
早。②吸烟指数较小。③临床症状重，呼吸困难评分更高，持续
时间更长。④由于合并支气管扩张较多，因而咯血较多见。⑤发
生慢阻肺急性加重更频繁，住院次数更多。⑥中下肺肺气肿较为
多见，以小叶中心型和泛小叶型为主。⑦肺功能更差，FEV_1 年
下降率更高。⑧免疫功能更差，合并绿脓杆菌感染者多见。⑨应
用支气管舒张剂后效果不如单纯慢阻肺。⑩生命质量评分更低。
⑪生存期更短，病死率更高。

65. TOPD 相关实验室检查

有研究结果显示，与对照组相比既往发生肺结核的慢阻肺患
者中的细胞因子，包括 IL-1α（$P=0.003$）、IL-1β（$P=0.0001$）、
MIP-1β（$P=0.03$）、SCD40 L（$P=0.0001$）和 VEGF（$P=0.02$）水
平显著升高，两个亚组慢阻肺患者相比有吸烟史的慢阻肺患者痰
中的 IL-1α（$P=0.031$）、IL-6（$P=0.05$）、TNF-α1（$P=0.021$）和
IL-8（$P=0.016$）的水平比具有结核病病史的慢阻肺患者更高，结
论认为和吸烟相关的慢阻肺比，既往患有肺结核引起的气流受限
更严重，感染肺结核后的气流受限的病理改变涉及的细胞因子包
括 IL-1RA、IL-1α、IL-1β、IL-17、GRD 和 SCD40L，而由吸烟

引起的慢阻肺涉及的细胞因子更多。

　　刘书平等报告肺结核伴有慢阻肺的患者存在细胞免疫功能受损，以及凝血功能受损，其水平与肺功能损害相关。又据张海燕等报告，肺结核合并慢阻肺患者细胞免疫功能受损，其损害程度比单纯肺结核患者更严重。据张敏波等报告，与单纯慢阻肺患者、单纯肺结核患者及健康组相比，慢阻肺合并肺结核患者 NK 细胞、CD4$^+$ 细胞数减少，同时 IL-1、IL-6、SIL-2R 和 IFN-γ 等细胞因子也出现一定程度异常。宋宏颖等报告慢阻肺合并肺结核患者存在 NK 细胞、T 淋巴细胞为主的免疫功能低下，同时 IL-1、SIL-2R、IL-6、IFN-γ 细胞因子水平明显异常。

66. TOPD 患者的诊断和治疗

　　TOPD 的诊断必须综合考虑肺结核和慢阻肺两个方面，目前尚未见有具体诊断标准。CRP、PCT、ESR 水平升高，TST 结果阳性，T-SPOT.TB 检查结果阳性，可以作为临床诊断慢阻肺合并肺结核的诊断依据。此外，应注意长期大量应用激素可能会促使陈旧性肺结核复燃。李春宝等报告肺结核合并慢阻肺时容易发生结核多耐药，选用抗结核药物时应更加精准。

67. 综合肺结核和 COPD 共同的危险因素制定预防策略

　　大量数据显示，患者所处的社会经济状态、营养不良、吸烟、接触生物燃料（室内、室外空气污染）、维生素 D 缺乏和 2 型糖尿病均为肺结核合并慢阻肺的共同危险因素。

目前认为维生素 D 缺乏与肺结核发病及预后关系密切，维生素 D 在机体对结核分枝杆菌感染的免疫反应及对活动性结核病的保护中发挥重要的强化作用，足够的维生素 D 可以通过维生素 D 受体激活，经过辅助性 T 淋巴细胞通过细胞因子与病原体的反应增强免疫应答，从而加速细菌的清除。另有研究表明，维生素 D 缺乏与慢阻肺病情严重程度也存在关联。

研究发现，2 型糖尿病可以显著增加慢阻肺的发病风险，同时糖尿病是导致宿主免疫功能低下的风险因素之一。研究结果表明糖尿病可使活动性肺结核患病风险增加 3 倍。综上所述，慢阻肺与肺结核互为独立危险因素，两者之间存在一定相互关系，吸烟、生物燃料暴露、维生素 D 缺乏及糖尿病可能是上述两种疾病共存的共同危险因素。

此外，还应当特别强调的是，糖尿病和肺结核之间存在双向关系。Jeon 等进行了一项系统文献复习和 Meta 分析，共纳入 13 项观察性研究，用以评估肺结核和糖尿病之间的关系，与非糖尿病患者相比，糖尿病患者发生活动性肺结核的风险是对照组的 3 倍，发生胰岛素抵抗的风险也比非胰岛素抵抗者高。Olmos 进行一项长期回顾性研究，结果显示，10 年内胰岛素依赖型糖尿病（IDDM）患者中发生结核病的比例为 24%，而在非胰岛素依赖型糖尿病（NIDDM）患者中仅为 4.8%。糖尿病患者中发生肺结核的风险也显著升高。Baker 等进行的系统性回顾研究显示，患有糖尿病的患者发生肺结核进行抗结核治疗时出现失败、复发和死亡的风险更高，合并糖尿病的肺结核进展更快、预后更差，而目前认为糖尿病也是慢阻肺的重要合并症之一。所以，应当将这三者综合考虑。

综合肺结核和慢阻肺共同危险因素，其预防的重点措施应当包括：①提高广大群众的经济收入水平，改善营养状态（适当补充维生素 D 和维生素 A）。②大力戒烟，减少室内外空气污染，重点是减少生物燃料造成的空气污染。③积极预防和治疗糖尿病，尤其是应当充分了解肺结核、糖尿病、慢阻肺三者之间的关系，在慢阻肺的防控中采取综合预防策略。

68. 研究肺结核和 COPD 共存的意义及启示

既然许多研究提示肺结核和慢阻肺之间关系密切，肺结核是慢阻肺患病的重要危险因素，那么这一点应当写进 GOLD 及国内制定的慢阻肺诊治指南中，日后筛查慢阻肺特别是进行慢阻肺诊断研究时应当将肺结核作为慢阻肺的重要危险因素。

大量研究结果已表明，肺结核是慢阻肺的重要共病，尤其是在发展中国家，包括我国也应当将肺结核作为慢阻肺共病，令人遗憾的是，直至 2022 年，GOLD 中慢阻肺的共病中仍无肺结核。

肺结核是慢阻肺的重要共病，慢阻肺患者中具有陈旧性肺结核病史者更多，尤其在我国更是如此。慢阻肺患者中相当一部分人需要长期吸入 ICS，而长期吸入 ICS 不仅可以引发肺炎，还可以引发肺结核，所以我们在拟订稳定期慢阻肺患者吸入 ICS 之前，一定要详细询问病史，包括既往结核病病史，并且拍摄 X 线胸片或者胸部 CT，看其是否具有陈旧性结核病相关征象。如果确有陈旧性肺结核证据，应当慎用 ICS，如若临床上确实需要应用 ICS，那么在用药后需要定期随访，包括拍摄胸部 CT。

从事结核病防控的专家也应当知晓并重视上述两种疾病共存的问题，在诊治肺结核病时应注意了解患者是否同时患有慢阻肺。如果确实合并慢阻肺，也应注意慢阻肺的规范治疗，这样对于提高结核病的治疗效果也是有益的。

69. 未来展望

目前，对于慢阻肺合并肺结核尚有以下几个方面的问题没有完全理清，有待今后进一步研究。因此建议：

①需要进行大样本、有健康对照人群的队列研究，包括单纯肺结核、单纯慢阻肺及两病并存的人群，以求理清肺结核和慢阻肺的因果关系。

②比较 TOPD 与 COPD 的异同，包括病史、发病危险因素、临床表现和病理生理变化、放射学检查结果、气道炎症、肺功能测定及气道可逆性试验、治疗措施和治疗效果、疾病进展和预后的不同。

③了解儿童和成人感染肺结核后发生气流受限的程度和特点

是否有所不同。

    总之，既往患有肺结核是发生慢阻肺的重要危险因素，在慢阻肺患者中肺结核也是很常见的共病，但是在发生慢性气流受限的机制、特点可能有某些不同之处，深入研究这些问题，无论对于提高慢阻肺的防控水平还是提高肺结核的治疗水平都是很有意义的。

COPD 与肺癌

肺癌不仅仅是 COPD 的重要共病，同时也是造成 COPD 患者死亡的重要原因，因此有必要对于 COPD 与肺癌之间的关系进行进一步的探讨。

70. COPD 与肺癌关系的概述

2021—2023 年版 GOLD 指出多项流行病学研究、观察性队列研究系统地证实了慢阻肺和肺癌关系密切。除了吸烟因素以外可能还有一些其他因素构成这两种疾病共同发病的病因，慢阻肺患者中存在的基因易感性、DNA 甲基化表观遗传变化、肺部局部慢性炎症及肺部异常修复机制也是慢阻肺发生肺癌的重要作用。

2020 年版 GOLD 指出 COPD 是目前全球第四大主要死因。2019 年《中国恶性肿瘤流行情况分析》显示肺癌居我国恶性肿瘤发病率及死亡率榜首。Anthonisen 等对 5887 例轻中度慢阻肺患者随访 14.5 年发现：33% 的患者死于肺癌。Kiri 等的研究显示，合并慢阻肺的肺癌患者 3 年生存率仅为单纯肺癌患者的一半。目前认为慢阻肺是肺癌发病的独立危险因素，50%～90% 肺癌患者合并不同程度的慢阻肺。Lee 等针对吸烟非小细胞肺癌（NSCLC）患者的研究（n=221）发现：50.2% 的 NSCLC 患者伴有慢阻肺。Young 等针对肺癌及普通吸烟人群的研究显示：50% 的肺癌患者同时合并慢阻肺，新诊断为肺癌的患者合并慢阻肺的概率是普通吸烟人群的 6 倍。基于 7 项病例（慢阻肺，n=183 370；非慢阻肺，n=586 208）对照研究的最新 Meta 分析显示：与非慢阻肺相比，慢阻肺患者罹患肺癌的风险升高 6.35 倍。COPD 患者罹患肺癌的概率为普通人群的 4～5 倍，即使控制吸烟因素后 COPD 患者发生肺癌的概率（OR 值）仍为 2.87，COPD 患者中肺癌的发生率为 25%，50%～80% 的肺癌合并 COPD。

71. COPD 与肺癌的共同病因主要是吸烟和大气污染

肺癌相关的多因素回归分析显示：高龄（＞55 岁）、吸烟史＞30 包年、轻中度气流受限（Ⅰ/Ⅱ级）、低 BMI（＜25）和 CO 弥散量＜80%、具有肺癌家族史是慢阻肺合并肺癌的高危因素。其他独立危险因素还有生物燃料暴露、被动吸烟空气污染、接触石棉和氡等有害气体。

秦茵茵等认为，85% ~ 90% 的肺癌或 COPD 都是由于吸烟引起的，终身吸烟者当中 20% 可以发展为 COPD，终身吸烟者中 10% ~ 15% 将来会发生肺癌，因此有理由认为 COPD 和肺癌为同源性疾病，其共同病因为吸烟和大气污染。

关于吸烟与肺癌的关系大家都比较熟悉，COPD 患者中 80% ~ 90% 都有长期吸烟的历史，换句话说，绝大多数 COPD 患者都是由吸烟引起的。研究显示，吸烟 ≥ 20 包年，COPD 患病率 *OR* 为 1.95。研究显示，吸烟指数与肺癌发病率关系密切，吸烟指数越高，患肺癌的概率越大。有研究报道，吸烟量 > 400 支 / 年的 COPD 患者肺癌的发病率显著高于吸烟量 < 400 支 / 年的 COPD 患者。

下面谈谈大气污染（主要是 $PM_{2.5}$）与 COPD 的关系。有研究显示，$PM_{2.5}$ 年平均 50 ~ 74 $\mu g/m^3$，COPD 的患病率 *OR* 值为 1.85；$PM_{2.5}$ 年平均 ≥ 75 $\mu g/m^3$，COPD 的患病率 *OR* 值为 2.0。Liu 等进行的调查结果显示，$PM_{2.5}$ 为 35 ~ 75 $\mu g/m^3$，患有 COPD 风险增加 1.416 倍（*OR* 值为 2.416，95% *CI* 为 1.417 ~ 4.118），当 $PM_{2.5}$ > 75 $\mu g/m^3$，COPD 患病风险增加 1.52 倍（*OR* 值为 2.520，95% *CI* 为 1.280 ~ 5.001）。

目前认为大气污染与肺癌发病的关系密切。$PM_{2.5}$ 长期平均浓度每增加 10 $\mu g/m^3$ 时，肺癌发病的 *RR* 值为 1.09（95% *CI* 为 1.04 ~ 1.14）。14 篇相关文献荟萃分析 $PM_{2.5}$ 引起肺癌发病的 *RR* 值为 0.81 ~ 1.39，汽车尾气中 $PM_{2.5}$ 增加肺癌发生风险

的 *OR* 值为 1.11（95% *CI* 为 1.00 ～ 1.22）。加拿大一项研究发现，$PM_{2.5}$ 浓度每年升高 10 μg/m³ 时，肺癌死亡率升高 6.9%（*P* < 0.05）。

72. COPD 与肺癌并存的发病机制

COPD 与肺癌共存的共同危险因素有：①吸烟：证据确切，致病因素包括苯并芘、尼古丁、焦油、亚硝胺等。②环境污染：主要是 $PM_{2.5}$。③免疫反应异常。④遗传因素：染色体 15q25 上的 *CHRNA3/5* 基因（易感效应）；染色体 4q31 上的 *HHIP* 基因（保护效应）；染色体 4q22 上的 *FAM13A* 基因（保护效应）。

COPD 容易合并肺癌，慢性感染及慢性炎症可能是发生肺癌的基础（巨噬细胞、中性粒细胞），具体机制有：①组织缺氧和血管新生。②氧化应激损伤。③适应性免疫反应和细胞外基质改变。④环氧化酶 2 和前列腺素 E2。⑤半乳糖凝集素 3。⑥细胞内信号途径。

具体的机制如下（图 5）。

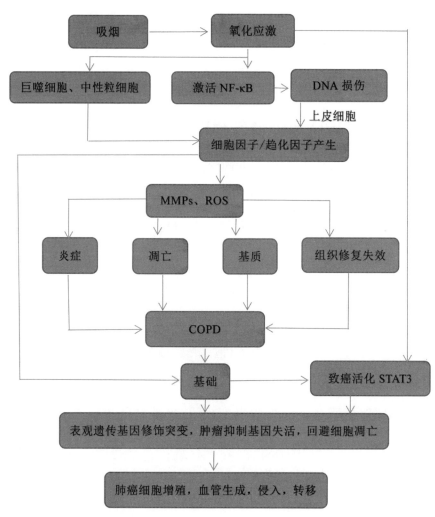

图 5　吸烟引起 COPD 和肺癌的机制（彩图见彩插 1）

（1）长期吸烟

吸烟是慢阻肺及肺癌发病最重要的共同环境危险因素。肺气血屏障即肺泡—毛细血管屏障，主要由肺泡上皮和毛细血管内皮组成，是 O_2 和 CO_2 交换的场所，是香烟烟雾首当其冲的屏障。

吸烟产生的气体混合物含有约 4500 种成分，包括 CO、烟碱、氧化剂和醛等，其中至少 60 种被归类为致癌物。香烟烟雾成分破坏肺泡—毛细血管屏障，电子显微镜下可观察到慢阻肺吸烟者中细胞连接的丧失和肺内皮剥脱区域，长期烟雾刺激可致肺部组织损伤和修复，引起慢性炎症刺激。香烟烟雾可导致支气管上皮细胞坏死脱落、上皮细胞增生、鳞状上皮化生等改变，支气管壁内可见大量中性粒细胞、淋巴细胞、杯状细胞、巨噬细胞、T 淋巴细胞等浸润，大量分泌蛋白水解酶及氧自由基等物质降解肺泡壁的粘连蛋白及弹性蛋白等基质成分，破坏肺泡结构，致肺泡腔增大，肺泡弹性回缩力下降，引发肺气肿的发生，最终导致慢阻肺，还可引起蛋白酶—抗蛋白酶失衡及激活转录因子 NF-κB，进一步引起慢性炎症性反应。目前认为，慢阻肺是肺癌发病的独立危险因素，50% ～ 90% 肺癌患者合并不同严重程度的慢阻肺。吸烟暴露可损害气道黏膜系统，降低纤毛摆动，使感染的细菌易在呼吸道定植，致使患者在慢阻肺的基础上反复出现呼吸道感染，肺部的反复损伤和修复导致呼吸道上皮的增生及增加上皮间质转化的风险，甚至支气管黏膜上皮癌变。研究表明，吸烟量与肺癌之间存在着明显的量—效关系，开始吸烟的年龄越小，吸烟累积量越大，肺癌发病率越高，肺癌致死率越高。香烟烟雾的许多有害影响都归因于 DNA 损伤，香烟烟雾中的化学物质或者香烟烟雾引起的炎症和氧化应激的产物都可引起 DNA 的损伤，导致 DNA 加合物的增多进而致 *KRAS*、*TP53* 等基因突变，产生异常信号途径，细胞凋亡减少、血管生成增多进而导致肿瘤的发生发展。另外一项纳入 5402 例参与者的研究显示：肺癌发生率随气道阻塞程度的增加而增加，中重度慢阻肺患者肺癌发生风险更高。

（2）慢性炎症

慢阻肺是一种慢性进行性炎性疾病，其肺癌发病率增加，慢性炎症在肺癌及慢阻肺的发生发展过程中起到重要作用。Kerdidani 等研究表明肺气肿可促进小鼠可移植肿瘤的生长，而抗肿瘤 CD8$^+$T 细胞免疫力的丧失在此过程中起着至关重要的作用。当肺泡暴露于香烟烟雾时，炎症细胞特别中性粒细胞释放中性粒细胞弹性蛋白酶等多种生物活性物质引起慢性黏液高分泌状态并破坏肺实质，包括 NF-κB、氧氮自由基、细胞因子、前列腺素等炎症因子，这些炎性介质构成有利于肿瘤发生的微环境。T 细胞在肿瘤微环境中的基本特征是抑制受体的高表达和共表达，使其处于严重功能疲惫状态；在这样的炎症微环境刺激下引起反复的肺损伤和修复，促使基上皮间质转化，增加遗传错误表达风险，常见于 *KRAS*、*TP53* 等基因的突变，直接或间接地促进血管生成、细胞增殖、转移，使细胞生长失去控制导致肿瘤的发生。过去一致认为，慢阻肺的炎症微环境主要是 Th1 细胞浸润，肺癌炎症微环境主要是 Th2 淋巴细胞浸润。最新研究表明 Th2 淋巴细胞在慢阻肺的发病过程中也起到一定的作用，进一步证实慢阻肺和肺癌的发病机制密切相关。

（3）气道重塑

在慢阻肺和肺癌的浸润或转移表型中均可发现上皮—间质转化（EMT）。卷烟烟雾中发现的活性化合物如尼古丁和活性氧，可以通过各种信号传导途径诱导炎症，同时吸烟诱导波形蛋白和其他间充质标记物的较高表达，以及 E- 钙黏蛋白表达的降低是 EMT 产生的关键指标。持续吸烟暴露引发气道上皮—间质转化反应持续存在：基底细胞数量和（或）迁移、增殖减少及气道上皮纤维化并促进平滑肌增生，引起重塑，破坏上皮屏障，进一步加重气道炎症。上皮间质转化本身就具备癌前病变的特征，持续慢性炎症可使上皮细胞黏液化生、平滑肌肥大、上皮下胶原沉积、血管增多，反反复复引起气道重塑，最终导致肺上皮细胞癌变。除此之外，表观遗传学在慢阻肺合并肺癌发病过程中的作用日益引起关注，包括 DNA 甲基化、组蛋白翻译后修饰、非编码 DNA 作用等。慢阻肺与肺癌具有一些共同的基因多态性，例如 SERPINA1、MMP1、CYP1A1、EPHX1、CHRNA3 和 CHRNA5、MPO 等，肺气肿与肺癌中有共同的蛋白酶，例如 neutrophil elastase、proteinase、Cathepsin S、Cathepsin L、Cathepsin K 等。

73. COPD 与肺癌共存时的临床表现

多名学者对于 COPD 与肺癌共存时的临床表现进行研究，结果发现：COPD 合并肺癌时临床上出现咳嗽、咳痰、发热、乏力等与单纯 COPD 患者没有显著性差异，而两病共存时，咯血、消瘦、胸疼、声音嘶哑、胸腔积液、肺不张等显著多于单纯 COPD 组。因此，提出当 COPD 患者出现以下征象时应高度警惕发生肺癌：咯血、胸痛、骨痛、消瘦、声音嘶哑；浅表淋巴结肿大；阻塞性肺不张、阻塞性肺气肿、阻塞性肺炎、杵状指（趾）。

大量研究资料显示，COPD 合并肺癌时病理类型以鳞癌多见（51.7%），其中男性鳞癌 60.7%，女性腺癌 69.0%。

COPD 患者肺功能检查时主要特点是：①呼气流量下降、呼气时间延长。②FVC 正常或↓、FEV_1↓↓、FEV_1/FVC↓（↓轻度降低，↓↓明显降低）。③呼气流量容积曲线降支向容量轴凹陷。④肺气肿型 COPD 患者 D_LCO↓（↓降低）。

肺癌患者最常见的肺功能改变阻塞性通气功能降低和FEV_1%降低。

COPD 合并肺癌时的肺功能参数：FEV_1%、FEV_1/FVC、TLC、RV/TLC 的变化，与单纯 COPD 无显著差异（$P > 0.05$），但是两病并存组 D_LCO 比单纯 COPD 组降低。

COPD 合并肺癌时的相互影响包括以下 4 个方面：①合并有 COPD 的肺癌患者术后并发症多：肺部感染、呼吸衰竭、心律失常、胸腔内出血。②合并 COPD 的患者气道黏膜功能降低，排痰功能减低，导致气道内分泌物潴留和肺部感染。③ COPD 合并肺癌使心肺功能降低，术后容易发生呼吸衰竭和心律失常。④伴有 COPD 的肺癌患者 3 年存活率为单纯肺癌的 50%。

74. 从肺癌患者中主动发现 COPD 患者和从 COPD 患者中早期发现肺癌

已知，COPD 是肺癌的高危因素。每一年大约有 1% 的 COPD 患者会发生肺癌。然而目前国内 COPD 的诊断率较低，大家都在努力探求 COPD 的早期诊断途径，我们认为从 COPD 的各种共病中反向筛查 COPD 可能是一种有效的方法。2015 年 1 月 1 日—12 月 30 日，在北京大学人民医院胸外科住院患者中进行肺功能检查，结果显示，703 例肺癌患者中全部进行了肺功能检查，其中 67 例进行支气管舒张试验，62 例（92.5%）符合 COPD 诊断。接受手术治疗的肺癌患者 639 例，其中 41 例进行支气管舒张试验，38 例（92.7%）符合 COPD 诊断。

另一方面，更重要的是如何从 COPD 患者中寻找肺癌。当 COPD 患者出现下述症状和（或）体征时应高度警惕已合并有肺癌：不明原因的发热、乏力、消瘦、胸痛、咯血、声音嘶哑、浅表淋巴结肿大、杵状指、胸腔积液、阻塞性肺炎、肺不张、肺气肿，近 20% 患者首诊时即同时发现 COPD 和肺癌，COPD 一旦发现合并肺癌，多为晚期（30% ～ 60%）。

75. 慢阻肺合并肺癌的预防和治疗

慢阻肺患者合并肺癌的治疗应该按照肺癌的指南进行，但是由于慢阻肺患者肺功能常常明显降低，肺癌外科手术治疗往往受到一定限制。Sekine 等研究显示：慢阻肺是 I a 期肺癌完全切除术后复发的危险因素，不伴慢阻肺者 5 年生存率为 91.6%，伴慢阻肺者仅为 77.0%（P=0.0001）。强光亮等针对 421 例肺叶切除术 NSCLC 患者回顾分析，比较不同组间慢阻肺严重程度与术后无复发生存的差异，研究显示：随着慢阻肺严重程度增加，术后复发率增加（$P < 0.001$），无慢阻肺组、轻度慢阻肺组和中重度慢阻肺组 5 年无复发生存率分别为 78.1%、70.4% 和 46.4%。慢阻肺和肺癌的症状重叠，因此慢阻肺的治疗也不容忽视，适当治疗慢阻肺可以减轻这些症状，改善患者的生活质量，有利于扩大手术适应证。ICS 可降低慢阻肺患者患肺癌的风险，ICS 有高效抗炎和气道结构保护作用，ICS 抑制嗜酸性粒细胞、肥大细胞、T 淋巴细胞等炎症细胞释放细胞因子等炎症介质，同时也可使上皮细胞、内皮细胞、平滑肌细胞等结构性细胞释放炎症介质减少，平滑肌细胞表面 β_2 受体表达增加，长期使用 ICS 还可逆转气道高反应性达到稳定期。2020 年版 GOLD 新增了 ICS/LAMA/LABA 三联药物降低慢阻肺患者全因病死率的循证数据，ICS 可通过协调遗传信息表达、调控细胞周期等抑制肿瘤细胞的发生，如抑制 NF-κB 介导的炎性基因转录、抑制 NF-κB 信号通路介导的细胞增殖、降低 DNA 甲基化和 DNA 乙酰化进而降低肺癌的发生。香烟提取物刺激下，支气管上皮细胞跨膜电阻显著下降，加入布地奈德后则未下降，提示布地奈德有效保护气道上皮屏障功能，而氟替卡松无明显气道保护功能。另外，研究证明布

地奈德显著减少慢阻肺患者炎性细胞数量和炎症因子水平。鼠肺癌模型试验证明布地奈德能减少大鼠肺部肿瘤发生。一项纳入 10 474 例慢阻肺患者的队列研究显示：ICS 对慢阻肺患者肺癌发生有化学预防作用，较高剂量 ICS 降低肺癌发生风险更明显。基于肺癌组织的亚组分析也证实 ICS 的肺癌防护作用，"潜伏期假设"研究灵敏度分析证实，ICS 具有肺癌防护作用。Rabe 等研究表明布地奈德、格隆溴铵和福莫特罗每日 2 次的三联疗法比格隆溴铵—福莫特罗或布地奈德—福莫特罗更强抑制炎症因子和气道重构因子，雾化吸入布地奈德可有效改善慢阻肺合并肺癌患者的肺功能，从而有利于扩大手术适应证。

据报告吸入 ICS 可以减低发生肺癌的风险，但是吸入 ICS 可能引发肺部感染，包括肺炎和肺结核，而肺炎和肺结核又可能增加肺癌的发病风险。因而需要综合研究长期吸入 ICS 与其后发生肺炎、肺结核及肺癌的关系。Wu 等进行一项回顾性研究，结果显示慢阻肺患者吸入 ICS 后发生肺部感染者又引发肺癌的 HR 为 2.42（$P=0.007$，95%CI 1.28 ~ 4.58），吸入 ICS 后发生肺结核的患者再发生肺癌的 HR 为 2.37（$P=0.046$，95%CI 1.01 ~ 5.54），同时发生肺炎、肺结核患者发生肺癌的 HR 为 1.17（$P=0.554$，95%CI 0.69 ~ 1.98）。既往没有应用 ICS 的患者发生肺部感染的 HR 为 1.68（$P=0.187$，95%CI 0.78 ~ 3.65），既往没有应用 ICS 发生肺结核的 HR 为 0.95（$P=0.818$，95%CI 0.62 ~ 1.46）。同时发生肺炎和肺结核的 HR 为 1.42（$P=0.145$，95%CI 0.89 ~ 2.26）。

该作者最后的结论认为慢阻肺患者吸入 ICS 后并发肺炎和肺结核者发生肺癌的风险增加，由于肺癌的总体预后差，所以对于上述患者应当进行认真的筛查。总之，到目前为止吸入 ICS 是否有利于减低肺癌的发病率尚有待于今后进行更全面和深入的研究。

76. COPD 和肺癌共存管理的问题与建议

目前存在的问题：全社会对于 COPD 关注不够，早期诊断率不高，治疗不规范，疗效不满意。肺癌的早期诊断率更低，治疗水平远低于欧美先进国家。这两种疾病的预防均不到位（控烟、治理空气污染）。两病共存的管理中存在的问题主要由大医院分科过细的弊端而来。

笔者根据团队经验，提出对 COPD 和肺癌管理的几点建议：①强化两病共存的一级预防，病因预防，包括有效控烟、改善大气环境等。②努力提高两病的早期诊断率，尤其是肺癌的早期诊断率。2023 年版 GOLD 认为对于年龄 50 ～ 80 岁、吸烟指数 20 包年以上，或已戒烟 5 年的 COPD 患者每年进行 1 次胸部 LDCT 是很有必要的。但是共识认为虽然 COPD 是从不吸烟者发生肺癌的独立危险因素，但是对于不吸烟的 COPD 患者不建议每年进行 1 次胸部 LDCT 检查，因为这种筛查发生的危害可能超过发现肺癌的益处。③规范两病治疗措施，提高治疗水平和患者的生命质量。④多学科协作（呼吸内科、胸外科、肿瘤科等）。⑤努力开展多中心研究。

　　近期国内多学科专家共同制定了《肺癌合并慢性阻塞性肺病（LC-COPD）诊疗国际专家共识》。该共识报告了 LC-COPD 的最新进展，并总结了肺癌和慢阻肺共同的危险因素和机制、筛查方法、治疗原则和详细的治疗策略，最终达成了 17 条共识，现将其中与慢阻肺合并肺癌治疗相关的共识呈现如下：

　　共识 5："癌肺同治"策略。在诊治过程中，应结合肺癌和慢阻肺各自的进展情况、严重程度、患者个体情况及干预措施的优先级，制定相应的治疗和管理策略（推荐等级：A；证据水平：2a）。

　　共识 6：肺癌和慢阻肺均为慢性进展性疾病，具有异质性。应尽可能动态监测 LC-COPD 患者的病理类型、基因状态、免疫状态和肺功能的变化（推荐等级：A；证据水平：2a）。

　　共识 7：肺癌治疗过程中，如慢阻肺处于稳定期，推荐使用以支气管扩张剂为基础的吸入治疗，并定期根据临床症状、肺功能、急性加重风险、合并症和外周血嗜酸粒细胞计数开展个体化评估和药物调整；同时应开展非药物治疗，如戒烟、脱离有害因素接触、疫苗接种、呼吸康复、氧疗等（推荐等级：A；证据水平：1a）。

　　共识 8：肺癌治疗过程中出现 AECOPD 时，应去除诱发因素，并根据急性加重的评估结果及患者病情给予适当的治疗，如吸入短效支气管扩张剂 [β_2 受体激动剂和（或）抗胆碱能药]；适当使用全身类固醇皮质激素、黏液溶解剂和抗生素；必要时无创或有创机械通气（推荐等级：A；证据水平：1a）。

共识 9：LC-COPD 患者的化疗，应考虑肺癌临床分期、病理类型、PS 评分和慢阻肺状态。慢阻肺病情控制处于稳定期时可以选用含铂双药或去铂单药化疗方案（推荐等级：A；证据水平：1a）。

共识 10：LC-COPD 患者的靶向治疗，应根据不同分期、病理类型推荐基因检测，并根据检测结果优先靶向治疗。无论一线还是后线的靶向治疗，有多种药物可供选择时，尽可能选择肺毒性低的靶向药物（推荐等级：A；证据水平：1a）。

共识 11：LC-COPD 患者的血管靶向药物治疗应充分考虑具体血管靶向药物的适应证和禁忌证，并根据肺癌具体病理分类和临床分期，联合血管靶向治疗，同时密切监测不良反应（推荐等级：B；证据水平：2a）。

共识 12：LC-COPD 患者的免疫治疗，应考虑肺癌临床分期、病理类型、PS 评分和慢阻肺状态。当慢阻肺病情控制处于稳定期时，可行免疫单药或免疫联合治疗，同时密切监测免疫治疗相关不良反应（推荐等级：A；证据水平：2a）。

共识 13：早期肺癌合并慢阻肺的介入治疗。如患者因肺功能减退而不适合手术或根治性放疗，可以根据肿瘤位置、大小和临床分期等具体情况考虑介入治疗（推荐等级：A；证据水平：2a）。

共识 14：晚期肺癌合并慢阻肺患者的姑息性介入治疗，可根据肿瘤病理类型、分期、位置和临床症状等选择合适的姑息性介入治疗，以提高患者的生活质量（推荐等级：A；证据水平：2a）。

共识 15：LC-COPD 患者的介入性肺减容术，应根据慢阻肺分级、肺功能及肿瘤的位置、大小和临床分期进行综合考虑（推荐等级：B；证据水平：2a）。

共识 16：LC-COPD 患者的放疗。部分 LC-COPD 患者因肺功能减退失去手术机会，可根据肿瘤位置、大小、临床分期等具体情况考虑适宜的放射综合治疗。在接受放疗时应高度重视肺功能评估和监测（推荐等级：A；证据水平：2a）。

共识 17：LC-COPD 的手术治疗，应完善术前心肺功能检测，做好充分的术中、术后风险评估，加强围手术期管理，并在 MDT 基础上施行合适的微创手术（推荐等级：A；证据水平：2a）。

COPD 合并肌少症问题

　　肌少症是指与增龄有关的进行性、全身肌量减少和（或）肌强度下降或肌肉生理功能减退的综合征。有研究者发现肌少症是 COPD 的全身表现之一，合并有肌少症的 COPD 患者疾病转归差，病死率高。

　　肌少症作为增龄性相关性共存疾病，在慢阻肺患者中发生率较高，并可独立预测临床预后不良。肌肉质量下降作为肌少症诊断的核心表型之一，与慢阻肺的高患病率和病死率有关。2018 年欧洲老年人肌少症工作组更新的肌少症定义与诊断修订稿（EWGSOP2）中推荐腹部 CT 第三腰椎水平肌肉横截面积（L3SMA）可作为评估肌肉质量的客观指标之一。

77. COPD 与肌少症的流行病学研究现状

　　近年来随着人口老龄化的加剧，肌少症作为老年人常见疾病逐渐受到人们的关注，目前全世界约有 5000 万肌少症患者。现阶段肌少症的诊断标准仍不统一。我国目前采用的诊断标准为：

双能 X 线骨密度仪检测肌量，计算四肢骨骼肌质量指数，以男性 $< 7.0 \, kg/m^2$、女性 $< 5.4 \, kg/m^2$ 为肌量减少，握力器评估肌力以男性 $< 26.0 \, kg$、女性 $< 18.0 \, kg$ 为肌力下降，步速 $< 0.8 \, m/s$ 提示肌肉生理功能异常。欧洲老年人肌少症工作组将肌少症分成 3 期：①肌少症前期：仅有骨骼肌肌量的减少；②肌少症期：骨骼肌肌量、肌力或肌肉功能的减低；③重度肌少症期：骨骼肌肌量减少、肌力和肌肉功能减低。有研究报道，50 岁及以上人群的腿部肌肉质量以每年 1% ～ 2% 的速度减少，而肌力则以每年 1.5% ～ 5.0% 的程度下降，60 ～ 70 岁人群中肌少症的患病率为 5% ～ 13%，80 岁及以上者患病率高达 50%。

慢阻肺疾病进展过程中存在增龄相关性肌肉功能、质量下降及疾病相关性肌肉衰减，根据不同的测量方法，肌少症在慢阻肺患者中的发病率在 15% ～ 34%。在慢阻肺疾病早期约有 1/3 患者合并肌肉力量下降，随着病情进展可合并肌肉质量下降，进一步恶化时患者身体活动能力下降，并与患者住院病死率直接相关。Attaway 等的研究纳入 12 977 例因慢阻肺急性加重而住院的患者，7.4% 的患者合并肌少症，与非肌少症患者相比病死率明显升高（14.6% *vs.* 5.7%）。但在慢阻肺临床实践中对于肌少症的诊断及干预均存在严重不足，尤其在重症慢阻肺患者中。

78. COPD 与肌少症的关系

COPD 患者由于肺功能受损、气体交换障碍、骨骼肌功能失调导致运动耐力下降，影响日常生活，而这一过程最终将导致肌肉萎缩。人体成分分析结果显示 COPD 患者的脂肪组织相对增加、非脂肪组织减少，这些都会促进全身性炎性反应、胰岛素抵抗的发生和发展，继发性肌少症与多种慢性疾病有关。有研究者发现，50 岁及以上的 COPD 患者其肌肉质量以每年 1% ～ 2% 的速度下降，其中 50 ～ 60 岁的患者肌力每年下降 1.5%，而 60 岁及以上患者肌力每年下降可达 3.0%。COPD 患者中 20% ～ 40% 处于肌少症前期、10% ～ 25% 处于肌少症期。英国的研究采用欧洲肌少症工作组的诊断标准，发现稳定期的 COPD 患者合并肌少症的比例达 14.5%。

79. COPD 合并肌少症时相关骨骼肌的变化

（1）呼吸肌的改变

呼吸肌主要包括膈肌、肋间肌及腹壁肌，其中膈肌是最重要的呼吸肌。有研究者认为由于肺过度膨胀，使得膈肌收缩产生的反横膈膜压力降低，膈肌收缩能力下降。

骨骼肌的肌量随着肺功能恶化呈下降趋势，重度 COPD 患者中气流受限越严重骨骼肌肌量越少。这可能与以下因素有关：①呼吸功增加导致静息能量消耗增加；②重度 COPD 患者饮食营养摄入不足；③不能耐受日常活动量导致机体锻炼减少；④由于全身性炎症骨骼肌凋亡增加；⑤糖皮质激素的长期使用及缺氧等。研究证明，膈肌同样随着 COPD 的加重而发生变化。

（2）股四头肌的改变

在 COPD 患者中股四头肌肌力较对照组下降 20% ～ 30%。

按照 GOLD 分期，Ⅰ、Ⅱ 期患者中股四头肌肌力减弱的发生率为 31%，而Ⅳ期患者中该比例上升至 38%，表明气流受限越严重，股四头肌肌力越差。通过超声或 CT 测量股四头肌横截面积和磁共振检测股四头肌的肌肉含量发现，在 COPD 患者中股四头肌的肌量明显减少，同时显微镜下也观察到单个肌肉纤维萎缩及骨骼肌Ⅰ型纤维向Ⅱ/Ⅲ型纤维转变，随着Ⅰ型纤维减少，股四头肌肌力下降。

80. COPD 合并肌少症的可能性机制

COPD 合并肌少症的病因可能包括年龄、营养状况、运动能力、COPD 严重程度、吸烟及合并症等。Limpawattana 等发现随着 COPD 的加重，不仅气流受限加重，TNF-α 等炎性因子也随之增多、肌肉蛋白分解代谢加快等与肌少症的进展密切相关。

（1）肌蛋白合成及分解失衡：①肌蛋白合成通路改变。②肌蛋白分解通路变化：COPD 患者中各种调节因子可能通过上述信号通路导致肌肉蛋白合成减少、分解增加，进而影响肌少症的发生和发展。研究表明，泛素介导的肌肉分解在 COPD 患者骨骼肌功能失调中发挥了重要作用。COPD 患者发生骨骼肌消耗是肌纤维降解和合成失衡的结果。

（2）肌纤维的转变：在中重度 COPD 患者的股四头肌中

PPAR 的三种亚型 PPAR-α、PPAR-β、PPAR-γ 相应的 mRNA 明显下降，这些证据均表明 PPAR 与肌纤维表型有关。

（3）炎性反应及氧化应激：TNF-α 及 IL-6 等炎性因子可以通过作用于 NF-κB 激活 MuRF-1，促进肌肉蛋白的分解。骨骼肌的氧化应激不仅加快肌肉蛋白分解及肌肉萎缩的速度，同时也可以使肌细胞的线粒体功能受损，影响肌细胞的能量代谢，抑制肌细胞的分化增殖。

COPD 所致的慢性炎性反应、活动锻炼日渐减少、营养不良等均加速了肌少症的进展，反过来这种与慢性疾病相关的继发性肌少症的不断恶化将导致患者骨量丢失、骨质疏松、步态不稳等，活动耐量进一步减退，肺功能也越来越差，这种恶性循环严重影响疾病的预后，加速衰弱的进程，加重家庭及社会的医疗负担。

COPD 合并肌少症的发病机制尚不明确，需要基础实验的进一步探究和更多临床证据的支持。及早发现肌少症、早期采取干预措施将有助于延缓病情发展，促进健康老龄化。

其实，早在 20 世纪 80 年代到 90 年代，国内外就有不少学者探讨慢阻肺与肌肉的结构和功能改变问题，特别是呼吸肌的结构和功能问题。但是，其后这项研究便被淡化和中断了，因此，并没有提出更好的解决办法。现在人们又开始重视慢阻肺与肌少症问题。其实这是一个问题，现在看来要解决这个问题，办法不外乎以下几个方面。

（1）由于慢阻肺患者长期存在消化、吸收不良和营养不良问题，这也是导致慢阻肺患者肌少症的重要原因，因此要解决肌少症问题首先要从源头上下功夫。重点在于如何提高慢阻肺患者的肠道吸收功能和营养水平。

（2）多年来大家一直致力于慢阻肺患者的康复锻炼，其中肌肉锻炼是一个重要方面，坚持肌肉锻炼有可能会改善慢阻肺患者呼吸肌的功能，但是，目前尚缺少这方面的系统研究。

（3）我们在《慢性阻塞性肺疾病何权瀛 2016 观点》《慢性阻塞性肺疾病何权瀛 2019 观点》两书中均谈到呼吸肌疲劳与中医脾虚的关系，从脾虚入手调整脏腑功能，或许对解决肌少症有所帮助。

COPD 患者合并多种慢性病合理用药问题

GOLD 在谈到 COPD 共病治疗时一直强调处理其共病是并不需要改变 COPD 的原有治疗方案，同时治疗各种共病应如同患者没有合并 COPD 一样。其后在介绍每一种共病的治疗时均有类似的说明。其实，这种观点并不准确和科学，因为现有的治疗 COPD 的某些药物可能会对人体其他系统产生不良影响，如长期吸入糖皮质激素即可引起肺炎和肺结核。

COPD 患者合并多种共病及衰弱的情况非常普遍。英国的一项基于生物样本库的大规模社区横断面队列研究纳入了 8317 例 COPD 患者和 494 323 例非 COPD 患者，结果发现 COPD 患者比非 COPD 患者的共病情况更普遍（17% $vs.$4%）。Chetty 等在苏格兰开展了一项大型横断面调查研究，对来自苏格兰 314 个初级保健诊所的 1 272 685 名成年人的横断面数据分析，发现 4.1% 的患者患有 COPD，其中 86% 的 COPD 患者至少合并一种慢性疾病，

22.3% 的 COPD 患者合并 5 种或以上慢性疾病；而非 COPD 患者中仅 48.9% 合并一种慢性疾病，4.9% 合并 5 种或以上慢性疾病（OR=2.63，95%CI 2.56 ～ 2.70）。与非 COPD 患者相比，COPD 患者更容易合并心血管疾病、抑郁症、糖尿病、血脂异常、肥胖和肺癌。其他常见的共病还包括：疼痛状态、哮喘、慢性鼻窦炎、外周血管疾病、银屑病 / 湿疹、肠易激综合征、慢性肝病、酒精滥用、精神分裂症、厌食或暴食症、痴呆、胃食管反流、骨质疏松等。

COPD 患者的多种共病不仅降低了其生活质量、机体功能，还增加了患者的住院率和死亡风险，与此同时，也使患者的用药种类和数量明显增加。但目前的 COPD 管理指南很少考虑到其共病情况，缺乏明确的指南和医疗行为准则准确反映 COPD 合并多种共病患者的疾病及其药物使用的复杂性，以及如何有效地管理它们。

81. 合并多种共病的 COPD 患者多重用药的流行病学

目前文献对于多重用药（polypharmacy）的定义仍不统一，但大多数学者认为多重用药一般是指一患者同时服用 5 种或以上的药物，包括处方药物、非处方药物、中草药和补充剂等。多重用药在 COPD 患者中非常普遍。加拿大的一项回顾性研究发现，81.4% 的 COPD 患者 [平均年龄（72.5 ± 10.5）岁] 存在多重用药问题，75 岁以上的 COPD 老年患者多重用药的情况更是高达 86.8%。另一项来自意大利的研究也发现，78.5% 的住院 COPD 患者在出院时服用 5 种或以上的药物。住院 COPD 患者多重用药的发生率是非 COPD 患者的 2 倍。Sirois 等调查了 2000—2015 年加拿大魁北克省罹患 COPD 的老年人存在多重用药（≥ 10 种、≥ 15 种或 ≥ 20 种药物 / 年）问题。结果发现，罹患 COPD 的老年人越来越多地存在多重用药。平均使用药物数量从 2000 年的 12.0 种增加到 2015 年的 14.8 种；并且存在多重用药的 COPD 患者比例明显上升（≥ 10 种药物，由 62.0% 升至 74.6%；≥ 15 种药物，由 31.2% 升至 45.4%；≥ 20 种药物，由 12.3% 升至 22.4%）。

COPD 患者普遍存在多药共用问题，可能与疾病指南的驱动有关。就治疗 COPD 的"呼吸系统药物"处方而言，COPD 患者也存在过度处方用药或处方适应证不充分问题。Franssen 等调查了 1859 名 COPD 患者，发现平均每名患者服用（3.5 ± 1.5）种呼吸系统药物，并且随着 GOLD 分级、MRC、SGRQ 的增高而增加，而 FEV_1% 预计值、SGRQ 和近期急性加重的次数是多重用药的独立决定因素。该研究还发现，就长效支气管舒张剂、吸入剂型或全身使用的糖皮质激素而言，与 GOLD 指南所推荐的用药方案相比，症状持续存在的 COPD 患者实际用药明显存在过度用药问题。Reilly 等的研究还发现 70% 的 COPD 患者在使用 ICS，但其中很多患者缺乏使用 ICS 的指征，也不能从中获益。

此外，98% 的 COPD 患者还至少接受了 1 种"非呼吸系统药物"处方，其中 64% 为心血管系统药物、8% 为抗抑郁药。

82. 多重用药对 COPD 患者的危害

尽管 GOLD 承认 COPD 患者存在的其他共病可能会影响到 COPD 疾病状态的评估，并且会影响其疾病进展速度和预后。但是，多年来始终没能将 COPD 患者的多种共病列入 COPD 病情评估之中，而只满足于对 COPD 患者的常见症状和状态进行简单评估（mMRC 和 CAT）。不仅如此，在有关 COPD 合并的共病处理时明确地提出一般说来各种共病的存在不应改变 COPD 的治疗措施，同时每一种共病的治疗均应按照各种共病的标准治疗措施进行处理，而不必考虑 COPD 的存在。这种分裂式治疗措施显然不合理、不科学。因为合并其他共病时，COPD 患者用药显然不同于单纯 COPD 患者。多种药物合用（不包括静脉用药），尤其是在缺少必要的用药间隔指导时，多种药物之间的相互作用可能呈现以下几种情况：①各种药物之间不发生任何相互作用，各自发挥原先的药理作用。②不同药物之间发生未知的化学反应，从而降低疗效，但是尚未出现不良反应。③多种药物之间发生明显的化学反应，并且出现有别于原来各自的药理作用，甚至对人体产生各种至今尚未认识的不良反应。从道理上讲，第一种情况几乎是不可能存在的，第二、第三种情况是更多见的，而这两种模式对患者都是有害的，尤其是第三种模式。然而长期以来人们对于这个问题并没有进行任何认真的研究。

COPD 患者的多病共存，促进和强化了这类患者多重用药问题，而多重用药带来最关键的问题是药物相互作用（drug-drug interaction，DDI）和药物不良反应（adverse drug reaction，ADR）/药物不良事件（adverse drug event，ADE）的增加，并可能导致药源性住院、急诊就诊、病死率和医疗费用的增加。一项回顾性病历筛查研究纳入 778 例平均年龄 75 岁的 COPD 患者，结果发现这些患者在入院时和出院时平均服用 7 种药物；入院时和出院时潜在的 DDI 为（7.2±5.6）种。总体而言，1% 的住院和 16% 因 ADR 的住院可归因于 DDI。DDI 的概率随着处方药物数量的增加而增加，处方 2～4 种药物，发生严重 DDI 的概率为 10.9%；处方 15 种或更多药物时，严重 DDI 的发生概率达到 80.8%。与 20～29 岁的年轻人相比，80 岁以上的老年人发生 DDI 的概率高达 7.34 倍。一篇 Meta 分析对 60 岁以上老年人 ADR 引起的住院情况进行系统回顾，发现在 1988—2015 年，因 ADR 所导致的住院率为 8.7%，与年轻人相比，老年人因为 ARD 住院的概率是年轻成年人的 4 倍，其中 88% 的老年人因 ADE 的住院本来是可以避免的，而年轻成年人只有 24%。英国的一项横断面研究调查了 60 263 名年龄 ≥ 65 岁的急诊入院患者，发现与 ADR 相关的急诊住院总患病率为 3.3%，而这部分患者中有 5.7% 因 ADR 死亡。

多重用药还可能引发 COPD 患者罹患新的疾病。研究发现，抗抑郁药、ICS 和他汀类药物可能会使 COPD 患者成为新发糖尿病的高风险人群。Ajmera 等的回顾性纵向队列研究发现，控制基线特征后，使用 ICS 或他汀类药物的 COPD 患者与未服用 ICS、他汀类药物或抗抑郁药的 COPD 患者相比，新发糖尿病的风险更大。联合使用他汀类药物、抗抑郁药和 ICS 的 COPD 患者，或与 ICS 结合使用时，更有可能出现新发糖尿病。研究还发现，与未服用抗抑郁药、他汀类药物或 ICS 的 COPD 患者相比，服用这些药物的 COPD 患者多重用药的情况更为普遍（65.2% *vs.* 33.2%；37.6% *vs.*13.1%；53.3% *vs.*34.2%，$P < 0.001$）。这些数据表明，多重药物的使用（ICS 和他汀类药物）与新发糖尿病发病率增加有关。一项利用加拿大魁北克健康保险数据库数据进行的嵌入式病例—对照研究报告，在 388 584 例呼吸系统疾病患者中，与未使用 ICS 的患者相比，目前正在使用 ICS 的患者发生糖尿病事件的风险增加了 34%。在男性 COPD 患者中急性尿潴留（acute urinary retention，AUR）也是常见的药物不良事件之一。Savaria 等发现存在慢性肾病、前列腺增生的 COPD 患者在加用长效抗胆碱能药物（LAMA）后发生 AUR 的风险增高。在 LAMA 启动后 1 年，多重用药患者发生 AUR 的可能性是无多重用药 COPD 患者的 1.4 倍。

Hanlon 等的研究进一步具体分析了 COPD 患者合并多种慢性疾病与引起潜在 ADR/ADE 的药物之间的关系。他们发现，在调整年龄、性别、社会经济状况后，COPD 患者比非 COPD 患者更容易服用 3 种及以上的与跌倒、便秘、尿潴留、中枢性抑郁、肾损伤有关的药物。合并心血管疾病的 COPD 患者服用 ≥ 3 种与跌倒、肾损伤有关的药物的风险更高，而合并心理障碍疾病的 COPD 患者与服用导致中枢性抑郁、尿潴留、出血有关的药物强烈相关。

此外，多重用药还是导致患者用药依从性下降的重要原因之一。虽然许多学者致力于提高 COPD 患者用药依从性研究，但很少有人研究 COPD 患者的多药共用与其用药依从性的关系问题。既往的研究发现 COPD 患者的用药依从性为 40% ～ 60%。2014 年的一项横断面调查研究发现尽管 65% 的 COPD 患者存在非故意性不依从用药 [主要是健忘（52.3%）]，其中用药依从性与多重用药之间有显著的关联（P=0.00）。另一项回顾性研究分析了 2002 年至 2012 年意大利健康数据库中 COPD 患者的用药依从性后得出结论认为在年龄 ≥ 65 岁的患者中，多重用药与药物治疗依从性差呈正相关（OR =1.34，95% CI 1.13 ～ 1.59）。

83. 合并多种共病的 COPD 患者的合理用药管理

给罹患多种共病的 COPD 患者处方药物是一个复杂的过程，但对于这类群体来说，药物安全是一个不容忽视的重要问题。临床医生需要多维度地从患者的疾病状态、老年综合征、功能状态、预期生存期、经济社会因素、用药依从性、药代动力学、药效学、潜在的 DDI 和药物—疾病相互作用等方面综合考虑，应

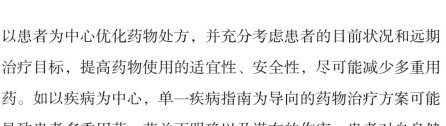

以患者为中心优化药物处方，并充分考虑患者的目前状况和远期治疗目标，提高药物使用的适宜性、安全性，尽可能减少多重用药。如以疾病为中心，单一疾病指南为导向的药物治疗方案可能导致患者多重用药、获益不明确以及潜在的伤害。患者对自身健康的感受和信任，健康状况、治疗选择才是其是否坚持服药的关键因素。然而目前仍缺乏专门针对 COPD 患者的药物筛查标准，但在老年医学领域，许多潜在不恰当用药的筛查量表可以作为合并多种共病的 COPD 患者的药物筛查的借鉴，如美国老年医学会的 Beers 标准、欧洲的 STOPP/START 标准等。

在给合并多种共病的 COPD 患者处方时，临床医生应基于合理用药的十大原则，处方最优化的药物治疗方案。这些原则包括：受益原则、选药原则、个体化原则、优先治疗原则、简单原则、小剂量原则、择时原则、暂停用药原则、饮食调节原则和人文关怀原则。简单来说，就是给患者处方适应证明确的药物；获益大于风险的药物；制定个体化的给药方案；当出现用药矛盾时应优先治疗急性疾病，尤其是危及生命的急重症；尽量简化药物治疗方案；从小剂量起始给药，并密切监测药物不良反应；没有继续用药指征时应果断停药；重视非药物治疗和饮食调节；关注患者的社会经济问题。

根据上述原则，在患者每次就诊或需要调整药物治疗方案时，常规回顾患者的药物清单，包括处方药、非处方药、维生素和任何草药或其他类型的补充剂，对患者目前使用的药物或新增药物进行逐个评估，并对整体用药方案进行评估，充分考虑以下10个问题：①是否存在明确的用药指征；②针对这种疾病，药物疗效是否确切；③给药剂量是否正确；④治疗方法是否正确；⑤治疗方法是否具有可操作性；⑥是否存在明显的 DDI；⑦是否存在明显的药物—疾病之间的相互作用；⑧是否存在不必要的重复给药；⑨药物治疗疗程是否合理；⑩和其他有相同治疗效果的同类药物相比，其费用是否最便宜。

为多病共存且预期寿命可能有限的 COPD 患者开具药物处方时，还应考虑药物获益所需时间（time to benefit，TTB）。例如，如果一名 80 岁的衰弱老年 COPD 患者（GOLD Ⅳ级），合并肺恶性肿瘤、慢性心功能不全、冠心病、糖尿病、恶病质，预期寿生存期可能已经很短了，那我们的治疗目标就应以缓解不适症状为主，对于那些需要数年才能看到效果的预防性用药（如阿司匹林），就不应再纳入该患者的处方中。同时，对于患者血糖管理也不应完全按照成人糖尿病指南要求的标准进行严格控制，而应以改善患者营养状况、提高生活质量为目标，适当放宽血糖控制标准。

大多数临床医生的工作时间有限和以疾病为导向的碎片化的医疗服务模式，对目前在医疗保健系统中有效地协调总体诊疗计划仍具有挑战性。电子健康档案可以通过帮助不同医护人员之间获得及分享信息，便于发现潜在用药错误和 DDI 的可能性，并有助于协调诊疗。一项系统评价发现，计算机管理模式的药物干预措施能够从统计学上显著减少住院老年人的潜在不恰当用药。2016 年欧盟资助的两项大规模多中心临床试验（SENATOR 和 OPERAM）检查了计算机生成的 STOPP/START 标准对多病共存老年人 ADR 事件（SENATOR）和药物相关住院（OPERAM）的影响，其试验结果令人期待。

临床药师对合并症患者用药干预的有效性已得到证实。一项加拿大的随机对照研究证实在 COPD 患者中开展以临床药师为主导的用药管理干预有可能改善患者的药物依从性，从而提高生活质量，可能减少肺部疾病恶化，减少医疗资源的利用。在包括 COPD 在内的慢性病患者护理中，实施综合多学科团队（multidisciplinary team meeting，MDT）综合干预的模式也越来越受到关注。在过去 10 年中，社区和医院为基础 COPD MDT 会议在英国发展起来，主要是由医生、护士、理疗师、职业治疗师、药剂师、营养师、社会工作者和心理健康专家等组成。MDT 可以改善医护人员和患者之间的协调、沟通和决策，减少住院时间，提高生活质量。

在临床实践中，临床医生获取药学知识往往来源于沿袭上级医生的用药习惯、查阅药物说明书等。但临床医生更关注用药的适应证，而常常忽略药物的不良反应和药物相互作用的问题，导致对药源性疾病的认识不足。既往的研究发现，很少有医生会在医疗过程中应用筛查潜在不恰当用药的量表对患者的用药进行筛查和分析，并且很少有医生接受过关于合理用药的培训和教育。

也正是因为大多数临床医生缺乏合理用药的相关知识和培训，才导致他们很少会在临床实践中考虑合理用药问题。然而，早在2009 年 WHO 就启动了 Guide to Good Prescribing 的处方优化干预项目，并发现通过该项目的教育可以明显提高医学生的处方正确率。

总之，COPD 患者中存在的多种慢性疾病共存及多重用药现象十分普遍，使得这类患者的治疗更为复杂。我们需要全方位考虑，优化治疗方案，尽可能避免因多重用药药物带来的不良后果。尽管目前针对 COPD 的诊治指南对合并多种慢性疾病的COPD 患者药物治疗方案缺乏明确的建议，但在制定治疗方案时综合考虑患者其他慢性疾病的状态和治疗利弊是毋庸置疑的。未来应开展更多地针对 COPD 患者多重用药及多病共存情况的干预措施研究。其次，应考虑纳入多学科专家共同参与 COPD 临床指南的制定，推动临床工作中重视 COPD 患者的多种慢性疾病和多重用药问题。

注：本章在编写过程中参考了莫莉医生的研究结果。

COPD 患者合理氧疗问题

氧气是人体生命运转之源泉，缺氧会对机体造成多种损害，因此在各种疾病的治疗中，尤其是在危重症患者的抢救中，氧疗具有十分重要的作用。

氧疗作为一种治疗手段，在使用时需要制定明确的治疗方案，包括明确的氧疗目标、适宜的吸氧浓度、持续吸氧时间。大家对缺氧的危害和吸氧的重要性认识得明确而深刻，但是很多医生并没有认识到过度氧疗同样存在不良反应，在临床氧疗中长期存在很大的随意性和很多的混乱现象。临床医生对于过度氧疗可能发生的不良反应和危害常常心中无数、认识不足、重视不够，对于过度氧疗的危害缺少必要的评估和随访，致使氧疗过程中存在无限期延长氧疗时间、治疗中随意或无限增大吸入氧浓度或氧流量的现象。

84. 合理氧疗在 COPD 治疗中占有的地位

COPD 患者由于种种原因很容易发生长期缺氧，其发病机制包括肺泡通气不足、肺通气 / 灌注比例失调、动静脉分流和弥散功能障碍。COPD 患者发生不同程度的缺氧均会对机体造成不同程度的危害，包括使肺血管的阻力增加、肺动脉高压、慢性肺源性心脏病、心力衰竭、红细胞增多致血液黏稠度升高引起心、脑血管疾病及营养不良，患者的生存率降低。因此，大家历来都强调和重视其氧疗问题。国内外文献已明确介绍了稳定期 COPD 患者长程氧疗的指征、方法、注意事项等，本节不再复述。

85. 氧疗是 AECOPD 患者治疗的重要组成部分

与稳定期 COPD 患者相比，AECOPD 患者的氧疗就显得更加迫切和重要，关于 AECOPD 氧疗指征、原则、目标、方法，国内相关文献中均有明确规定，氧疗是 AECOPD 患者治疗的重要组成部分。

调节氧流量以改善患者的低氧血症、保证血氧饱和度达到 88% ～ 92% 为目标，氧疗 30 ～ 60 分钟后应该复查动脉血气分析以确定氧合满意，而没有 CO_2 潴留和酸中毒。可见，相关文献中对于 AECOPD 氧疗的原则、目标均有相应的明确规定。目前专业的指南推荐 AECOPD 患者只有当其动脉血氧饱和度（SaO_2）< 88% 时才给予氧疗，氧疗目标为血氧饱和度达到 88% ～ 92%，对于反复发生高碳酸血症、呼吸衰竭的 COPD 患者，推荐治疗目标以前一次急性加重时动脉血气分析结果为基础。对于先前发生过高碳酸血症、呼吸衰竭的患者，院前治

疗可以用 4 L/min 面罩给氧，院内治疗可以用 2 ～ 4 L/min 面罩给氧，初始治疗目标为 SaO_2 达到 88% ～ 92%，如果 SaO_2 超过 92%，应及时调低吸氧浓度。

86. 国内外 AECOPD 氧疗处方的执行情况

临床上氧气是一种常用的药物，与其他药物一样，也必须仔细斟酌，特别是对那些有可能发生 Ⅱ 型呼吸衰竭、高碳酸血症的患者更应注意。近年来，许多国际性团体均提倡处方氧疗，旨在减少上述危险。尽管如此，已经公开发表的资料显示，临床上实际情况与指南要求相距甚远。Suanto 等回顾性地研究了 150 例 COPD 患者，其中 125 名患者有脉搏血氧饱和度（SpO_2）记录，40 名患者 SpO_2 < 88%。在救护车运输过程中 123 名患者接受氧疗，其中 111 人为高流量吸氧，只有 12 名患者氧疗符合推荐的吸入气中氧浓度分数（FiO_2）< 28%，在救护车上 71 人 FiO_2 > 28%。在急诊科 112 例患者接受氧疗，其中 62 例为高流量吸氧，71 例发生高碳酸血症。在急诊科 35 例的 FiO_2 > 28%，最后共有 35 例行无创机械通气（non-invasive mechanical ventilation，NIV）。在急诊科 29 例的 FiO_2 > 28%，7 例转入 ICU，10 例死亡。Joosten 等也有类似报道。然而，近年来情况稍有好转。Roberts 等于 2010—2011 年进行了一项大型调查，他们对于 16 018 例住院的 AECOPD 患者（来自 13 个欧洲国家）的氧疗情况调查评估，结果 85% 符合 GOLD 要求，即氧疗后动脉血氧分压（PaO_2）> 60 mmHg 或 SpO_2 > 90%，然而，尚有 1623 例患者（10.1%）住院过程中接受过高流量吸氧或未吸氧（即使缺氧）。因此，Pilcher 和 Beasley 等指出，目前对于所有的急症患者常规的、不加选择、不加区别地给予高浓度吸氧是一种顽固的习惯势力。但是，目前国内尚缺乏这方面的系统调查，还是一个空白。

87. 高浓度吸氧的危害

吸入高浓度氧可以对肺脏及其他器官造成危害，比如中枢神经系统和眼睛，短期吸入高浓度氧可以引起中枢神经系统中毒，高浓度氧还可以导致早产儿晶状体纤维化、视网膜病变。

近十多年来，人们逐渐认识到 AECOPD 患者过度氧疗的危害，特别是吸入高浓度氧气可以引起高碳酸血症，其发生机制与下述因素共同作用有关：①高浓度吸氧后使得原先由于缺氧引起的血管收缩减弱，从而使通气 / 血流（V/Q）比例失调。② Haldane 效应。③呼吸中枢受抑制导致低通气。非经验性的证据提示，吸氧后 SpO_2 的上限不应高于 95%，因为高水平吸氧可能会增加高碳酸血症和酸中毒的风险，住院时间更长，无创机械通气的比例更高，呼吸机依赖的可能性更大，而目标氧疗（SpO_2 达到 88% ～ 92%）发生呼吸性酸中毒的机会更少，预后更好。

吸氧时如果肺接受高浓度的氧气，特别是局部的 V/Q 比例升高，则会增强氧化应激反应。当机体氧化—抗氧化失衡时就会发生氧化应激反应，吸氧后线粒体内产生的活性氧自由基的代谢产物对肺脏可以产生许多不良反应，包括抗蛋白酶活性降低、黏液分泌增多、纤毛运动损伤、表面活性物质的活性降低、上皮细胞通透性增加、白细胞趋化性和黏附性增加等。某些研究提示，短期内高浓度吸氧即可增加氧化应激反应。Barbaro 等观察结果显示，稳定期 COPD 患者吸氧 2 L/min，18 小时后，机体氧化应激增强的生物学证据（巯基、羰基蛋白和谷胱甘肽）水平升高。一项研究显示，COPD 患者短期吸入 28% 的氧气后呼出气体中异前列烷和 IL-6 水平升高。AECOPD 患者如果吸入氧浓度过高，则特别容易发生 II 型呼吸衰竭及高碳酸血症。过度氧疗引起的高碳酸血症性呼吸衰竭则会增加机械通气的需求和死亡的风险。Ahmadi 等对 2249 例实施长期家庭氧疗（LTOT）的 COPD 患者进行前瞻性研究，终点指标为全因死亡率，分析呼吸空气态下动脉血二氧化碳分压（$PaCO_2$）与病死率的关系，同时对相关混杂因素，包括年龄、性别、PaO_2、WHO 体能状态评估、BMI、合并症及用药情况进行校正。结果显示，在平均 1.1 年的研究期间，共 1129 例死亡（50%），无失访病例。$PaCO_2$ 是一项预测校正病死率的独立危险因素（$P < 0.001$），其与病死率的关系呈 "U" 字形，病死率最低点，$PaCO_2$ 大约为 6.5 kPa，$PaCO_2$ 过低（< 5.0 kPa）或过高（> 7.0 kPa）病死率均会升高，因而得出结论认为，对于氧疗依赖的 COPD 患者，$PaCO_2$ 是一种可以独立预测死亡的因素。多项研究结果表明，COPD 患者病死率的升高与高氧血症相关。PaO_2 异常升高与住院病死率之间呈现剂量依赖相关关系，这种损伤的主要机制是，呼吸系统和全身多系统发生氧化损伤。据 Camero 等报道，AECOPD 患者住院过程中发生的不良后果（包括呼吸衰竭、辅助机械通气、死亡）与 PaO_2 呈 "U" 形曲线。与常氧水平（PaO_2 是 60 ～ 100 mmHg）相比，低氧血症（$PaO_2 < 60$ mmHg）发生上述不良后果的 *RR* 值为 2.2（95% *CI* 1.1 ～ 4.2），高氧血症（$PaO_2 > 100$ mmHg）发生上述不良后果的 *RR* 值为 9.2（95% *CI* 4.1 ～ 20.6）。据 Austin 等报道，AECOPD 患者在救护车转运过程中接受 高浓度吸氧的病死率显著高于接受滴定低浓度吸氧（目标 SaO_2 范围为 88% ～ 92% 时）的患者。有关 COPD 患者急性加重期住院前随机对照研究结果显示，与滴定氧疗方案（SaO_2 的范围 88% ～ 92%）相比，高浓度吸氧会使患者的病死率增加 2 ～ 4 倍，因此规定这类患者的目标氧疗为 SpO_2 达到 88% ～ 92%。

当然也有少数结果相反的报道，Chow 等报道的一项回顾性队列研究，结果显示，目标氧疗组（SpO_2 88% ～ 92%）与过度氧疗组（$SpO_2 > 95$%）两组患者的病死率没有显著性差异（2.7/5.8）。

临床工作中医护人员对于治疗后血氧饱和度达到 100% 常常感到兴奋和满意，甚至有几分成就感，殊不知当 SaO_2 为 100% 时，PaO_2 的实际测量值可以是 100 ～ 500 mmHg。高氧状态特指 PaO_2 超过 120 mmHg 时体内血氧过高的一种异常状态，当血氧水平超出了患者自身需求和承受能力时则会产生一系列危害。与低氧相比，过度给氧可能会带来更严重的危害。因此，建议今后在 AECOPD 氧疗过程中应该严格实施氧疗处方，包括明确开始实施氧疗的指征，氧疗预期目标，吸入氧气的浓度或流量，持续吸氧的时间、氧疗效果的随访和评估，并注意氧疗不当可能发生的不良反应，使氧疗充分发挥其有益的治疗作用，避免氧疗不当引起的各种明显的或者是潜在的不良反应。

COPD患者实施家庭长程氧疗问题初探

　　长程氧气治疗（Long-term oxygen therapy，LTOT）是一种广泛用于慢性呼吸衰竭的治疗选择，1967年Petty及其同事首先报告了LTOT，当时有6例患者在康复过程中接受氧疗。随后进行了大量研究，并于1980年初发表了具有里程碑意义的试验结果。该研究结果显示接受氧疗至少可以使20%的COPD患者的生存率有所提高。其后不断有数据证实LTOT和戒烟是可以延缓COPD进程并延长患者寿命的有效措施。从而在2011年之后，LTOT便成了稳定期慢阻肺的管理措施之一，并被纳入GOLD中。

　　2007年，钟南山团队流调结果显示我国40岁以上人群中慢阻肺的患病率为8.2%，当时推算中国拥有3800万～4200万慢阻肺患者。近来，王辰团队的流调结果显示40岁以上人群中慢阻肺的患病率为13.8%，推算中国慢阻肺患者人数接近1.0亿。可以肯定相当大一部分慢阻肺患者后来会发展为呼吸衰竭和肺动脉高压，这些人需要长期居家治疗和康复，有些人还需要进行 LTOT。然而长期以来由于氧源得不到妥善解决，因而无法实施 LTOT。慢阻肺是全球范围内致残率和死亡率增加的主要原因之一，已经造成了和正在造成严重的经济和社会负担，这一点在我国尤为突出。近年来随着医学科学技术的发展，家庭制氧机批量生产使得 LTOT 成为可能。然而由于我国乡镇卫生机构不完善，城市社区慢病患者管理能力和水平有限，而二、三级医院的内科医生又无暇顾及此事，致使家庭 LTOT 存在一系列有待解决的问题，包括 LTOT 的适应证、氧气来源、连接方式、吸氧流量管理、管道湿化，氧疗后流量及浓度调整及安全事项等因而没有得到普遍实施。前两年《中华医学杂志》曾就医院内合理氧疗问题组织过专题讨论，其中重点是慢阻肺患者的合理氧疗问题。去年，中华医学会急诊医学分会又对急诊合理氧疗制定了相应的共识，然而至今国内尚无一份有关家庭 LTOT 实施的指南或共识。本文拟简要介绍慢阻肺患者长程氧疗的一些问题。

88. LTOT 的适应证和禁忌证

（1）LTOT 的适应证

成人慢阻肺患者具备严重低氧血症者，并符合以下两条标准之一者：①静止状态下呼吸室内空气动脉氧分压（PaO_2）≤ 55 mmHg（≤ 7.3 kPa），或脉氧饱和度（SpO_2）≤ 88%。② PaO_2 为 55 ～ 60 mmHg（7.5 ～ 7.9 kPa）或 SpO_2 为 89%，加上下列条件之一：红细胞增多症（红细胞比容＞ 55%），或有证据证明的肺动脉高压，以及提示肺心病右心功能不全的外周组织水肿。

国外指南建议，在非重症监护病房中使用毛细血管法分析可以令人满意的进行 LTOT 资格评估，但是，英国胸科协会（British Thoracic Society，BTS）指南仍旧建议将动脉血气分析作为一线诊断工具，因为应用毛细血管法测定血氧分压并不能准确地反映慢阻肺患者的实际血氧水平，结果会使得相当数量的不需要进行长程氧疗的慢阻肺患者接受长程氧疗。但是，在没有条件进行动脉血气分析时可以采用毛细血管法分析法。

LTOT 批准资质问题，目前认为下述人员有权对 LTOT 开具氧疗处方：呼吸内科医师、普通内科医师、心脏病专家、神经病学专家、肿瘤科医生、老年科医生，以及养老院内注册医务人员、姑息治疗专家和护士。氧疗处方需要明确开始氧疗时患者的条件、氧气来源、吸入氧浓度、连接方式、湿化条件、复查动脉血气分析的时间及其后随访的频率和内容。由于对慢阻肺患者进行长程氧疗时要特别注意吸氧浓度是否合适，吸氧前后需要进行动脉血气分析检查，所以建议慢阻肺患者实施长程氧疗时最好是在呼吸科医师指导监督下进行。

国外研究结果显示，慢性低氧血症最常见的原因是慢阻肺，在低氧血症的慢阻肺患者中居家氧疗是可以降低病死率的方法之一。需要说明的是，接受 LTOT 的患者平均每天氧疗时间至少在 15 个小时以上，每天尽可能地多吸氧。据报告于每天吸氧 15 小时相比，每天吸氧 24 小时患者的全因死亡率及死于呼吸、心血管疾病的死亡率并无显著差异，所以低氧的慢阻肺患者没有必要 24 小时连续吸氧。鉴于 LTOT 可能会限制患者的活动，因此应当权衡 LTOT 使用时间延长的好处和限制患者活动的不利影响。其次，在评估适应证时患者的病情必须稳定，所有其他可逆因素（如贫血）都应予以纠正，最后特别要强调的是如果慢阻肺患者氧疗前一直吸烟，必须要求患者停止吸烟后 1 个月后再进行评估。

氧疗目标：开始长期氧疗时以 1 L/min 起始，之后可以根据实际情况调整吸入氧浓度直至达到 $SpO_2 > 90\%$，$PaO_2 \geqslant 60$ mmHg。近有文献报告，经鼻高流量（30 L/min）可以改善长程氧疗中对氧气产生依赖性的慢阻肺患者的预后。

关于慢阻肺患者急性加重后何时进行 LTOT 的问题，目前的建议是慢阻肺患者脱离上次急性加重后至少稳定 8 周后，再对慢阻肺患者进行 LTOT 适应证的评估。慢阻肺患者发生急性加重后可能持续存在高碳酸血症，在氧疗的基础上，加上家庭无创机械通气可以延长其再次住院的时间或使生存期延长 12 个月。

（2）LTOT 的禁忌证

①对于静息状态下呼吸室内空气时的中度低氧（SpO_2 为 89%～93%）的慢阻肺患者不建议进行 LTOT。

②患者虽有严重的气流受限，但其主要症状是呼吸困难，$PaO_2 > 60$ mmHg，并且没有表现出慢性低氧的继发作用。

③患者执意坚持继续吸烟，由于吸烟可能造成的火灾风险

及继续吸烟对机体的损害后果，可能抵消了 LTOT 治疗带来的好处。

89. 几种特殊情况下的 LTOT

（1）运动和活动期间的氧疗

约有 20% 的慢阻肺患者静息状态下没有明显低氧血症，但在运动过程中会出现氧减状态，运动诱发的氧减状态的定义是：运动期间 SaO_2 降到 88% 或更低，目前认为运动诱发的氧减被认为是导致肺动脉高压、肺功能下降和病情反复发作的重要危险因素。据报道，休息状态下氧减饱和度降低及肺气肿型患者和弥散功能降低的患者在运动中更容易发生血氧饱和度下降。有研究证明，6 分钟步行试验（6MWT）期间，血氧饱和度下降可以预测未来对于 LTOT 的需求。有文献报道，在 6MWT 期间血氧饱和度下降的患者死亡风险增加 2 倍。运动过程中补充氧气可以显著改善慢阻肺患者的运动耐力。研究表明，在静息状态下没有严重低氧血症的慢阻肺患者，吸氧可以防止运动过程中的血氧饱和度降低。许多慢阻肺患者在进行小剂量的运动时也会感到呼吸困难，而吸氧可以缓解呼吸困难并有助于改善呼吸困难的恢复，补充氧气有助于患者进行必要的日常活动，改善生活质量。对于呼吸室内空气运动后引起严重低氧血症的慢阻肺患者建议应用可移动性吸氧装置。慢阻肺患者在室外活动时需要持续吸入 3 L/min 氧气时建议应用可移动性液氧装置。但这种吸氧方法对于生活质量的改善作用有限。

（2）夜间氧疗

有研究证实即使是轻度到中度的低氧血症患者中也有 50% ～ 70% 的患者会出现夜间血氧饱和度降低。慢阻肺患者由于存在通气 / 灌注不匹配，夜间肺泡通气量下降，因而睡眠过程中常出现血氧饱和度下降。而这些患者中的大多数白天清醒时血氧饱和度接近正常。目前认为夜间血氧饱和度降低的定义是：在 5 分钟或更长的时间内，SaO_2 降到 90% 以下，最低 SaO_2 降到 85%，还有报告认为 $PaO_2 > 60$ mmHg 的患者中约有 1/3 夜间血氧饱和度下降。因此有学者建议，肺部疾病患者如果夜间大于 1/3 的时间 $SpO_2 < 88\%$，特别是同时存在肺动脉高压或红细胞增多时可处方夜间氧疗。有研究表明，已发生肺动脉高压的患者夜间发生氧减的次数更多，持续的时间更长，幅度更大。尽管这些患者不符合 LTOT 的指征，但是研究显示这些患者给予夜间氧疗可能对患者产生良好的作用。有研究表明，夜间氧疗对肺气肿型患者的效果优于支气管炎性的患者。需要注意的是必须将慢阻肺患者夜间血氧饱和度降低与阻塞性睡眠呼吸暂停患者区别开来，因为这两者发生夜间低氧血症的机理不同，相应的治疗措施也不同。

（3）航空旅行中的氧疗

客机机舱内压力相当于最高海拔 2500 米水平的大气压力，这类似于在海平面呼吸 15% 的氧，在这种"海拔高度"下健

康人的 PaO_2 甚至可以降到 53 ～ 64 mmHg，相应的血氧饱和度为 85% ～ 91%，因此建议平时在家中进行 LTOT 的慢阻肺患者乘坐飞机旅行时尽可能进行短时氧疗，力求飞行过程中 $PaO_2 >$ 50 mmHg 或 $SpO_2 > 85\%$。

90. COPD 患者实施家庭长程氧疗的注意事项

（1）氧气来源

目前可用于 LTOT 的氧气来源主要有以下两种：①压缩氧气钢瓶，其优点是能够提供较高纯度的氧气，而且无须电源和没有背景噪声。缺点是需要定期换气，不够方便。尤其是高楼层无电梯情况下，定期更换氧气钢瓶需要繁重的体力，同时更换氧气钢瓶操作比较麻烦。②便携式家庭制氧机，其优点是可以利用家用电源，制氧机体积小，准确调节供氧的浓度和流量，而且可以携带外出，易于操作，缺点是成本较高。

（2）连接方式

对于大多数患者来说，标准鼻导管是输送氧气的最佳装置，氧流量可以根据血氧饱和度不同加以调整；简易面罩，如果氧流量< 5 L/min，可以避免 CO_2 重复呼吸。

（3）吸氧浓度或流量的管理及后续随访

开始氧疗后，应在 15 分钟后进行评估（动脉血气分析），如果氧疗后 $PaO_2 \leqslant 55$ mmHg，则应适当提高氧流量，直至达标为止。目前已有体积小、应用方便的指 / 脉氧检测仪可用于患者自行检测血氧饱和度的水平和变化。

实施家庭 LTOT 后，应由呼吸科医生或全科医生每 3 个月对患者进行一次随访，随访的内容包括患者临床状况及吸氧后有无不良事件，纠正患者存在的不良行为，如继续吸烟。

（4）管道湿化问题

湿化会提高鼻导管吸氧的舒适度和耐受性，大多数家庭制氧机均配有湿化装置，需要注意的是必须定期更换湿化器中的纯净水，以免由此造成的呼吸道感染。

（5）无创机械通气的配合

近年来国内家庭无创机械通气进展很快，如果慢阻肺患者符合无创机械通气指征，可以在实施 LTOT 的同时进行居家无创机械通气，这样可以取得相得益彰的效果。

（6）安全问题

通常家庭 LTOT 是安全的，但是和其他任何治疗措施一样，长程氧疗有可能会对机体造成伤害。首先，由于氧气具有易燃、易爆性，如果家中有人吸烟，有可能会引起火灾和爆炸。这一问题非常值得关注，并且应当采取切实可行的措施加以避免。其次，慢阻肺患者在进行氧疗时不能随意提高吸入氧浓度，研究结果显示，PaO_2 或 SaO_2 过高，与缺氧一样对患者不利，也可以产生严重危害，增加呼吸事件。

（7）患者的教育与培训

对所有准备实施 LTOT 的患者及其家属（或照护者）均应进

行系统的教育和培训，包括教会他们如何正确使用和维护各种氧疗设备，切实做好安全工作，包括戒烟、防火，杜绝各种偶发事件。实施 LTOT 可能获得的益处和不良反应，氧疗的目标设置是静息状态下 $PaO_2 \geqslant 60$ mmHg 或 $SpO_2 > 90\%$，建议患者在运动或活动时及航空飞行时也应继续进行氧疗，以保证机体的氧供。通过对慢阻肺患者的长期教育管理，不断提高其 LTOT 的应用的依从性，建议编写 LTOT 操作手册，发放到每个患者手中。

91. LTOT 目前在我国尚处于起步状态

此前，国外已有多个氧疗指南发布，分别在注重循证医学证据、致力于推进临床氧疗的规范化、保证氧疗的科学实施、提高氧疗的效果、避免氧疗的不良反应等方面，起到了非常重要的作用。氧疗是一种临床医疗行为，因此应当像其他临床行为一样严格遵循临床路径和实践规范，要像用药一样开具医嘱和严格执行医嘱，包括遵循治疗指征，写明吸氧浓度或流量、方法及要达到的目标，以及停止氧疗的指征。我国具有巨大的需要接受氧疗的目标人群，然而，LTOT 目前在我国尚处于起步状态，有很多问题亟待解决，包括成立医学专家指导组和全国各省市工作协作组，对目前全国各地家庭氧疗现状进行全面系统调查，组织专家进行巡讲，建立大数据库，组织全国多中心实验研究以建立中国自己的科学平台。

COPD 患者应用高流量氧疗问题

　　慢阻肺患者长程氧疗及 AECOPD 患者实施氧疗时，必须适当控制吸入氧气的流量或浓度，使其低氧血症得到一定改善，但又不至于导致 CO_2 潴留和呼吸性酸中毒，通常要求 SaO_2 或 SpO_2 上升到 88% ～ 92% 即可，相应的 PaO_2 为 65 ～ 80 mmHg。因此，要求开始氧疗后应密切监测动脉血气分析，以保障既要达到合适的氧合水平，但又不至于出现 CO_2 潴留和高碳酸血症。

　　慢阻肺患者适当吸氧是有益的，但是吸入氧气浓度过高就会引起 CO_2 潴留和高碳酸血症。通常规定低流量为 1 ～ 2 L/min，但也有规定为 1 ～ 3 L/min，相应的低浓度为 22% ～ 28%。因而常规氧疗的应用受到一定限制。对于这个问题早期的解释是一旦吸入氧气浓度过高，PaO_2 升高，缺氧对于呼吸中枢化学感受器的兴奋性降低，从而使肺泡通气量突然减少，引起或加重 CO_2 潴留。因而主张对于伴有 CO_2 潴留的慢阻肺患者应当控制性给氧，即低流量吸氧。但是，近年来对于这个问题又有新的解释，认为当慢阻肺患者发生缺氧时不仅局部通气量下降，同时相应的病变部位肺毛细血管也随之收缩，局部血流减少，以维持适当 V/Q 比例，如果吸入氧气浓度过高，低氧状态可以迅速缓解，但局部肺血管可由收缩状态变为舒张状态，局部肺循环血量增大，而局部肺泡通气量变化不大，结果导致局部的 V/Q 比例降低，生理无效腔增大，从而使 CO_2 排出减少，形成 CO_2 潴留。这种情况下各种方式的氧疗，包括机械通气时的氧疗过程吸入氧分数或浓度均受到很大限制，相应的氧疗目标规定 SpO_2 达到 88% ～ 92% 即可，而不能进一步提高血氧饱和度，这对于 COPD 患者的远期预后是很不利的，但是又没有更好的办法解决这个问题，所以这是一种不得已而为之的折中和妥协的办法，需要有更好的策略。

2014 年经鼻高流量湿化氧疗（high-flow nasal cannula oxygen therapy，HFNC）在国内开始应用，短短几年内在临床上得到快速普及推广，其临床疗效得到临床医生的广泛认可。

2019 年《中华结核和呼吸杂志》第 2 期刊发了《成人经鼻高流量湿化氧疗临床规范应用专家共识》，该共识简要介绍了 HFNC 的定义、作用原理、生理机制，并对其临床适应证做了明确规定。

HFNC 的生理机制包括以下几点。

①呼气末正压（PEEP）效应：HFNC 通过输送高流速气体的方式，以维持一定水平的 PEEP，保证肺泡开放，有利于呼气末肺泡复张和气血交换。研究证明 HFNC 可促进呼气末肺容积增加，

通过高流量产生的 PEEP 作用促进肺复张。研究显示 HFNC 气体流量每增加 10 L/min，患者咽腔 PEEP 就增加 0.5 ～ 1 cmH₂O。

②生理无效腔冲刷效应：HFNC 通过为患者提供恒定的、可调节的高流速空氧混合气体，冲刷患者呼气末残留在鼻腔、口腔及咽部的解剖无效腔气体，可明显减少患者下一次吸气时吸入的 CO_2 的含量，可以减少解剖无效腔，增加肺泡通气量。

③维持黏液纤毛清除系统功能：HFNC 能够提供相对精确的恒温（31 ～ 37 ℃）和恒湿（21% ～ 100%）的高流量氧疗，减少医用干冷气体对上下呼吸道黏液纤毛系统功能和黏膜的影响。与普通氧疗相比，使用 HFNC 可以明显降低患者鼻、口、咽喉的干燥程度，有助于稀释痰液和排痰，修复和维持人呼吸道上皮细胞和纤毛的结构和功能，提高患者的舒适度，降低下呼吸道感染的发生概率。

④降低患者上气道阻力和呼吸功：HFNC 可以提供满足患者吸气流速的需求，患者在吸气时不需要用力吸气，也不需要对吸入气体进行加温、加湿，这样不仅可以降低吸气阻力，同时还可避免患者对吸入气体进行温化、湿化所需的代谢消耗，减少患者的呼吸做功，而且与常规氧疗输出的低流量氧气方式相比，HFNC 能提供符合或超过患者所需的吸气峰流速，减少吸气时空气的稀释作用，使得吸入氧气的浓度不会受到患者的呼吸频率、吸气流速、呼吸形态等因素的影响，为患者提供精确稳定的吸氧浓度，有利于改善患者氧合，无须建立人工气道，佩戴更舒适。

目前认为 HFNC 主要应用于治疗轻中度 I 型呼吸衰竭患者。对于伴有严重通气功能障碍的 II 型呼吸衰竭患者，如 COPD 患者，临床疗效尚不明确，因此应慎重选择 HFNC。

对于 II 型呼吸衰竭患者应用 HFNC 的问题，共识提出高碳酸血症（$PaCO_2 > 45$ mmHg）患者应用 HFNC 可以降低稳定期慢阻肺患者的 $PaCO_2$。有两项研究比较 HFNC 和 NPPV 对慢阻肺伴有轻度高碳酸血症患者的结果显示，二者均能降低患者的 $PaCO_2$ 水平，且 HFNC 与 NPPV 之间差异无统计学意义。但也有小样本的研究结果证明，应用 HFNC 后可能引起 pH 值下降，$PaCO_2$ 增高。有 4 项 RCT 长期（12 个月）应用研究，结果显示与常规长期氧疗相比，长期应用 HFNC 可以减少慢阻肺患者急性加重次数和天数，减少住院次数，能够显著降低 $PaCO_2$，改善健康相关生活质量，但对肺功能、6 分钟步行距离、呼吸困难症状和氧合的改善结论并不一致，存在一定分歧。目前，对于慢阻肺稳定期患者实施 HFNC 的临床研究仍然较少，需要较大规模的前瞻性随机对照研究提供更多的证据支持。

近年来，有关 HFNC 用于 COPD 治疗的研究又有了较大的进展。

Xu 等为了证实和评估 COPD 合并 II 型呼吸衰竭患者应用 HFNC 治疗的有效性和安全性，回顾性分析了 Cochrane 图书馆提供的资料，包括 6 项 RCT 研究，共包括 525 例合并 II 型呼吸衰竭的慢阻肺患者，结果显示与无创机械通气相比，HFNC 可以

显著降低 $PaCO_2$ 的水平，缩短住院时间，减少鼻腔皮肤损伤，但两组患者的 PaO_2（*OR*=2.92，95%*CI* –0.05 ～ 5.90）经气管插管率（*OR*=0.74，95%*CI* 0.34 ～ 1.59）及病死率（*OR*=0.77，95%*CI* 0.28 ～ 2.11）没有显著性差异。

Lyu 等进行的系统文献复习和 Meta 分析共包括 8 项研究，5 项为急性高碳酸血症，3 项为慢性高碳酸血症。结果显示与常规氧疗相比，短期 HFNC 可以降低伴有急性高碳酸血症的慢阻肺患者的 $PaCO_2$ 和需要升级为呼吸支持的比例，而长期 HFNC 治疗可以减少伴有慢性高碳酸血症的慢阻肺患者的急性加重率。因此，认为 HFNC 对于具有高碳酸血症的慢阻肺患者具有潜在的治疗效益。

Yang 等进行了一项系统文献复习和 Meta 分析，他们认为对于合并轻中重度高碳酸血症的 AECOPD 患者需要进行 NIV 时 HFNC 可能是另外一种选择，可以显著改善患者的生活质量，但需要密切监控。同时，对于稳定期慢阻肺患者也是一种具有潜力的家庭治疗措施。Zhang 等进行的系统文献复习和 Meta 分析结果与 Lyu 相似，认为 HFNC 对于治疗伴有高碳酸血症的慢阻肺患者具有很大潜力。

Li 等研究了 320 例慢阻肺患者，其中包括 HFNC 和常规氧疗各半（160 例），HFNC 组中 16 例（10%）治疗期间失败，而常规氧疗组 19.4% 失败（*P*=0.026）。康复 24 小时后 HFNC 组患者的 $PaCO_2$ 为（54.1 ± 9.79）mmHg，显著低于常规氧疗

组 [（56.9±10.1）mmHg，P=0.03]。该作者提出进行 HFNC 治疗 24 小时内 $PaCO_2 > 59$ mmHg，可以作为治疗失败的独立危险因素（OR=1.078，95%CI 1.006～1.154，P=0.032）。结论认为对于患有急性代偿性高碳酸血症和呼吸衰竭的 AECOPD 患者应用 HFNC 可以改善预后，与常规氧疗相比可以考虑作为一线氧疗措施。

Wang 等报告他们的研究结果，共纳入 100 名 AECOPD 患者，治疗组（HFNC）和对照组（NIV）各 50 例，治疗前两组患者下列参数均无显著性差异：$PaCO_2$、FEV_1、SaO_2、SvO_2 和 PEFR，而治疗后，HFNC 组的 $PaCO_2$ 显著低于对照组，而 FEV_1、SaO_2、SvO_2 和 PEFR 显著高于对照组（$P < 0.05$），HFNC 组合并症发生率（8%）显著低于对照组（24%，$P < 0.0005$）。结论认为应用 HFNC 可以减少 AECOPD 患者氧疗期间合并症的发生率，提高治疗的舒适性和效率，改善血气指标和肺功能，而且操作简单、安全性好，值得推广和应用。

Pisani 等报告 50 例慢阻肺患者在急性加重恢复期持续存在高碳酸血症（$PaCO_2 > 45$ mmHg），每天应用 HFNC 至少 8 小时，尤其是夜间。72 小时后单纯慢阻肺组 $PaCO_2$ 显著降低（P=0.044），但是对于 OS 患者无效。

Kim 等报告 33 例慢阻肺患者平均每天应用 HFNC 3.6 小时，入组时其 $PaCO_2$ 为（55.0±12.2）mmHg，HFNC 治疗 12 小时后 $PaCO_2$ 下降（4.2±5.5）mmHg，治疗 24 小时后 $PaCO_2$ 下降

（3.7 ± 10.8）mmHg，结论认为 HFNC 加上 FiO_2 适当的氧疗，可使发生急性呼吸衰竭合并高碳酸血症的慢阻肺患者维持正常的 PaO_2，并显著降低 $PaCO_2$。

Chen 等报告 HFNC 可以降低慢阻肺患者的 $PetCO_2$ [（29.3 ± 5.1）mmHg *vs.*（32.1 ± 5.5）mmHg，$P < 0.05$] 并增加运动持续时间，因而认为应用 HFNC 可以改善运动训练效率，使患者维持更长时间的运动。

Storgard 等报告 74 例长程氧疗和 31 例接受 HFNC 的患者，结果显示两组患者基线资料具有可比性，完成 12 个月的研究后 HFNC 组中 1.3% 的患者 $PaCO_2$ 下降，对照组中 7% 的患者出现 $PaCO_2$ 升高（$P=0.003$），结论认为 HFNC 可用于持续存在高碳酸血症的 COPD 患者。

然而也有不同的结果，Lee 等比较了 HFNC 和 NIV 治疗组 AECOPD 患者 30 天内病死率和插管率，结果并无显著差异。其中 92 例 AECOPD 患者纳入研究，44 例患者进入 HFNC 组，44 例进入 NIV 组，HFNC 组 30 天内病死率为 15.9%，而 NIV 组为 18.2%，插管率也没有显著性差异。治疗 6 小时时两组患者的 PaO_2 分别为（82.2 ± 24.9）mmHg、（81.6 ± 21.7）mmHg（$P=0.899$）。而 $PaCO_2$ 分别为（46.8 ± 15.2）mmHg 和（51.7 ± 17.2）mmHg（$P=0.16$）。治疗 24 小时后两组患者的 PaO_2 分别为（84.3 ± 18.5）mmHg、（84.7 ± 23.2）mmHg（$P=0.934$）；$PaCO_2$ 分别为（47.0 ± 16.0）mmHg、（49.6 ± 13.7）mmHg（$P=0.422$）。

Sanci 等在急诊室观察了发生急性呼吸衰竭的慢阻肺患者，其中 32 例慢阻肺患者应用 HFNC 后 $PaCO_2$ 没有显著变化（$P=0.068$）。

Yang 报告认为 HFNC 可以有效地缓解轻中重度 AECOPD 患者膈肌疲劳，但对 $PaCO_2$ 没有明显作用。

Tan 观察了 44 例应用 HFNC 的慢阻肺患者和 42 例应用 NIV（对照组），结果发现与 NIV 相比，具有严重高碳酸血症的呼吸衰竭的慢阻肺患者接受有创通气，拔管后应用 HFNC 并没有增加治疗失败率，但是患者对 HFNC 耐受性更好，感到更舒适。

Weinreich 等对晚期慢阻肺患者同时伴有慢性缺氧性呼吸衰竭，每年发生急性加重 ≥ 2 次者，居家进行 HFNC 可以显著减少急性加重次数，缩短住院时间。Sørensen 等报告对于已发生慢性呼吸衰竭的 COPD 患者实施家庭长期 HFNC 具有良好的投资效益比。

Wang 等研究了 HFNC 治疗 44 例慢阻肺患者，对照组采用 NIV，30 天内两组患者的病死率分别为 4.5% 和 6.8%（$P=0.645$），而 90 天内病死率分别为 4.5% 和 11.4%（$P=0.237$），但两组治疗的失败率分别为 38.6% 和 11.4%（$P=0.003$）。结论认为与 NIV 相比，NIV 之后继之使用 HFNC 作为一种补救措施对于合并呼吸性酸中毒的 AECOPD 患者可能是一种有效的通气治疗策略，在这些患者中 NT-proBNP 可能是预测 HFNC 治疗失败的重要因子。

Liu 等认为 HFNC 只能用于轻度高碳酸血症的慢阻肺患者，

并不能取代 NIV，实施 HFNC 4 小时后测定 ROX 指数可以预测患者是否需要再次插管。

前已述及 COPD 患者如果吸入高流量（高浓度）的氧气，就会引起 CO_2 潴留和呼吸性酸中毒，其主要机理是吸入高浓度的氧气后虽然体内的缺氧状态得到了纠正，由于缺氧引起的血管痉挛得到了缓解，而肺泡通气量并未得到改善，因而导致 V/Q 比减小，生理无效腔增大，从而加重 CO_2 潴留。而采取 HFNC 氧疗模式不仅不会增加生理无效腔，相反可以减少生理无效腔。此外，还可以湿化气道，促进气道黏液的清除，增加外源性 PEEP，增加膈肌收缩力，改善肺泡通气，最终结果不仅不会提升 $PaCO_2$，相反还会降低 $PaCO_2$，这就是 HFNC 的独特之处。将 HFNC 用于 COPD 患者不仅可以减少机械通气，包括无创和有创机械通气的概率，还可以突破普通氧疗及机械通气时对于吸入氧浓度或氧流量的限制，进一步改善患者的氧合水平以及心、肺、脑功能。

因此，对于轻中度的慢阻肺患者来说，及时应用 HFNC 有很多优点，因为与常规氧疗相比，接受 HFNC 时患者更舒适、耐受性更好，在提升氧合水平的同时降低 $PaCO_2$，减少 AECOPD，降低插管率，改善患者的预后和提高生活质量，兼有常规吸氧和无创通气的某些辅助通气功能。

但是，我们应当密切关注 HFNC 应用过程中的误区。最近《中华急诊医学杂志》在其刊发的《急诊成人经鼻高流量氧疗临床应用专家共识》一文中进一步明确了 HFNC 临床应用的适应证和禁忌证，具体要求如下：对于不能耐受 NIV 的慢阻肺合并中度高碳酸血症，7.25 < pH < 7.35 的患者建议使用 HFNC，对于 pH < 7.25 的高碳酸血症患者不建议使用 HFNC，应用 HFNC 的相对禁忌证为显著的 CO_2 潴留，pH < 7.25。开始时气体的流量可定为 50 ～ 60 L/min，初始温度可定为 37 ℃，治疗过程中应密切观察患者的反应和临床疗效，如果出现以下征象则应视为治疗失败，应及时升级为 NIV，甚至改为有创通气：RR > 35 次 /min，pH < 7.25，$PaCO_2$ > 60 mmHg，SpO_2 ≤ 88%，ROX 指数 ≤ 2.85，NT-proBNP 较前进一步升高，出现胸腹矛盾运动，或者动用辅助呼吸肌（证据 II 级，推荐强度 B 级）。

总之，HFNC 用于治疗慢阻肺的样本数较小、患者人群的异质性、随访时间时间尚短、经验不多，有许多问题包括使用的适应证和禁忌证，使用过程中何时应当停用 HFNC，尚需要进一步研究，尤其是应用 HFNC 是否会进一步改善慢阻肺患者的整体氧合水平，提升心、肺、肝、肾、脑的功能，均需要进行全面地、细致地研究，特别是需要进行多中心、大样本、前瞻性研究。

COPD 患者如何合理应用糖皮质激素

92. 从 COPD 患者气道炎症细胞分类探讨其糖皮质激素的合理应用

目前对于 COPD 患者气道炎症的本质、特点及其炎症机制的认识尚不十分明确，几乎所有的吸烟者下呼吸道炎症细胞均增多。中性粒细胞是 COPD 发病机制中最重要的炎症细胞，主要存在于气道上皮、黏液腺体和气道腔内。浸润和滞留在气道内的中性粒细胞可释放多种炎症介质和蛋白酶，造成组织损伤。淋巴细胞，主要是 CD8$^+$T 细胞长期浸润于气道管壁、肺泡隔、血管壁和淋巴结内。已知 CD8$^+$T 细胞可以产生多种对肺实质有毒性效应的因子，募集和激活其他炎症细胞。因此，目前认为 CD8$^+$T 细胞介导的免疫反应可能为 COPD 发病的转折点。目前认为活化的肥大细胞和嗜酸性粒细胞是 COPD 的一种表型，具有此类特点的患者对吸入性糖皮质激素（ICS）的治疗反应更好。

目前国内外均推荐依据慢阻肺患者外周血中嗜酸性粒细胞（EOS）的绝对值和百分比指导患者选用 ICS，如有条件可检测痰液或诱导痰中的 EOS 绝对值或百分比，目前国内外尚缺少这方面的大数据研究。据 Bahusyte 等报道，正在吸烟的慢阻肺患者、戒烟的慢阻肺患者、健康吸烟者及健康不吸烟者诱导痰中中性粒细胞计数的百分比分别为 67.7% ± 7.7%、75.9% ± 9.5%、22.6% ± 3.3% 和 16.1% ± 7.0%。上述四组人群中 EOS 的百分比分别为 4.5% ± 2.2%、3.4% ± 1.6%、1.8% ± 0.4% 和 2.3% ± 0.5%。另据 Kawayama 等报告，慢阻肺患者、吸烟对照组和非吸烟对照组诱导痰中中性粒细胞计数（$\times 10^5$ Cell/mL）分别为 528.6 ± 48、573.1 ± 20.20、235.9 ± 4，上述三种人群中 EOS 计数（$\times 10^5$ Cell/mL）分别为 6.4 ± 12.2、2.2 ± 5.2 和 0.9 ± 1.3。Winter 等报告慢阻肺患者和对照组患者诱导痰中中性粒细胞的百分比分别为 60.6% 和 25.4%（$P < 0.0001$），上述两组受试者诱导痰中 EOS 的百分比分别为 1.9% 和 0.5%（$P < 0.0001$）。

Gao 等进一步比较研究了稳定期 COPD 和 AECOPD 外周血中中性粒细胞和 EOS 的分布情况，结果显示 AECOPD 外周血中中性粒细胞计数为 2.2×10^6，显著高于对照组，而 EOS 为 0.03×10^6，也显著高于对照组。该作者提出如中性粒细胞百分比 > 61% 为中性粒细胞增多型，EOS > 2.5% 为 EOS 增多型，两者均符合者为混合性粒细胞型，两条标准均不符合者为寡细胞型。结果显示，83 名 AECOPD 患者中，中性粒细胞增多型占

43%，EOS 增多型占 12%，混合性粒细胞型占 6%，寡细胞型占 39%。稳定期慢阻肺患者中，EOS 增多型和中性粒细胞增多型患者外周血中 EOS 计数（$\times 10^9$）分别为 0.67 和 0.17，AECOPD 患者中 EOS 增多型和中性粒细胞增多型患者外周血中 EOS 计数（$\times 10^9$）分别为 0.96 和 0.24，可见不同病期的慢阻肺患者，或即使同为稳定期的慢阻肺患者由于气道炎症细胞类型也是不同的，因而我们应当根据患者气道炎症类型决定是否使用糖皮质激素。

93. 糖皮质激素概述

（1）糖皮质激素主要药理抗炎作用机制

糖皮质激素类（glucocorticoids，GCs）隶属于肾上腺皮质激素，其基本结构为类固醇（甾体，steroids），从药理作用的角度分为短效、中效、长效糖皮质激素，包括吸入糖皮质激素（ICS）和全身糖皮质激素（systemic corticosteroid）。目前，糖皮质激素是治疗慢阻肺有效的抗炎药物，主要的抗炎机制包括：①减少炎性细胞的数量和活性，如嗜酸性粒细胞、肥大细胞、T 淋巴细胞，抑制炎症初期的白细胞游走和巨噬细胞、淋巴细胞浸润，减轻炎症反应。②减轻稳定微血管渗漏，减轻气道黏膜水肿，抑制炎症所致的黏液分泌和黏稠化。③干扰花生四烯酸代谢，抑制前列腺素、白三烯和血小板活化因子等血管通透性因子、血管扩张因子、平滑肌收缩因子的产生，继而抑制多种细胞因子，如肿瘤坏死因子、IL-1 的产生。④增加细胞内环磷酸腺苷的含量，增加机体对儿茶酚胺的反应性。

（2）糖皮质激素药物不良反应

糖皮质激素的药物不良反应与其疗程、剂量、用药种类、用法、给药途径有关。其中静脉给予大剂量时可出现全身性过敏反应包括面部、鼻黏膜、眼睑肿胀、气短等，但较为少见。中疗程、长疗程用药均能导致肾上腺皮质功能亢进症，表现为多种代谢异常和病理性特征，如骨质疏松症、高血压、高血糖等，诱发真菌、结核分枝杆菌、铜绿假单胞菌和疱疹病毒等病原体感染。此外，骨质疏松、青光眼、严重的精神病史或消化性溃疡的慢阻肺患者，应慎重给予全身激素，如必须使用需要密切随访。孕妇、哺乳期妇女慎用。

ICS 与全身糖皮质激素比较不良反应发生率低，但 ICS 仍有增加肺炎和肺结核发病率的风险，发生肺炎的高危因素如下：①吸烟；②年龄 ≥ 55 岁；③有急性加重史或肺炎史；④体重指数 < 25 kg/m^2；⑤ mMRC 评分 > 2 分或存在严重的气流受限；⑥低嗜酸性粒细胞。其他常见的不良反应有口腔念珠菌感染，喉部刺激、咳嗽、声嘶及皮肤挫伤。罕见的不良反应有过敏反应（皮疹、荨麻疹、血管性水肿和支气管痉挛等）。非常罕见的不良反应有白内障、高血糖、库欣综合征、消化不良及关节痛等。

94. 糖皮质激素在稳定期 COPD 患者中的应用

慢阻肺稳定期吸入治疗不推荐单用 ICS，因其既不能延缓肺功能 FEV_1 下降趋势，也不能降低患者病死率。在使用 2 种长效支气管舒张剂的基础上可以考虑联合 ICS 治疗。对于稳定期患者在使用支气管舒张剂基础上是否联合使用 ICS，应根据患者的症状和临床特征、急性加重风险、外周血嗜酸性粒细胞（EOS）数值和合并症等综合考虑。

（1）充分评估稳定期 COPD 患者的病情，恰当应用 ICS

慢阻肺病情评估应包括患者的临床症状、肺功能受损程度、急性加重风险及合并症等方面，并加以综合分析，其目的在于确定疾病的严重程度，包括气流受限的严重程度、患者健康状况及未来不良事件的发生风险（如急性加重、住院或者死亡等），以最终指导治疗。对所有慢阻肺患者，都应建立"评估—随访—调整"长期随访的管理模式。

①临床症状评估指导 ICS 应用

慢阻肺症状严重程度的评估通常采用 COPD 评估测试（CAT）和 mMRC 量表，CAT 评分（10 分、mMRC 量表 2 级者为多症状患者）。呼吸困难等症状显著并影响生活质量的患者应加强支气管舒张剂治疗的力度。对接受治疗后的慢阻肺稳定期患者可根据情况每 3 个月进行综合评估。对于经过规范的支气管舒张剂治疗后仍有急性加重的患者，或在初始治疗中，若症状显著，且患者既往频繁急性加重、外周血 EOS 升高，可考虑联合 ICS 治疗。

②合并症的识别与评估指导 ICS 应用

慢阻肺合并支气管哮喘。慢阻肺和哮喘是呼吸系统的两种常见慢性气道疾病，具有各自的临床特征，通常慢阻肺与哮喘鉴别不难，但有些患者同时存在两者的临床特点，且难以区分。合并哮喘的慢阻肺患者往往存在一些两种疾病共有的临床特征，如 EOS 增多、支气管舒张试验阳性等。如果怀疑患者同时存在哮喘和慢阻肺，药物治疗应首先遵循哮喘指南，如果患者外周血或痰中 EOS 水平增高提示可以使用 ICS 时常加用 LABA 和（或）LAMA。对于合并哮喘的患者，特别是以喘息症状为主、体检存在哮鸣音和（或）外周血 EOS 升高者应避免单独使用 LABA 和（或）LAMA，同时避免长期使用口服糖皮质激素。

慢阻肺合并支气管扩张（症）。慢阻肺患者反复急性加重和（或）持续的气道炎症将诱发一系列组织结构破坏和重塑过程，使慢阻肺患者的肺组织失去正常结构和功能，加之感染风险增加，因而出现支气管扩张的风险增高。随着近年来 CT 检查越来越多的用于临床，人们发现慢阻肺患者影像学存在以前未被认识的支气管扩张，多表现为轻度柱状扩张或严重的曲张样扩张。同一患者中慢阻肺和支气管扩张症两种疾病可以同时独立存在。慢阻肺患者合并支气管扩张（症）则会增加症状、增加急性加重风险及死亡风险。对于存在细菌定植或反复下呼吸道感染的患者，需要关注 ICS 治疗与下呼吸道感染的关系，权衡利弊以决策是否应用。

慢阻肺合并肺结核病。慢阻肺合并肺结核与单纯老年肺结核病相比较临床症状更加明显，肺组织破坏严重，肺功能严重受到影响，尤其老年患者身体机能下降，机体各器官处于衰退期，用药不良反应多，治疗困难。长期应用 ICS 与肺结核病活动有关，因此慢阻肺患者启动 ICS 时应判断利弊，如果明确为活动性肺结核则不推荐使用 ICS；如果是陈旧性肺结核，则对于频繁急性加重高风险且 EOS 增多患者，可考虑应用 ICS 治疗，但需密切观察用药反应及影像学表现。

（2）稳定期 COPD 患者应用 ICS 的时机和方案

①初始治疗应用 ICS 的时机

稳定期慢阻肺一般不推荐单一 ICS 治疗，部分患者可以考虑在使用 2 种长效支气管舒张剂的基础上联合 ICS 治疗，推荐意见如下。存在下列因素之一者推荐使用：每年有慢阻肺急性加重住院史和（或）2 次/年中度急性加重；外周血 EOS $\geqslant$ 300 个/μL；合并支气管哮喘或具备哮喘特征。存在下列因素之一者考虑使用：每年有 1 次中度慢阻肺急性加重；外周血 EOS 为 100 ~ 300 个/μL。存在下列因素不推荐使用含 ICS 的联合治疗：反复发生肺炎；外周血嗜酸性粒细胞计数 < 100 个/μL；合并分枝杆菌感染。

② ICS+LABA 治疗方案

ICS 和 LABA 联合较单用 ICS 或单用 LABA 在肺功能、临床症状和健康状态改善及降低急性加重风险方面获益更佳。研究证实重度和极重度的稳定期慢阻肺患者，长期吸入 ICS+LABA 复合制剂治疗能预防慢阻肺急性加重。有观察性研究表明，对于 EOS ≥ 300 个 /μL 的急性加重高风险患者，使用 ICS+LABA 治疗相较于 LAMA 治疗获益更佳。目前已有氟替卡松 / 沙美特罗、布地奈德 / 福莫特罗、糠酸氟替卡松 / 维兰特罗等多种联合制剂应用于临床。

③ ICS+LABA+LAMA 三联治疗方案

在 ICS/LABA 的基础上增加 LAMA 的三联升级治疗能显著改善肺功能及健康状态，减轻症状及减少急性加重，疗效更优于单独使用 LAMA 或 LAMA/LABA 联合治疗，能显著降低患者死亡率。回顾性研究显示，大约 25% 的慢阻肺患者在开始接受单一疗法或双联疗法治疗的 12 个月内进展到三联疗法。临床上对于慢阻肺急性高风险的患者，若 EOS ≥ 300 个 /μL 同时症状负担严重（CAT 评分 > 20 分），可考虑将三联疗法作为稳定期维持治疗的首选治疗。目前已有布地奈德 / 格隆溴铵 / 福莫特罗和糠酸氟替卡松 / 乌美溴铵 / 维兰特罗这两种三联制剂。2023 年 GOLD 对于稳定期 E 组患者，如果外周血 EOS 升高，可以考虑给予 ICS+LABA+LAMA 三联方案。

（3）初始治疗后随访及调整治疗

①随访期评估及方案调整：给予初始治疗后，应按时对患者随访，评估患者对于初始治疗的反应。若起始治疗不合适，则应

针对呼吸困难或急性加重的发生情况，考虑是否需要调整吸入装置和药物。若病情稳定初始治疗合适，则维持原治疗方案，并在后续中考虑 ICS 是否需要撤药。

②稳定期慢阻肺撤除 ICS 的策略：长期应用 ICS 导致不良反应发生风险增加，且与药物剂量和使用时间相关。因此，应对慢阻肺患者进行个体化 ICS 使用评估，对没有 ICS 明确应用指征的患者考虑撤除 ICS，且长期使用含 ICS 治疗的慢阻肺患者在达到病情稳定后需要慎重的评估 ICS 的撤药问题。撤药前应给予患者足够的 ICS 使用时间以控制病情，并确认患者在应用 ICS 的过程中是否已经得到充分的治疗，以及病情是否稳定。不适当的撤除 ICS 可能会导致急性加重风险增高，并加速慢阻肺疾病进程。由于缺乏足够的循证医学证据，目前对适宜的治疗时间尚无统一的认定标准。

对于过去 1 年未发生急性加重的慢阻肺患者，撤除 ICS 后对急性加重的频率、全因病死率、患者生活质量及健康状况无显著影响。而且外周血 EOS 对于是否适合撤除 ICS 具有指导价值有较好的指向性。当外周血 EOS ≥ 300 个 /μL 时，撤除 ICS 的慢阻肺患者急性加重发生率明显增加。有研究表明在特定人群中，外周血 EOS < 300 个 /μL 且无频繁急性加重史的患者，撤除 ICS 对急性加重发生率、肺功能及患者生活质量无显著影响。对于存在频繁加重但外周血 EOS < 300 个 /μL 的慢阻肺患者，目前尚未有充分的数据证实撤除 ICS 对患者的急性加重及肺功能的影响。

95. 糖皮质激素在 AECOPD 的应用

《慢性阻塞性肺疾病诊治指南（2021 年修订版）》及其他共识和国内外文献，根据慢阻肺急性加重严重程度决定患者治疗场所及糖皮质激素治疗策略。慢阻肺急性加重期的异质性体现在病因、发病机制、临床表现、病情严重程度、急性加重频率、生物标志物、治疗等方面。针对慢阻肺患者的异质性制定治疗方案，对个体化诊治具有重要的临床意义。

在慢阻肺急性加重期应用糖皮质激素的给药途径大致可以分为雾化吸入及全身给药（包括口服及静脉）两种。临床上需要根据慢阻肺急性加重的病因、发病机制、严重程度、生物标志物合理选择给药途径、种类、剂量和疗程。

（1）全身糖皮质激素治疗的获益与风险

在慢阻肺急性加重期，全身应用糖皮质激素可以抑制气道及全身炎症反应，能明确缩短康复时间，改善肺功能（FEV_1）和低氧血症，有助于控制临床症状及抑制某些并发症的进展，减少早期病情反复和治疗失败的风险，缩短住院时间。口服激素与静脉激素疗效相当。不同指南或共识对全身糖皮质激素的剂量和疗程仍有不同看法（表 8），总体原则是小剂量、短疗程。长时间使用全身糖皮质激素可导致患者罹患肺炎，增加死亡风险。

表 8　不同指南或共识对于 AECOPD 患者使用糖皮质激素的剂量和疗程的建议

指南、报告或共识	推荐糖皮质激素剂量和疗程
2021 年版 GOLD	推荐应用泼尼松 40 mg/d，治疗 5 天
2017 ERS/ATS AECOPD 管理指南	AECOPD 门诊患者，建议短期（≤ 14 天）口服糖皮质激素； AECOPD 住院患者，如胃肠道功能正常，建议口服糖皮质激素 （注：指南未提及糖皮质激素剂量）
慢性阻塞性肺疾病诊治指南（2021 年修订版）	甲泼尼龙 40 mg/d，治疗 5 天
AECOPD 中国专家共识（2017 年更新版）	推荐使用泼尼松 30 ～ 40 mg/d，治疗 9 ～ 14 天
日本呼吸学会（JRS）	口服糖皮质激素 30 ～ 40 mg/d，治疗 7 ～ 10 天
澳大利亚和新西兰胸科学会	口服糖皮质激素 30 ～ 50 mg/d，治疗 5 天 （应用糖皮质激素超过 14 天，停用时需要逐渐减量）
马来西亚胸科学会	口服糖皮质激素，不超过 14 天，剂量未提及
菲律宾胸科医师学会	口服糖皮质激素 30 ～ 40 mg/d，治疗 7 ～ 14 天

　　临床工作中激素的治疗起始剂量和疗程都需结合患者的实际情况选择，原则是达到既能保证临床治疗的有效性又能最大限度地降低不良反应。急性加重以细菌感染为主要病因的，不推荐用全身糖皮质激素。以喘息为主要症状，特别是慢阻肺合并哮喘的患者，经雾化吸入不能缓解症状的推荐用全身糖皮质激素。血和痰的白细胞分类对于慢阻肺急性加重时选用激素有一定参考意义，糖皮质激素对于 EOS 较低（≤ 2% 或 300 个 /μL）的急性加重患者治疗效果可能欠佳。重度慢阻肺急性加重出现呼吸衰竭需要用无创机械通气或有创通气治疗的患者使用全身激素会延长住监护病房的时间，无创机械通气和有创通气时间延长，增加血

糖升高和感染风险，需要个体化评估全身糖皮质激素治疗的获益与风险。2023 年 GOLD 推荐 AECOPD 患者可以口服泼尼松 40 mg，疗程 5 天为宜，其疗效与静脉用药相当。口服糖皮质激素时间过长会引发肺炎和增加病死率。

需要关注糖皮质激素全身用药的不良反应，如可能诱发或加重感染、溃疡病、引起血压升高和动脉硬化，而且能使血糖升高，促进脂肪向心性分布，大剂量长期应用可形成向心肥胖等。此外，在慢阻肺患者中发现激素的剂量和应用时长可能与合并症有相关性，如骨质疏松、骨折等。

因此，建议在慢阻肺急性加重期，根据严重程度推荐个体化短程全身应用糖皮质激素。

（2）雾化糖皮质激素的获益与风险

雾化 ICS 是一种以呼吸道和肺部为靶器官的直接给药方法，药物雾化为微小颗粒，经气流进入气道直接作用于局部黏膜，可以替代或部分替代全身糖皮质激素。

雾化 ICS 包括丙酸倍氯米松、布地奈德、丙酸氟替卡松。文献报道雾化吸入布地奈德（6～8 mg/d）与静脉应用甲泼尼龙（40 mg/d）在治疗慢阻肺急性加重中的疗效相当，可作为慢阻肺急性加重住院患者的起始治疗。其他雾化 ICS 药物如丙酸倍氯米松 1.6 mg/ 次，每天 2～3 次。丙酸氟替卡松 1 mg/ 次，每天 2 次。推荐在非危重患者中应用雾化 ICS，建议在应用短效支气管舒张剂雾化治疗的基础上联合雾化 ICS 治疗，疗程 10～14 天。重症患者特别是有创通气或无创机械通气患者，雾化 ICS 也可以取得一定的疗效。

ICS 的不良反应通常以靶器官（气道）局部病变为主，主要有声音嘶哑或发音困难、口咽部真菌感染、口周皮炎、反射性咳嗽、口干及舌体肥厚等。ICS 的全身性不良反应则包括对下丘脑—垂体—肾上腺轴的抑制及对骨骼代谢的影响。使用吸入性糖皮质激素后及时彻底漱口则能有效降低相关不良反应的发生率。此外，按指南和专家意见规范剂量和疗程也能有效地避免不良反应的发生。

96. 患者管理

（1）糖皮质激素的应用管理

①对糖皮质激素药物吸入技术的培训和随访评估：医生在给患者处方新吸入装置时需对患者进行吸入技术的培训，有助于提高患者依从性、改善疾病控制和生活质量，使患者获益。在随访患者病情的过程中，每次随访时应当加入对于患者吸入技术、药物不良反应的随访评估，以保证患者正确掌握吸入技术。对于吸入技术掌握不佳的患者，增加随访次数。

②加强对糖皮质激素药物不良反应的监测：应用糖皮质激素类药物的同时，需采取措施来加强对于激素类药物不良反应的监测。例如，临床使用 ICS 应以最低有效量进行治疗；可通过改变吸入装置来减少口咽部不良反应的发生；强化使用后用清水

漱口、洗脸或使用含漱剂，以预防局部不良反应；对患者进行规范吸入教育，以减少激素经消化道吸收产生全身影响；在用药过程中，对与不良反应相关的临床指标，如血常规、C反应蛋白、PCT、真菌感染指标、下丘脑—垂体—肾上腺轴、骨密度等进行监测，出现不良反应时可联系主管医生调整用药方案。

随访过程中可使用 ICS 相关健康状况简明文件的量表（Inhaled Corticosteroids Related Health Status Questionnaire-Short Form，ICQ-S）作为患者 ICS 不良反应自我评估的有效工具。

（2）基于物联网平台（远程医疗）对慢阻肺患者的规范管理

物联网医学技术平台是云计算技术在医疗卫生领域的应用。通过这个平台患者可在家里或者社区监测自身指标，然后经网络传输使医生在远程端即时掌握患者病情和治疗的安全性与疗效，以便及时有效的采取干预措施，在慢阻肺患者糖皮质激素药物规范管理中将发挥重要作用，如监测患者 ICS 吸入依从性、吸入技巧、不良反应等，从而明确患者是否能够从 ICS 中获益，以及慢阻肺急性加重的发生是否与吸入依从性差有关。

物联网平台的医学管理需要各级医院和人员的密切配合，在实际操作中尚需更加复杂和精细的磨合。物联网发展已经成为国家层面技术及产业创新的重点方向，但是要按照理想的物联网构建医患交互平台是一项科学而且复杂的工作，需大量的人力物力和时间来投入此项工程。

对于将切断迷走神经用于治疗 COPD 的不同意见

2023 年版 GOLD 在第三章中介绍了肺去神经靶向治疗问题。2023 年版 GOLD 提出这种治疗的目的在于破坏（消除）副交感神经的肺部传导。其机理在于 COPD 患者基础副交感神经张力增高，乙烯胆碱水平升高，黏液分泌增加，从而导致气道收缩。现在采用的去神经靶向治疗的具体做法是通过一种水冷却导管，采用射频能量破坏副交感神经传导，据说有一定临床效果。

《中国呼吸与危重监护杂志》2021 年第 11 期刊登了黄永康等撰写的《靶肺去神经疗法在慢性阻塞性肺疾病中的应用进展》一文，该文比较全面地介绍了切断迷走神经分支（TLD，又称靶肺去神经疗法）阻断副交感神经向肺的信号传导，对于慢阻肺的作用机制、安全性、可行性、疗效和未来展望，读后认为这种疗法不妥，有必要加以讨论，故撰文阐述我们的不同意见。

作者在展望一节提出"慢阻肺的药物治疗自长效支气管舒张

剂引入后便再无新秀，开发新疗法或药物任重而道远。"众所周知，尽管慢阻肺是一种气流受限不能完全可逆的慢性气道炎症，但是是一种可以预防和治疗的疾病，采用各种综合治疗措施，包括戒烟、改善大气环境、应用 LABA+LAMA、祛痰药物、氧疗、康复锻炼等，不仅可以有效地减轻患者的症状，还可以提高其生命质量和运动耐力，而且安全可靠。至于未来发展方向的重点应是把疾病防控的重点向疾病的早期和上游移动，而不是开发和选择某种（些）不可靠，甚至可能有害的方法。

本文作者在展望一段中提出"TLD 通过气管镜介入治疗切断乙酰胆碱主要来源，以达到一劳永逸的效果。目前研究表明其兼备安全性和技术可行性，寻找合适的目标人群是下一步研究的重点，随着相关研究深入，该技术定会惠及众多慢阻肺患者。"然而，事实的真相并不是这样，首先本文在 TLD 的疗效一段共介绍了 4 项研究结果，其中只有 Valipour 的研究结果显示，接受能量为 15 W 的 TLD 患者 1 年后在 FEV_1、FVC 和 6 分钟步行距离方面与基线相比有统计学意义的改善，而另外 3 组研究结果都是阴性的或否定的，如 Slebos 的试点研究中，1 年后随访结果显示 20 W 组患者治疗后 FVC、运动耐力、SGRQ 评分较基线有所改善（是否达到统计学意义作者没有交代），而 15 W 组的患者测定值差异无统计学意义。AIRFLOW-1 研究中患者接受 29 W 或 32 W 的 TLD 治疗，1 年随访数据显示与基线相比，TLD 可带来肺功能改善，提高生活质量，缓解患者症状，但差异尚未达到统计学意义。AIRFLOW-2 研究结果显示，在为期 12.5 个月的随访中，TLD 组患者和对照组相比在主诉症状、肺功能检查、SGRQ 评分和首次慢阻肺急性加重的时间均有改善趋势，但差异未达到统计学意义。综上所述，这一系列数据足以说明到目前为止还缺乏有力的证据证明 TLD 疗法对于慢阻肺具有确切的疗效，至于本文其后谈到 TLD 可以降低慢阻肺患者急性加重风险，延迟再次住院风险则缺乏充分的科学依据。

这还不是问题的全部，我们认为最重要的是，本文没有深入探讨 TLD 疗法不仅无效，相反可能带来更大风险。为了说明这个问题，我们不妨先简要复习一下迷走神经在慢阻肺发病中的作用。一部医学史表明，抗胆碱能药物应用于呼吸系统疾病的治疗已有悠久的历史。慢性阻塞性肺疾病支气管阻塞的重要病理生理学机制包括由迷走神经机制控制的黏液高分泌及由胆碱能机制控制的支气管平滑肌张力增加。慢阻肺气道阻塞最主要的可逆成分是副交感活性增高，其气流受限和过度充气可被抗胆碱能治疗部分逆转，因此抗胆碱能治疗被广泛应用，并获得较好的疗效。迷走神经具有三种 M 受体亚型（M1、M2、M3），其中 M1 受体主要分布在副交感神经节、黏膜下腺体和肺泡壁，分布于副交感神经节的 M1 受体的功能主要是促进神经传导，增强胆碱能反射，分布于黏膜下腺体的 M1 受体可增加腺体的黏液分泌，位于肺泡壁的 M1 受体的功能目前尚不清楚；M2 受体主要分布于胆碱能神经突触前膜及呼吸道平滑肌，前者作为自身受体抑制乙酰胆碱的释放，后者主要拮抗 β 受体激动剂所介导的支气管舒张，如果切断迷走神经或使用阿托品可使这种紧张性收缩消失；M3 受体主要分布于呼吸道平滑肌、黏膜下腺体、杯状细胞、气道上皮细胞和血管内皮细胞，分别介导支气管收缩、黏膜下腺体和杯状细胞分泌黏液，此外还可通过气道上皮调节水、电解质平衡，位于气道上皮细胞的 M3 受体功能目前尚不十分清楚，可能对上皮细胞纤毛摆动具有促进作用，而位于血管内皮细胞的 M3 受体则主要促进内皮细胞释放 NO 介导肺血管舒张。

众所周知，慢阻肺的病因主要是吸烟、大气污染、生物燃料、职业粉尘、病毒和细菌感染等。其实在慢阻肺发生的早期阶段，当有害气体及其内容物，如 SO_2、NO_2、病毒等吸入人体气道之后，一方面可以引起大小气道炎症和气道反应性增高、肺泡炎症；另一方面上述有害物质必然会刺激迷走神经，使其兴奋性升高，释放乙酰胆碱，刺激气道平滑肌收缩，缩小气道口径以减少吸入毒物的数量，同时促进上皮细胞纤毛摆动，增加黏膜下腺体和杯状细胞分泌更多的黏液以利于有害颗粒的排出。这些都是机体对抗外界有害气体和颗粒的防御机制。当然，随着上述变化的日积月累，在一定条件下事物又会向相反方面转化。开始时气道平滑肌出现可逆性收缩，后来逐渐变为气道重塑，包括气道炎症细胞浸润，平滑肌增生和结缔组织增生，气道壁增厚，口径变小，同时气道黏液过度增多，不仅会产生大量的痰液，而且严重破坏了纤毛黏液系统的结构和功能，加重气道阻塞，通气量减少，从而形成了慢阻肺一系列难以逆转的结局。从表面上看，对慢阻肺患者实施 TLD 治疗后气道平滑肌可能不再收缩（瘫痪），黏液腺和杯状细胞分泌的黏液也会减少，然而这并没有从根本上解决慢阻肺的发病问题，更不会一劳永逸。因为切除迷走神经后，慢阻肺患者还会面临吸入有害气体和颗粒（如吸烟、暴露于污染的大气），这时机体就再也没有先前那些调节机制，包括改变气道平滑肌张力和气道口径及黏液分泌量的调整，这样机体势必会处于更加不利的状态，同时机体再也无法通过气道口径的变化来调整吸入肺内气体的数量，其后果更加可怕。此外，我们还必须考虑到体内自主神经系统包括交感神经和副交感神经两个对立统一的系统，平时这两个系统既互相拮抗，又互相协调。但是如果我们用人工的方法切除副交感神经，那么势必会导致交感神经兴奋性升高，儿茶酚胺类物质水平升高，如果血液中儿茶酚胺的水平持续升高，加之肌肉交感神经活性增强，通过交感—肾上腺髓质系统活性增强从而导致高血压，甚至肺动脉高压，其后果更是不堪设想。

此外，慢阻肺的发病机制不仅涉及慢性气道炎症、迷走神经功能亢进，还有氧化—抗氧化失衡、蛋白酶—抗蛋白酶失衡等一系列复杂问题。尽管本文作者认为通过切除迷走神经支配支气管的迷走神经可以达到持久的支气管舒张效果，缓解患者因为持续气流受限而出现的症状，同时通过阻断乙酰胆碱受体可以减轻气道炎症，应用 TLD 1 个月后支气管肺泡灌洗液中中性粒细胞和 IL-8 明显减少，但这些仍旧不利于改善慢阻肺发病过程中的氧化—抗氧化失衡及蛋白酶—抗蛋白酶失衡问题。所以，笔者奉劝广大同行，千万不要在善良的慢阻肺患者的身上进行这种危险的治疗。

其实，早在 3 年以前就有人向笔者推荐这种疗法，并建议参与一个有关项目评审，但是笔者认为不妥，所以就婉拒了他们的邀请。前不久国内某报对这种新技术加以介绍，似乎这已经成为一种科技新词、一大亮点，其实冷静地分析一下，这只不过是西方医学中还原论的一个典型。无独有偶，前些年心血管系统搞得沸沸扬扬，试图通过肾脏交感神经消融术阻断交感神经治疗高血压也属于这类问题，因为这不属于呼吸范畴，因而不宜越俎代庖去进行评论。

COVID-19 和 COPD

COPD 患者对发生 COVID-19 的担忧，以及 COVID-19 大流行对与他们健康相关的社会和（或）社会服务基本功能的影响给他们的病情带来了额外的压力。COVID-19 大流行使面对面就诊的机会减少，进行肺功能测定发生困难及传统肺部康复和家庭护理受到限制，使 COPD 的常规管理和诊断更加困难。此外，患者还可能面临药物短缺问题。

97. 感染 SARS-CoV-2 的风险

在病毒附着到宿主细胞的过程中，病毒的刺突蛋白与 ACE2（血管紧张素转换酶 2）结合，并且跨膜蛋白酶丝氨酸 2（TMPRSS2）会促进病毒的侵入。ACE2 和 TMPRSS2 表达的差异可能会影响到慢阻肺患者个体对 SARS-CoV-2 感染的易感性和临床病程。ACE2mRNA 表达在 COPD 中升高，可能受到 ICS 的调控。

目前尚不清楚 COPD 是否会影响感染 SARS-CoV-2 的风险。很少有使用随机抽样人群研究评估检测 SARS-CoV-2 呈阳性的危险因素。随机抽样人群调查未发现感染风险增加。同样，对社区人群进行 SARS-CoV-2 检测的多数研究并未显示慢性呼吸道疾病是检测病毒感染阳性的独立危险因素。

许多研究报告了 COVID-19 住院患者合并症问题。综合数据并发症的大型研究显示住院患者中 COPD 的患病率较高（19%），初级护理的进一步研究显示住院的 COPD 是罹患 COVID-19 的一个独立危险因素（*HR*=1.55，95%*CI* 1.46 ～ 1.64）。

有证据表明，在 COVID-19 大流行期间 COPD 患者住院率下降，造成这种情况的原因尚不清楚。

目前没有同行评议研究评估吸烟对感染 SARS-CoV-2 风险的影响，但研究表明在住院的 COVID-19 患者中，吸烟与疾病严重性的增加及死亡风险相关。

目前的证据显示，COPD 患者感染 SARS-CoV-2 的风险似乎没有大幅度增加，但这可能反映了保护策略的效果。但是，慢阻肺患者因为 COVID-19 住院的风险增加，发展为严重疾病和死亡的风险也可能增加。

98. SARS-CoV-2 感染的检测

COPD 患者出现新的或加重的呼吸道症状，如发热或其他提示与 SARS-CoV-2 感染相关的症状，即使是轻微的，也应进行新冠病毒检测。如果 COPD 患者接触过已患 COVID-19 的人，他们应当主动与医疗服务提供者联系确定是否需要进行相关的检测。

对 SARS-CoV-2 检测时还应该除外其他呼吸道病原体合并感染的可能性。

迄今为止，没有来自人类或动物的直接证据表明肺部微生物组群在改善 COVID-19 疾病中的作用，及其对 COPD 患者的潜在影响。

99. 肺活量测定及肺功能检查

进行肺活量和肺功能测试可能导致 SARS-CoV-2 传播，因为在 COVID-19 高流行期间测试肺功能可能会发生咳嗽和飞沫形成。肺功能测量应仅限于诊断 COPD 的紧急需要或必要检测的患者，以及评估介入治疗程序或手术中肺功能状态的患者。

当常规肺功能测定无法进行时，家庭呼气峰值流量（PEFR）测量结合有效的患者问卷调查可用于支持或除外 COPD 的诊断。诊断 COPD 时，也可以给患者一个个人便携式电子肺活量计，并指导他们使用，可通过网络视频指导患者在家中使用。

100. 支气管镜检查

在 COVID-19 大流行期间，一些慢阻肺患者可能需要进行诊断和治疗性支气管镜检查。选择性支气管镜检查应推迟到患者的病毒检测阴性时。在 COVID-19 情况不明的紧急情况下，所有病例都应按阳性处理。使用一次性支气管镜工作人员最好佩戴个人防护装备。

101. 放射学检查

X线胸片对轻度或早期COVID-19不敏感，故不作为无症状个体COVID-19的常规筛查检测。X线胸片仅用于COVID-19中重度症状的COPD患者，以及有证据表明呼吸状况恶化的患者。COVID-19的肺炎变化大多为双侧。此外，X线胸片可用于排除或确诊其他疾病诊断，如大叶性肺炎、气胸或胸腔积液。

CT筛查可能显示感染SARS-CoV-2的无症状个体中存在肺炎的证据，建议将胸部CT作为COVID-19诊断检测和严重性评估的一部分。与未患COPD的患者相比，患有COVID-19的COPD在CT上出现毛玻璃影、局部斑片状阴影和间质异常的概率增加。许多患者有双侧磨玻璃影伴实变。

在不能进行CT检查的情况下对COVID-19患者可以首选X线胸片。如果怀疑肺栓塞，应进行胸部CT血管造影，进一步检查深静脉血栓。

102. COPD 患者的保护策略

COPD患者应遵循基本的感染控制措施以预防SARS-CoV-2感染，包括保持社交距离和洗手及佩戴口罩或面罩。美国胸科医师协会、美国肺脏协会、ATS和COPD基金会发表了一份联合声明，指出COPD患者在COVID-19大流行期间佩戴口罩的重要性。

佩戴N95口罩会增加吸气阻力。COPD患者佩戴N95口罩

10 分钟，休息后步行 6 分钟，其呼吸频率、外周氧饱和度和呼出气中 CO_2 水平会受到不利影响；但是气流受限患者佩戴外科口罩似乎不会影响通气。只要有可能患者就应该戴口罩。在大多数情况下，较宽松的口罩是可以忍受的并且有效的。

患者应尽量避免外出旅行，如果计划乘飞机旅行，应遵循 LTOT 患者的正常规则，应通过鼻管吸氧和佩戴外科口罩，并保持社交距离。

隔离或就地隔离是保护易感者不感染 SARS-CoV-2 的一种重要的方法。在英国，如果 $FEV_1 < 50\%$，$mMRc \geqslant 3$，有急性加重住院史或需要 LTOT 或 NIV 的患者建议 COPD 患者进行防护。

研究表明隔离是保护个人和控制 SARS-CoV-2 影响的有效策略，对慢阻肺患者进行防护，向他们提供尽可能多地保持活力和锻炼的建议是很重要的。应制订计划，确保食品、药品、氧气、支持性保健服务和其他基本必需品的供应也是很重要的。

慢阻肺患者感染 SARS-CoV-2 后既可能出现 COVID-19 的一系列症状，同时又会加重慢阻肺患者原有的症状，然而区分 COVID-19 的症状与常见的 COPD 的症状加重可能是一个挑战。研究发现超过 60% 的 COVID-19 患者表现为咽痛、咳嗽、咳痰、呼吸困难，通常伴有发热、疲劳、意识模糊，腹泻、恶心、呕吐、肌肉疼痛、嗅觉缺失、味觉障碍和头痛，此外某些患者还会出现心肌损害、非血栓栓塞等严重问题。慢阻肺患者也可能会有慢性疲劳。

COVID-19 患者一开始症状可能轻微，但肺功能可能迅速恶化。COPD 患者中感染的前驱症状较轻，但是缺乏对前驱症状的认识可能会延误早期诊断。研究表明，对于 COPD 病情加重并怀疑感染 COVID-19 的患者，特别是伴有发热、味觉和嗅觉受损或消化道症状为主诉的患者，需要保持对 COVID-19 的高度警觉。

COPD 患者持续存在的症状可能导致诊断困难。一项研究发现，在 SARS-CoV-2 检测呈阳性 14 ～ 21 天后，只有 65% 的人恢复到以前的健康水平，一些患者持续性疲劳和呼吸困难可持续数周，少数患者持续数个月。延迟恢复在有多种慢性疾病的人群中更常见。

103. COVID-19 大流行期间 COPD 的维持药物治疗

在 COVID-19 大流行期间，吸入和全身皮质类固醇在 COPD 的预防和治疗中一直存在争议。对于有急性加重史的 COPD 患者，应用 ICS 对急性加重患者总体具有保护作用。然而，ICS 使用会使相关的肺炎风险增加。

实验研究表明，皮质类固醇可以减少抗病毒干扰素的产生，增加鼻病毒和流感病毒的复制。相反，其他实验室数据显示，皮质类固醇和长效支气管扩张剂可以减少冠状病毒的复制，包括 SARS-CoV-2，但是，ICS 对 COVID-19 的潜在保护作用尚未得到临床研究的验证。最近一项研究表明，在 COPD 中使用 ICS 并没有起到保护作用，相反增加了罹患 COVID-19 风险的可能性。

总之，目前尚没有结论性证据支持改变 COPD 维持药物治疗可以降低或增加患 COVID-19 的风险。

同样，也没有关于 LAMA 或 LABA、罗氟米特、大环内酯类药物在 COPD 患者中的使用会增加 COVID-19 感染风险的数据。因此，除非确有证据，否则这些患者应继续应用治疗 COPD 所需的药物。

104. COPD 患者合并 COVID-19 如何安全使用雾化器

气溶胶疗法会增加飞沫的产生和疾病传播的风险。尽管大多数雾化器排放出的气溶胶来自雾化器，但患者可能会呼出受污染的气溶胶，而使用雾化器时咳嗽产生的飞沫可能会被驱动气体分散得更广。已证明 SARS-CoV-2 可在气溶胶中存活长达 3 小时。并有报告称，与接受雾化治疗的 COVID-19 住院患者接触的医护人员也会受到传染。如有可能，应使用加压计量吸入器（pMDs）、干粉吸入器（DP）和软雾吸入器（SM）代替雾化器给药。通过避免在其他人在场的情况下使用喷雾器，确保在开窗情况下或空气流通的区域使用定量雾化器，可以将感染传播给患者家中其他人的风险降至最低。

COVID-19 重症患者接受呼吸机支持时可能需要喷雾器。在这种情况下保持回路通畅，防止病毒传播，使用网状喷雾器可以增加药物吸入，而不能阻断喷雾器给药的回路至关重要。

COPD 患者罹患 COVID-19 时既要坚持原有的治疗 COPD 的常规措施，又要有效的治疗 SARS-CoV-2，同时还要考虑到这两方面之间可能出现的相互干扰，并设法减少这种干扰。

105. COVID-19 大流行期间 COPD 的非药物治疗及随访

在 COVID-19 大流行期间，COPD 患者应继续进行非药物治疗。患者应接受年度流感疫苗接种。注射新冠疫苗对于预防 COVID-19 很有效，所以 COPD 患者应该积极接种新冠疫苗。

许多肺部康复项目在大流行期间应暂停，以减少 SARS-CoV-2 的传播风险。在社区中心进行康复是不适当的，但应该鼓励患者在家中进行运动。

为了最大限度地减少 SARS-CoV-2 的传播，许多卫生系统减少了面对面就诊，而采用网络视频、电话等方式在远程咨询。

106. 在 COPD 患者中针对 COVID-19 的治疗

针对 COVID-19 治疗的随机临床试验主要集中在抗病毒药物和抗炎治疗上。有的已产生阳性结果，包括抗病毒药物瑞德西维和全身类固醇治疗重症 COVID-19 住院患者。

在缺乏亚组数据的情况下建议患有 COVID-19 的 COPD 患者应与其他 COVID-19 患者采用相同的护理治疗标准。

107. COVID-19 大流行期间，AECOPD 患者的治疗

急性加重的预防和治疗是 COPD 管理的重要目标。随着各国实施封闭和工业生产停顿，污染物排放大幅度减少，环境空气质量得到改善。这可能是导致 COVID-19 大流行期间 COPD 住院人数减少的原因之一。

冠状病毒是引发 COPD 恶化的呼吸道病毒之一。迄今为止，在 AECOPD 中尚未见报告 MERS-CoV、SARS-CoV 和 SARS-CoV-2 感染。然而，任何患有 SARS-CoV-2 感染的 COPD 患者出现呼吸道症状，需要改变维持药物治疗都符合病情加重的定义。

由于许多症状重叠，区分典型的 AECOPD 与 COVID-19 感染可能是极其困难的。如果怀疑感染 COVID-19，应进行 RT-PCF 检测。如果确诊 COVID-19 感染，无论 COPD 是否存在，都应进行 COVID-19 抗感染治疗。

SARS-CoV-2 感染会引起一种独特的病理生理变化，包括血管损伤、与低氧血症相关的肺炎、凝血功能障碍、高水平的全身炎症细胞因子风暴和多器官受累。这些特征与典型的 COPD 加重非常不同。然而，SARS-CoV-2 感染可能类似于 COPD 的恶化。发热、厌食、肌痛和胃肠道症状在 COVID-19 中比在 COPD 加重中更常见，而咳痰则不常见。显著的淋巴细胞减少是 SARS-CoV-2 感染的常见表现，患有 COVID-19 的 COPD 患者报告的疲劳、呼吸困难和腹泻比没有患 COVID-19 的患者更严重。

在 COVID-19 患者中淋巴细胞减少、血小板减少、D- 二聚体升高、C 反应蛋白、降钙素原、肌酸激酶、转氨酶、肌酐和乳酸脱氢酶与不良结局独立相关。但这在感染 COVID-19 的 COPD 患者中并无太多的差异。

（1）全身应用糖皮质激素

世界卫生组织（World Health Organization，WHO）最初建议，在 COVID-19 大流行初期不应常规使用糖皮质激素。

大型随机试验结果显示 COVID-19 住院患者应用地塞米松治疗，6 mg/kg，连用 10 天，可降低病死率，但仅限于患者接受有创机械通气或单独氧疗者。另一项小规模观察性研究报告全身性应用糖皮质激素（甲泼尼龙）在降低 COVID-19 肺炎患者 28 天病死率方面的益处，特别是那些没有使用有创机械通气或压力支持的患者。

（2）抗生素

如果患者确有 3 种主要症状中的至少 2 种，包括脓性痰增加，或患者需要机械通气，则需要对 AECOPD 患者进行抗生素治疗。

在 COVID-19 患者中，合并细菌感染的报道并不多见，但是随着 COVID-19 的严重程度增加合并感染的风险增加。大多数住院患者，特别是病情严重的患者，都接受了经验性抗菌药物治疗。WHO 目前的指南建议，在国家 / 地方指南的指导下对 COVID-19 重症患者和临床怀疑有细菌感染的较轻 COVID-19 患者使用广谱抗生素。在缺乏具体研究的情况下，以上建议也适用于无论慢阻肺患者是否具有发生 SARS-CoV-2 感染的证据，都应常规使用抗生素，因为据报道，发生 COVID-19 感染的 COPD 患者更容易合并细菌或真菌感染。

108. 肺和肺外并发症

急性呼吸窘迫综合征（acute respiratory distress syndrome，ARDS）可能是 COVID-19 的一部分，可以认为这是 COVID-19 合并病毒感染的主要肺部并发症。一些早期报道表明，这种情况下的 ARDS 可能不同于典型的 ARDS。然而，随后的研究表明，经典 ARDS 患者肺部病变的严重程度也会有很大差异，并且经典 ARDS 和 COVID-19 患者之间存在相当大的重叠。

虽然呼吸道是 COVID-19 的主要攻击目标，但肺外受累是常见的，肾脏、心脏、神经、皮肤、肝脏和胃肠道也会出现相应症状。但目前尚不清楚这些症状是由于 SARS-CoV-2 感染直接引起的，还是由免疫反应不适当或过度、血管病变、治疗或呼吸功能受损引起的缺血性损伤等继发性改变。与肺部病毒载量相比，肾脏、肝脏、心脏和大脑的 SARS-CoV-2 水平较低，表明这些器官是继发性而非原发性受累。

ICU 和病房患者中 COVID-19 与高凝状态和静脉血栓栓塞发生率均比预期高 2～4 倍。COPD 患者发生静脉血栓栓塞的风险增加，因此 COVID-19 住院的患者应接受预防血栓的药物治疗。

为伴有 COVID-19 的 COPD 患者提供呼吸支持。COVID-19

患者低氧呼吸衰竭的发生率约为 19%，在因 COVID-19 出现严重低氧血症的患者中，高达 20% 的患者使用呼吸支持，约 5% 的患者需要重症监护护理和晚期呼吸支持。需要呼吸支持的患者有很高的死亡风险，一些研究报道称 COPD 会增加呼吸衰竭和 ICU 住院的风险。

几项研究显示，对于急性低氧性呼吸衰竭患者，尽管常规氧疗失败率可能更低，但是考虑到 HFNC 治疗可以显著减少气管插管和有创机械通气的使用，还是应当优先考虑使用 HFNC 进行治疗，对于清醒的非插管低氧患者也建议俯卧位。

NIV 是 COPD 急性呼吸衰竭患者的常规治疗措施。NIV 可能有助于治疗 COPD 合并 COVID-19 患者的高碳酸血症，但它也有可能因高跨肺压力和潮气量而加重肺损伤，应密切监测实施 HFNC 或 NIV 治疗患者病情是否恶化以便早期插管、有创机械通气及保护性肺通气策略。$PaO_2/FiO_2 < 150$ mmHg 可能是 NIV 失败和死亡风险增加的有用指标。

体外膜肺氧器（extracorporeal membrane oxygenator，ECMO）在 COVID-19 中的作用尚缺乏回顾性研究。在 COVID-19 中的适应证与 ARDS 相似，仅在应用其他策略无法达到有效氧合或通气目标之后才考虑使用。

医护人员应使用合适的个人防护设备和实施有创或无创机械通气时做好个人防护，包括使用病毒过滤器和隔离罩，以进一步减少交叉感染。

109. 感染新冠病毒的 COPD 患者的康复和随访

（1）康复

感染新冠病毒的 COPD 患者，营养不良和骨骼肌丧失的风险较高。因此，医院治疗应包括饮食支持和早期活动。机械通气、镇静和长时间卧床休息可能导致创伤后应激障碍、呼吸、认知和心理健康障碍等。

应为所有感染新冠病毒的 COPD 患者提供康复服务，尤其是那些受影响更严重或需要入住 ICU 的患者。多国工作组建议所有入院患者在入院期间进行早期康复，并在出院后 6～8 周对严重新冠病毒感染的患者进行康复治疗特征的筛查。

（2）随访

大约 30% 的 SARS 或 MERS 患者在急性病程后有持续的肺部异常和与肺部纤维化疾病相一致的异常放射学征象。

出现轻度新冠病毒感染的患者应遵循 COPD 患者的常规治疗方案，出现中度新冠病毒的患者，包括住院和肺炎，但无呼吸衰竭者应该比通常的 COPD 患者更多和准确的监测，特别注意氧疗的需要。

如果在出院时胸部 X 线检查未见好转，应考虑在 6 个月至 1 年后进行胸部 X 线检查或 CT 扫描。还应监测 COVID-19 期间 / 之后发生的并发症。

COPD 患者发展为重症 COVID-19 的风险更高，多病幸存者经常需要延长 ICU 住院时间。严重 COVID-19 的 COPD 幸存者应被认为具有发展为"危重疾病"或"慢性危重疾病"的高风险，这是一种严重的异质性疾病，不仅与急性感染发作有关，而且与他们成为严重疾病之前的基础疾病有关。

110. 必须综合考量多种疾病的全面照护问题

2019 年年底至 2020 年年初突发的一场 COVID-19 疫情以其前所未有的方式冲击和改变了中国乃至全球的医疗机构和医务人员的行为。医疗机构本身发生了，而且将继续发生一系列变革。然而人们至今尚没有足够的时间坐下来冷静地思考一下这一场医疗震荡对于人类健康和医学发展会带来怎样的后果，包括短时或长期后果。

首当其冲的是我们必须考虑到要兼顾 COVID-19 和其他多种疾病，尤其是各种慢性病和恶性肿瘤的防控问题，不能片面地只考虑 COVID-19 的防治问题。其实问题是明摆的，从 2020 年年初到现在，由于以下多种原因，COVID-19 以外的多种疾病的防控受到了严重冲击，特别是各种慢性疾病和恶性肿瘤的防控，从而造成卫生投资比例的失调。而这些数量众多，影响巨大的疾病并不会因为 COVID-19 的突袭而减少，更不会销声匿迹。

目前有关 COVID-19 疫情对于各种慢性病的影响已经引起国际社会的关注，越来越多的专家和学者关注到 COVID-19 可能对慢性非传染性疾病的防控带来不利的影响，这些慢性病包括心脑血管疾病、恶性肿瘤、糖尿病、慢性阻塞性肺疾病和精神心理性疾病。上述各种慢性病数量庞大，而这些慢性病人群可能会因为 COVID-19 疫情防控期间所采取的各种措施，如封城、社区严格管理和出行限制等，从而进一步加重病情的发展。大量研究表明不同种类的慢性病在疫情防控期间的临床治疗都有大幅度减少，包括冠心病和脑血管病、恶性肿瘤。国外一项研究报告显示，疫情防控期间可疑肿瘤转诊比例下降了 75%，国内也有文献显示，疫情防控期间高血压、血脂异常、糖尿病等患者的治疗受到影响。此外，疫情防控期间常规的检查和健康体检也可能会被推迟，因中风长期卧床的患者缺少稳定的医疗护理，慢性肾功能衰竭需要透析的患者可能因为防控措施影响交通出行、害怕到医院感染的风险及医疗资源的短缺而受到严重影响，正在接受化疗和放疗的恶性肿瘤患者的随访和治疗均会受到影响，如果由于疫情的需要，医护人员床位或设备被挪用于抗击疫情，那么这些患者则根本得不到及时有效的治疗，而且其心理也会遭受巨大的伤害。

目前认为 COVID-19 疫情影响各种慢性非传染性疾病防控的主要原因包括以下几点。

① COVID-19 是一种人们以前从未见过的传染病，人们对其传播途径和严重后果缺乏认识，因而产生恐慌、担忧、疑虑是十分自然的。这与 2003 年的 SARS 有许多相似之处。在这种形势下，患有其他疾病的患者，除非出现危重症，否则多数都因为担

心到医院会患上 COVID-19，因而不敢到医院来就诊，只好躲在家里自行处理，或者任凭疾病发展或恶化。

② COVID-19 流行期间，全部医院均推行网上挂号，取消医院门诊现场挂号，许多患者，特别是老年人不会上网挂号，更不会应用智能手机，这些都不同程度地影响到他们的及时就诊。

③在 COVID-19 流行期间为了最大限度地控制疫情，切断传播途径，几乎全部医院均实行进入医院时必须出示健康码，有些地区在某些时段甚至连去医院乘坐出租车、网约车和公共汽车都得出示健康码，这在很大程度上影响到慢性病和老年人到医院就诊。

自 2023 年 1 月 8 日起，国家卫生健康委已明确提出对新型冠状病毒感染实施"乙类乙管"，因此相关的疾病管理需要做必要的调整。

COPD 的预后研究

111. 疾病预后研究的评价原则

对有关疾病预后研究的质量及其研究结论是否真实可靠应进行评价。文献评价包括 3 个方面：真实性、重要性和实（适）用性。评价的标准包括以下几点：

（1）观察预后的研究对象是否都处于同一起始队列的真实性，包括队列的起始点是否相同；队列是否有代表性；随访是否足够长，是否完整；判断结局时是否有客观的结局标准，是否采用盲法；是否对影响预后研究的重要因素进行了统计学的校正。

（2）重要性，包括报告预后研究的结果是否完整；研究结果的精确性如何，即可信区间是否较窄。

（3）实用性，包括经治的患者是否与文献报道的患者差异明显；研究结果是否有助于治疗方案的制定和对患者及其亲属做出解释，具体简要说明如下。

①预后研究要求各队列的研究对象观察疾病预后的起始点一定要统一，可以是症状首发时间、疾病确诊时间或治疗开始时间，但是务必要明确，不应存在杂乱的零点时间。对入选的研究对象处于病程的哪一个阶段也必须清楚地叙述。所选择的零点时间最好是处于病程早期。如研究 AML 的生存时间应该有统一的起点，最好是从诊断之初计算，而不能有的是诊断第 1 天为起点时间，有的是以化疗第 1 天为起点时间。

②研究对象一定能代表被研究疾病的目标人群，因此对纳入的研究对象应具有明确的诊断标准、纳入标准和排除标准，对研究对象的来源应作详细叙述，以便判断有无选择性偏倚。对进行预后研究的地区、医疗机构也应予以叙述，以便了解研究对象的代表性，判断选择研究对象时是否存在择性偏倚。如果采用入院病例作为研究对象，可能就把一些病情严重在急诊室就死亡的病例排除在外，这样病例的代表性就存在问题，可能导致预后的高估。对研究对象的情况包括年龄、性别、疾病严重度和是否存在并发症等都应详细介绍，这些都和预后有关。

③随访时间足够，随访是否完整也很重要。由于预后因素常常存在于不良结果时间发生之前一段较长的时间，因此随访时间必须足够长，以便发现关注的研究结果。理想情况下，应当所有纳入研究的对象从疾病早期一直随访到完全康复、复发或死亡，但事实上难以做到，因此存在一定的失访率。如何来判断失访对结论的影响，一般遵从"5 和 20 原则"，失访率＜ 5%，其研

究结果偏倚少，如失访率＞ 20% 则严重影响结果真实性。5% 和
20% 之间的结果较可靠。亦可通过前述的敏感性分析来估计对结
论的影响，比较"最高"和"最低"发生率如两者相差不大，则
结果可信，如两者相差很大则研究结果不可信。

④判断结局有无客观标准，是否采用盲法是一项重要的原
则。观察疾病预后的终点，即结局应有客观标准，在研究开始
前，研究者必须对结局进行明确的定义，要有客观的测量标准，
有些预后容易确定，如死亡，但大多数结局，如痊愈、残疾、复
发、生存质量改变等，都需要有客观标准，以避免临床医生在判
断预后结局时产生分歧，从而影响预后研究的结论。如果判断预
后结局属"硬"指标，如"死亡""残疾"等可以不用盲法判断，
如结局属于软指标，如一过性脑缺血、不稳定型心绞痛，则应采
用盲法判断，以避免发生疑诊偏移，即研究者竭力去寻找观察组
中存在的被研究预期结局的证据，而对待对照组则不然；以及预
期偏倚，即凭主观印象判断预后产生的偏移。

⑤是否对影响预后研究的重要因素进行了统计学校正。预后
研究中可能存在各种混杂因素，从而影响预后研究的结论。因此
在下结论时应对这些因素应用统计学方法进行校正。由于治疗可
以改变患者的预后，因此在分析预后因素时，同样需要对治疗上
的差别进行校正。校正的方法最简单的是分层分析，如各亚组有
不同预后结果，说明具有混杂因素的干扰，如各亚组均获得相同
预后结果，说明被研究的预后因素是独立的预后因素。较为复杂

的校正方法是多因素分析法，如 logistic Ⅰ回归及 COX 模型分析，适用于有多个混杂因素的校正。

⑥报告页后研究的结果是否完整。预后研究的定量结果是在一段时间内发生结局的事件数，如报告生存率有 3 种方法：a. 某一时间点的生存率，如 1 年生存率、5 年生存率等；b. 中位生存时间（mediantime），即观察到 50% 的研究对象死亡的随访时间；c. 生存曲线（survival curve），可以了解 survival 预后随时间变化情况。生存曲线可以了解预后的全貌，完整地报告预后研究结果应当同时报告某一时点的生存率、中位生在时间以及生存曲线等。

⑦研究结果的精确性如何。除了报道生存率、生存时间、生存曲线，还应当报告预后估计的精确度，即预后结局概率的 95% 可信区间。对预后因素的研究可用相对危险度和绝对危险度等来表示，同时也要报告。

112. 关于 COPD 预后研究的若干问题

慢阻肺是一种患病率高、预后较差的疾病，因为患病数量巨大，病情复杂，病程长，影响其预后的因素很多，同时又很重要。因此，对于这个问题必须给予极大的关注和深入研究。目前，认为有关慢阻肺防控预后的指标包括病死率、有效寿命、每年发生 AECOPD 的频率和反复住院次数，下面我们将讨论关于慢阻肺预后研究的若干问题。

（1）明确研究对象

目前国内对于慢阻肺的诊断标准似乎没有太大的问题，但是在阅读和检索文献中发现一些作者在研究报告中只是简单的说明遵照某年中华医学会呼吸病学分会制定的慢阻肺诊治指南，其后并没有具体交代相关细节，还有一些文献只是说明 $FEV_1/FVC\% < 70\%$，而没有具体说清楚是支气管舒张试验前的结果还是舒张试验之后的结果，即无法证明纳入的患者气流受限是不可逆的。这是进行此项研究最基本的要素，不可马虎。

（2）关于最小样本数问题

要进行一种常见慢性病的预后研究一定要有最小样本数的计算，不能由作者随意确定一个数字或划定一个起止年限。最小样本数计算方法各种卫生统计学教科书上均有介绍，可以参照执行，如有困难还可以请教卫生统计学专家。简单地说，研究纳入的样本数至少应该达到作者计划评估自变量个数的 5 ～ 10 倍。

（3）随访研究时限

一般而言，要想研究一种慢性病的长期预后，至少应随访 3 ～ 5 年，如能随访时间更长一些更好，只随访几个月难以说明问题，尤其像慢阻肺这种病情常常受到季节的影响，所以短时间随访结果并不可靠。

（4）终点指标

最好是以存活或死亡这种二分类指标为终点指标。只以急性发作作为终点指标不够合适，因为急性发作并不是慢阻肺患者的生命终点，只能算是中间指标，而且目前急性发作的定义临床判断中尚有一定困难，临床可操作性较差。至于住院次数、住院时间，更不宜作为终点指标。首先住院并不属于终点事件，其次患者是否住院取决于多种因素，或者说影响因素很多，除患者病情之外，还需考虑到患者家庭经济条件、患者医疗保障水平、当地医疗床位数量，以及患者及其家属的社会资源等。

（5）除外标准

有些研究将慢阻肺患者同时患有各种合并症者作为除外标准，包括高血压、糖尿病、冠心病、脑出血、肺癌等。这是不合理的，因为上述诸多疾病都是慢阻肺常见的合并症，而且它们又都是影响慢阻肺病情轻重和预后的重要因素，如果将这些患有各种合并症的慢阻肺患者除外，其研究结果则缺乏代表性。

（6）随访评估指标

①性别：这个问题多无异议，无须赘述。

②年龄：一定是实足年龄，因为在中国常有虚岁和实岁之分，最好用实足年龄，必要时可以核对患者的身份证。

③身高与体重：最好是在随访入组时实地测量，而不能仅凭患者自己报告或记忆。测量体重时应当注意，如果患者已出现肺心病及右心衰竭时发生双下肢和颜面水肿，体重会增加，此时应加以说明。

④BMI：根据其计算方法其中已经包括了身高与体重，因此同一项研究中不应将 BMI 与身高、体重同时纳入。

⑤吸烟史：要明确记录患者开始吸烟的年代或年龄、持续吸烟的年限、每日吸烟量，吸烟种类，如已戒烟，应说明戒烟年限，非吸烟者还应说明是否有被动吸烟情况。

⑥饮酒史：应包括持续饮酒年限，每日饮酒的数量及饮酒品种。

⑦有害职业史及其职业演变历史：重点记录患者是否有引起或加重慢阻肺的职业史。

确诊慢阻肺的时间、确诊医院科室和确诊的方法，有无胸部 CT 检查结果和肺功能测定结果，主要是以支气管舒张试验结果为证。病程是一个比较复杂的问题，临床医生很难估测患者到底何时开始患有慢阻肺，确诊慢阻肺时并不等于患者开始患病的时间，从确诊到随访开始的时间的长短，并不能代表实际病程的长短。

（7）病情评估涉及的指标

① CAT 评分：共有 8 项指标，主要用于评估患者症状的程度，其中咳嗽、咳痰、胸闷、气喘、活动和劳动受限、睡眠状态和精力多需要患者自己叙述，属于主观感觉和半定量指标，与目前常用的 ABCD 分组有一定重叠。

② mMRC 评分：这只是一种反应患者气短情况的指标，比较单一，而且与 CAT 评分有重叠，故评估标准中如果已有 CAT 评分，则没有必要再加入 mMRC。

③ ABCD 分组：GOLD 和国内慢阻肺诊治指南中均根据慢阻肺患者临床症状的轻重及既往 1 年内发生 AECOPD 的频率，

将患者分为 A、B、C、D 4 组，这其中既有患者的常见临床症状轻重之分，又涉及慢阻肺急性加重多少，同时又不是可以定量评估指标，应用时应当注意到这些问题。

④ BODE 指数：该指数包括了 BMI、FEV_1、mMRC、6MWD，从其定义中可见，这项指标与 BMI、FEV_1、mMRC、6MWD 重复，应用中需要注意。

⑤肺功能测定结果：其基本参数是 FEV_1% 预计值，不要直接采用 FEV_1 绝对值，因为 FEV_1 绝对值本身受很多因素影响。GOLD 分级中（1～4 级）就是依据应用支气管舒张剂之后的 FEV_1% 预计值，反应的是同一个问题，因此研究中不要同时纳入。

⑥动脉血气分析：包括 PaO_2 和 $PaCO_2$，如有可能可加入 SpO_2 和血清乳酸水平。

⑦ APACHE 评分：包括以下 4 个部分，年龄、慢性健康状况、GCS 评分、生理指标（体温、平均血压、心率、呼吸频率；PaO_2、pH、碳酸氢根 /Na^+/K^+、血肌酐、红细胞比容和白细胞总数），本项评估更适合用于评估急性病（包括慢性病急性加重）患者的预后，涉及指标多，计算手续复杂（0～71 分），故不适用于慢阻肺预后评估。

⑧营养状态：可以用血浆白蛋白水平为代表。最好还应包括患者的免疫功能状态，如 γ 球蛋白 IgG/IgA，以及 T 淋巴细胞数量及亚类。

⑨心血管系统结构和功能评估：心电图检查：肺型 P 波只代表右心房增大，电轴右偏，顺向转位，RV1+SV5 > 1.05，共同反应右心增大。超声心电图检查可以反映是否有肺动脉高压，右心房、室扩大，LVEF 反应左室收缩功能，可用于判断有无收缩期心衰。BNP 及 NT-pro-BNP，反应左室舒张期功能。

⑩ AECOPD 频率：目前国内外制定的 AECOPD 判断标准临床上缺乏可操作性，具体判断中存在一点难度，故可重复性较差。

⑪机械通气：应当明确记录住院期间有无机械通气以及具体模式和参数，住院期间是否接受机械通气治疗，除了与患者病情轻重有关以外，还与当地医疗条件，当地医生技术水平高低，患者家庭经济条件，患者及其家属配合有关。因此这是一个十分复杂的医疗和社会问题，不能简单地将这项指标作为判断患者病情轻重的依据。

⑫共病：这个问题至今国内外都没有得到解决，它涉及临床上是否发现了某种共病及其共病的种类（入组时没有诊断出来并不等于没有某种共病，每种共病的严重程度，是否已经治疗及疗效如何）。此外，还涉及不同共病对慢阻肺患者病情预后评估的权重问题，如缺血性心脏病和肺癌是导致慢阻肺死亡的重要原因，所以权重更大一些。

⑬诊断后（或出院后）患者治疗情况：包括有无规范治疗计划，用药方案中是否包括双支扩药物，患者是否已掌握吸入药物的技术，有无专人教授，正确度如何，长期用药依从性高低等。

⑭是否进行家庭无创机械通气和家庭氧疗，家庭经济条件状况、医疗报销方式（自费、医保、公费）。

⑮康复锻炼情况：包括具体项目、每天进行康复的时间、依从性高低。

⑯ 6分钟步行试验（6MWD）：综合反应心脏功能、呼吸功能、骨骼肌肉功能。

（8）评估方法

单因素分析（Kaplan-meira）：如以生存、死亡为分组标准，分别比较上述两组各种参数的差异性，单项指标有差异并不能全面反应该因素对预后影响的大小，更无法反应它与其他因素之间的关系，还需要进一步进行多因素回归分析，找出对预后有意义的参数以及权重的大小。

logistic 回归分析：因为预后分析是以存活和死亡作为因变量，属于二分类变量，推荐使用多因素回归分析，它不仅可以帮助我们确定影响慢阻肺预后的各种因素，同时还可以进一步确定各项影响因素的权重。

根据回归分析结果明确哪些指标是危险因素，哪些是保护因素，RR 或 $OR > 1$ 者通常为危险因素，$OR < 1$ 时为保护因素。

目前检索到的有关我国慢阻肺患者预后的研究报告很少，即使有文献报告，质量也很差，包括随访时间太短，例数太少，评估指标太少，方法不规范，所以亟待加强这方面的研究。

COPD 患者的教育和长期管理
任重而道远

113. COPD 患者教育管理的必要性和迫切性不容置疑

COPD 是一种慢性呼吸道疾病，其气流受限不完全可逆，常常呈进行性发展，目前尚无特效的治疗药物。绝大多数 COPD 患者甚至需要终身用药。国内外 COPD 的指南中均强调 COPD 患者的教育管理是 COPD 防治工作中不可缺少的重要组成部分，通过系统的教育和管理可以提高 COPD 患者对本病的认识水平，更好地配合医生的治疗，提高 COPD 患者的依从性，以期达到减少急性发作、尽可能维持病情稳定、提高生命质量和减少医疗经费开支的目的。

然而，COPD 的系统教育工作又是一项十分艰巨而繁重的任务。国内调查结果显示，只有 35% 的 COPD 患者病情控制稳定，只有大约半数患者能遵从医嘱用药，但是一旦病情缓解，42% 的患者便会自行停止用药。73% 的患者反应非常需要健康教育，然而，目前国内在 COPD 患者的教育管理中存在着诸多问题。从 2004 年起，我们曾多次从多个角度阐述和强调对于 COPD 患者进行长期教育和管理的重要性。

（1）COPD 患者治疗模式一直处于间断的因症就诊的模式

实践表明，绝大多数 COPD 患者通常只在病情加重时（急性加重期）才去医院就诊和治疗，病情一旦缓解就会自行停药，等再次发生急性加重时再去就诊。如此反反复复，病情逐渐复杂恶化，治疗越来越困难，疗效越来越差，而医疗经费则越来越多，形成恶性循环。

（2）COPD 治疗方案还不规范，患者用药常识亟待增加

由于 COPD 患者缺乏相应的用药常识，目前国内 COPD 的治疗方案还不规范，国内调查结果显示，80% 以上的患者不知道 COPD 常用药物有无不良反应；42.2% 的患者经常服用抗生素；在所用的药物排序中祛痰药物竟然排在首位，抗胆碱能药物被排在第四位，这说明 COPD 治疗方案还不规范，患者用药常识亟待普及和加强。

（3）COPD 患者的教育工作迫在眉睫

目前 COPD 的治疗中面临的许多问题亟待解决，关键是要有一种科学的、切实可行的管理模式，通过这种长期系统的教育管理模式，对患者进行教育和管理，以期减少急性加重、稳定病

情、提高戒烟率、提高患者的生命质量。但是，到目前为止绝大多数的 COPD 指南中均未提出或制定 COPD 患者教育的具体和可操作的方法，这些问题亟待解决。

114. 我们一直在探讨一种适合我国国情的 COPD 患者教育管理模式

从 2001 年起，我们对 COPD 患者的教育管理进行了一系列尝试和探索，并且于 2012 年形成了 COPD 患者的诊断—治疗—教育—随访一条龙管理模式。具体的做法是：

（1）建立一个包括专业医师和护士的教育管理团队。

（2）建立包括 COPD 门诊和宣教中心的日常工作机构。从 2003 年起，北京大学人民医院呼吸内科设立 COPD 专病门诊，每周两个单元，由主治医师以上级别的呼吸科专科医师负责。具体工作除了常规的医疗工作外，还负责对患者进行指导和建档及随访工作。每年对建档的患者进行一次全面的复查和评估。到目前为止建档人数为 625。

（3）制定明确的教育管理内容。教育内容包括：让患者了解 COPD 的概况，使患者相信通过长期规范的治疗能够有效地控制症状，并不同程度地减缓其病情发展速度；了解 COPD 主要临床表现和诊断方法，知道如何评价相关各项检查结果；知道 COPD 的主要治疗原则；了解常用药物的作用、用法和不良反应；掌握吸入用药的技术；了解 COPD 急性加重的原因、临床表现和预防措施；熟悉 COPD 急性加重时紧急自我处理的办法，知道什么情况下应该去医院就诊；帮助吸烟者尽快戒烟和防止复吸，介绍戒烟方法，提供相关药物；掌握切实可行的康复锻炼方法，如腹式呼吸、缩唇呼吸，对于符合指征并且具备条件者，指导其开展家庭氧疗等。

（4）建立 COPD 患者宣教中心，宣教中心由专职人员负责，专职人员负责患者的宣传教育工作，督促戒烟，示教吸入药物的方法，演示腹式呼吸和缩唇呼吸等，并负责组织患者参加每季度的教育管理活动和随访。从 2001 年起，长期坚持定期（每个季度一次）为患者举办各种内容和形式的知识讲座和讨论会，每次活动后整理编写《慢性阻塞性肺疾病宣教通讯》供患者学习参考，到目前为止已编写了 42 期宣教通讯。每年对建档的患者进行一次全面的复查和评估。

115. 应进行长期教育管理效果的评估

从 2001 年起我们对 COPD 患者长期教育管理工作已有 16 年之久，在这个过程中我们曾对患者的教育管理效果进行过三次比较系统的评估，现分述如下。

（1）系统的教育管理＋规范治疗＋必要的康复锻炼

2004 年我们对 48 例 COPD 患者接受教育和管理的效果进行评估，入选的 48 例患者首先填写登记表，考核他们对于 COPD 的认知水平和生命质量。其后，每 2 个月随访复查一次，由患者汇报病情变化情况、治疗和康复锻炼情况，根据病情变化调整用药方案，研究结束时对患者再进行一次考核和评估。结果显示，经过系统的教育、规范治疗和康复锻炼，48 例患者的咳嗽、咳痰、气短评分显著降低（P 值均 < 0.001）；门诊就诊次数由入选前（6 ± 5）次 / 年，减少为（3 ± 3）次 / 年（P < 0.001）；$FEV_1\%$ 由入选时的 62% ± 27% 增加到 69% ± 31%（P < 0.001）；生命质量评分由入选时的（113 ± 12）分增加到（118 ± 12）分（P < 0.05），相关疾病的知识由入选时的（11 ± 4）分，提高到（15 ± 5）分。2 年中，14 名吸烟者，6 人成功戒烟 1 年以上。通过对 COPD 患者进行系统的教育管理和规范治疗加上必要的康复锻炼，可以有效地减轻症状，改善部分肺功能，减少了门诊就诊次数，提高了患者的生命质量。

（2）门诊定期随访 + 参加教育活动

2012 年，我们再次报告了不同教育管理模式对 COPD 患者的干预作用。具体的做法是根据患者门诊定期随访和参加教育活动的情况将 COPD 患者分为系统教育组（能定期接受随访并接受系统教育）、单纯随访组（能定期接受随访但未参加系统教育）和对照组（未能接受定期随访也未参加系统教育）。对 2002 年 5 月—2010 年 5 月在北京大学人民医院呼吸内科 COPD 门诊建立档案并配合随访的 157 例 COPD 患者进行面对面的调查，内容包括患者的一般情况、调查前一年内急性加重的情况、COPD 评估测试问卷、改良式的英国医学研究委员会呼吸困难量表评分、肺功能检查，完成患者的临床分型。结果显示，系统教育组和单纯随访组前一年内急性加重次数分别为（0.9±1.1）次／年和（1.0±0.8）次／年，明显少于对照组（1.4±1.1）次／年，差异均有统计学意义（$P < 0.05$），系统教育组和单纯随访组的 CAT 评分为（10.0±5.0）分、（11.1±6.0）分，均低于对照组的（15.3±6.8）分，差异均有统计学意义（$P < 0.01$）。系统教育组和单纯随访组 CAT 评分≤20分的比率（96.2% 和 88.2%）均高于对照组（64.8%），差异均有统计学意义（$P < 0.01$），系统教育组和单纯随访组的 mMRC 评分（1.5±0.8）和（1.6±0.9）均低于对照组（2.1±1.0）分，差异均有统计学意义（$P < 0.05$），临床评估分型显示三组间 A 型、B 型比例差异没有统计学意义（$P > 0.05$），系统教育组中的 C 型（15.4%）高于对照组（1.9%），差异有统计学意义（$P < 0.05$），而系统教育组和单纯随访组中的 D 型（38.5% 和 35.3%）均低于对照组（66.7%），差异均有统计学意义（$P < 0.01$）。我们的结论是：长期系统教育和随访管理模式可以有效地减少 COPD 患者的急性加重，改善其生命质量。本研究是一项对长达 10 年的 COPD 患者系统管理工作的总结。系统教育组 CAT 评分较对照组低 5.3 分（2 分以上差异即提示生命质量的差异有统计学意义），系统教育组中 92.6% 的患者 CAT 评分≤20分，提示绝大多数接受过系统教育管理的患者 COPD 的影响是轻度和中度的。此外，系统教育组和单纯随访组患者 mMRC 明显低于对照组，提示长期系统教育管理可以降低 COPD

患者的未来发作风险和死亡风险。系统教育组和单纯随访组急性加重的次数少于对照组，而急性加重次数 ≤ 1 次 / 年的患者比例高于对照组。这主要是由于系统管理组和单纯随访组的患者能够坚持定期到门诊接受随访，在医师指导下根据病情变化及时调整治疗方案，通过学习提高了自我应对急性加重的能力。

（3）长期系统教育管理

2014 年，我们进一步评估了长期系统教育管理在提高 COPD 控制水平的效果。根据管理模式的不同，将 COPD 患者分为系统教育组、单纯随访组和对照组三组，于 2013 年 3—8 月对 246 例稳定期 COPD 患者进行面对面调查，主要内容包括：患者的一般资料、治疗、戒烟情况、调查前 1 年内急性加重情况、CAT 评分和 mMRC 评分。结果显示，系统教育组戒烟成功率为 97.6%，单纯随访组 81.0%，对照组 73.8%，系统教育组戒烟成功率显著高于单纯随访组和对照组（$P < 0.01$）。系统教育组和单纯随访组应用吸入支气管舒张剂治疗的比例分别为 97.6% 和 93.7%，高于对照组的 65.5%（$P < 0.01$），应用祛痰药物者分别为 14.5% 和 19.0%，低于对照组的 36.9%（$P < 0.01$）。系统教育组和单纯随访组过去一年内急性加重的次数为（0.9 ± 0.9）次 / 年，低于对照组（1.2 ± 1.0）次 / 年（$P < 0.05$）。系统教育组和单纯随访组 CAT 评分分别为（10.2 ± 5.7）分和（11.1 ± 5.8）分，mMRC 为（1.5 ± 1.0）分和（1.5 ± 0.9）分，均显著低于对照组的（15.0 ± 6.6）分和（1.9 ± 1.1）分（$P < 0.01$）。结论认为，长

期系统教育管理模式可以有效地提高戒烟成功率和吸入支气管舒张药物的使用率，减少 COPD 急性加重，改善患者的生命质量。

116. COPD 的随访

慢阻肺患者的定期随访非常重要。应根据患者的综合评估和未来不良事件风险确定随访方式和频率。定期随访内容包括：检查 / 更新个人防控计划、肺功能检查、吸入装置使用情况、吸烟及戒烟情况、治疗情况、疫苗接种情况及患者症状变化、生活方式、环境等。

（1）个人健康档案的建立

为更好地进行慢阻肺患者的随访，应在稳定期（门诊）或者急性加重期（住院）建立个人健康档案（含电子档案）。

档案内容包括患者的一般情况和疾病情况两部分。一般情况主要是患者的人口统计学信息、既往史、家族史等；疾病情况主要是患者慢阻肺的诊断、治疗和康复情况，包括药物治疗的实施、非药物治疗的措施、生活质量的评估、急诊住院情况等内容。

（2）随访项目频率及方式

随访的频率（表 9）、方式及内容主要基于对患者症状和未来急性加重风险的评估。随访频率可参考《慢性阻塞性肺疾病分级诊疗服务技术方案》2016 版或根据实际情况及需要进行。随访方式包括远程随访（电话、微信等）、面访（医院门诊）、网络平台等方式。随访内容包括：急性加重的详细病史及体格检查、症状变化、药物治疗情况、住院和合并症情况、支气管舒张试验、运动耐力评估、健康状况和气短的评估、吸气肌和呼气肌肌肉强度评估、下肢肌力评估、与患者讨论个体治疗的目标和经验。

表 9　慢阻肺随访频率

随访项目	A、B 组慢阻肺患者	E 组慢阻肺患者
非药物治疗	1 个月 1 次	1 个月 1 次
药物治疗（确诊后）	按目前医院门诊实际情况决定，基本以 1 个月为宜	同左
随访肺功能	1 年 1 次	6 个月 1 次
随访症状	1 个月 1 次	1 个月 1 次
随访急性加重（包括住院）	6 个月 1 次	3 个月 1 次
随访合并症	1 年 1 次	1 年 1 次

提倡慢阻肺患者自我管理，鼓励患者成立自我管理小组等互助组织，与其他患者交流经验。在专业人员的指导下，认识慢阻肺的危害，戒烟、调整饮食、适当运动、保持心情愉快等，学习吸入药物使用的方法和注意事项，开展患者肺康复训练，增强防治慢阻肺的主动性及药物治疗的依从性，提高与医生沟通的能力和紧急情况下寻求医疗帮助的能力，提高慢阻肺的管理效果。自我管理指标：①慢阻肺疾病知晓率；②慢阻肺防治知识知晓率；③药物的治疗作用及不良反应，药物使用方法知晓率；④患者就医依从性、医嘱执行率；⑤干预行为执行率；⑥慢阻肺中医药防治知识知晓率。

（3）随访网站

基于患者个人健康档案和居家—社区—医院的三级联动随诊系统的建立也十分必要。患者可以在随访网站上获得指导，医生可以通过网站了解患者的治疗情况，既加强了医患之间的沟通，又可以做到对慢阻肺患者个体化诊治。网站可以依托现有的医院网络资源建设，主要功能包括患者教育、医患沟通、科普专栏、活动计划等。

117. 应进一步落实 COPD 的分级医疗和转诊

全国大型流行病学调查结果显示，COPD 农村的患病率高于城市。许多农村 COPD 患者常常因为对疾病认识水平和医疗条件等其他因素的制约，得不到及早的诊断，或者即使得到了诊断但难以保证得到规范有效的治疗。因此，农村 COPD 患者的诊治问题应当得到极大的重视。我们很早就发表文章强调"社区医疗应当成为防治慢性呼吸疾病的主战场""防治慢性病的主战场在基层医疗单位""必须重视农村慢性呼吸病防控工作""综合医院与社区卫生服务机构联合防控 COPD"。之后又详细调查和评估了基层医生对 COPD 相关知识的认知情况，特别是 2014 年，我们专门撰写文章介绍"中国农村基层 COPD 诊治现状"，强调搞好农村 COPD 防治的必要性和迫切性，这是一项艰巨的任务，目前还没有得到圆满的解决。

多年来，政府一直倡导城市三甲医院与区县及社区（乡镇卫生所）实行双向转诊，但是时至今日仍收效不大。部分基层医院仍然门可罗雀，而某些大医院却人满为患，两极分化，这已经到了亟待解决的地步。

我们在 2014 年就制定了"常见呼吸病双向转诊指征和相应机制"，2015 年正式发表了"二、三级医院间常见呼吸病的双向转诊建议"，其中包括了 COPD 的双向转诊标准。

绝大多数稳定期的 COPD 患者大都可以在社区、二级区县医院呼吸科治疗和管理，即需要进行无创机械通气治疗，只要患者就诊单位具有进行无创机械通气设备和有经验医师，仍可在社区、二级区县医院呼吸科进行治疗。进行无创机械通气的适应证至少符合其中 1 项：①呼吸性酸中毒 [动脉血 pH $\leq$ 7.35 和（或）$PaCO_2 \geq$ 45 mmHg]。②严重呼吸困难且具有呼吸肌疲劳或呼吸做功增加的临床征象，或二者皆存在，如使用辅助呼吸肌、腹部矛盾运动或肋间隙凹。

AECOPD 患者初期或轻症患者亦可先在二级区县医院呼吸科进行治疗，但是如果患者已出现收住呼吸重症监护室（RICU）的适应证（表 10）或进行有创机械通气适应证（表 11），应尽快与上级医院呼吸科联系，确定好床位后使用具有应急插管上机条件的救护车将患者转到上级医院，必要时区县医院呼吸科医生应护送患者到上级医院，以免转诊途中发生意外。患者就诊单位具有进行有创机械通气及重症监护设备和有经验的医师，或生命体征不稳定不适合转运者仍可在二级区县医院呼吸科进行治疗。

表 10　收住 RICU 的适应证（需考虑当地资源）

对初始急诊治疗反应差的严重呼吸困难

意识状态改变（意识模糊、昏睡、昏迷）

持续性低氧血症（$PaO_2 < 40\ mmHg$）或进行性加重和（或）严重 / 进行性加重的呼吸性酸中毒（$pH < 7.25$），氧疗或无创机械通气无效

需要有创机械通气

血流动力学不稳定——需要使用升压药

表 11　进行有创机械通气的适应证

不能耐受无创机械通气，或无创机械通气失败，或存在使用无创机械通气的禁忌证

呼吸或心搏骤停、呼吸暂停导致意识丧失或窒息

意识模糊、镇静无效的精神运动性躁动

严重误吸

持续性气道分泌物排出困难

心率＜ 50 次 / 分钟，且反应迟钝

严重的血流动力学不稳定，补液和应用血管活性药物无效

严重的室性心律失常，危及生命的低氧血症，且患者不能耐受无创机械通气

COPD 转回区县医院的指征：AECOPD 患者经过有效治疗达到出院或转出标准（表 12）即可转回区县或社区医院，区县或社区医院应当预留好床位并做好相应接收登记工作（表 13）。

表 12　COPD 患者出院或转出标准

能够使用长效支气管扩张剂，即 β_2 受体激动剂和（或）抗胆碱药联合或不联合 ICS

吸入短效 β_2 受体激动剂不超过每 4 小时 1 次

如果患者之前是非卧床的，需能在室内行走

患者能够进食，且睡眠不会被呼吸困难而频繁打断

患者临床稳定 12 ～ 24 小时

动脉血气分析稳定 12 ～ 24 小时

患者（或家庭照顾者）掌握药物的正确使用方法

随访和家庭照顾计划安排妥当（如随访护士、氧气输送、饮食提供）

表 13　AECOPD 患者转出前应当做好的各项准备工作

确保已制定了有效的家庭维持药物治疗方案
对药物吸入技术进行再次评价
针对维持治疗方案的作用进行教育
针对如何停止糖皮质激素和抗生素治疗进行指导
评价是否需要长期氧疗
确定已安排 4～6 周后随访
提供合并症的处理和随访计划

为了切实做好 COPD 的双向转诊，我们建议从现有医疗体制入手，从制度上加以保证，即：

（1）各级医院必须严格遵守相应的双向转诊制度，并做到有专人负责，向上转有人接，转下去有人管，中间必须切实做好衔接工作，为此要建立登记制度。

（2）各级医院呼吸科必须严格执行双向转诊标准，做到公开、公平、公正，不能因人而异和搞特殊化。

（3）转诊时必须同时说明转诊的原因，明确转诊的目的、目标，减少转诊的盲目性。

（4）为了鼓励、促进双向转诊，建议政府部门会同公费医疗和医疗保险管理部门对于认真执行双向转诊的患者予以全额报销医疗费用，相反，对于不符合转诊标准而私自转诊者逐渐降低医疗费用报销比率，创造有利于规范转诊的机制。

（5）各级医疗主管部门将落实双向转诊的结果纳入医院科室年终考核重点项目，奖优罚劣。

中医对于慢阻肺发病的认识

　　慢阻肺属于中医学中的"喘证""肺胀"等范畴，其病理变化为本虚标实。急性加重期病机为痰阻或痰瘀互阻，常兼气虚或气阴两虚，虚实相互影响，以痰瘀互阻为关键。稳定期病机以气（阳）虚、气阴两虚为主，常兼痰瘀。文献回顾分析研究表明，慢阻肺稳定期中医证型分为五组虚证证型，即肺气虚、肺脾气虚、肺肾气虚、肺肾阳虚、肺肾气阴两虚。实证类两种，即痰瘀阻肺证、痰湿阻肺证。常见症候中以虚症为主，可兼见实证。以肺气虚最为多见，其实是脾气虚及肾气虚。近年来有研究人员观察并发现本病随着肺气虚—肺脾气虚—肺肾气虚的发展，肺功能损害程度逐渐加重。而慢阻肺急性加重期常见症候有风寒束肺证、外寒内饮证、痰热壅肺证、痰湿阻肺证、肺脾气虚证、肺肾气虚证、肺肾气阴两虚证和血瘀证（兼证）。因此，慢阻肺病位多在脾、肺、肾三脏，病因以气虚、阴虚、痰、血瘀、湿及阳虚为主。现代研究以肺气虚、脾气虚、肾气虚为主。

118. 肺气虚与慢阻肺的关系

（1）肺气虚分度

中医学历来十分重视机体的抗病能力，认为"正气存内，邪不可干""邪之所凑，其气必虚"。气与机体抗病能力的关系十分密切，其中以肺气尤为重要，如"肺为气之本""诸气者皆属于肺"之说。肺气虚证是肺脏的功能减弱所表现出的证候。自 20 世纪 80 年代以来，在古代和现代文献的基础上，对肺气虚证做了大量研究工作，根据肺气虚证的内涵，提出了 COPD 肺气虚证候演变规律：

①卫外功能减退（轻度，病位在肺）。

②主气功能减退（中度，病位在肺、脾）。

③治节失常（重度，病位在肺、脾、心、肾）。

④多脏受损，诸症蜂起（极重度）。

四个层次渐进性发展，严重者多出现肺系功能的全面减退和紊乱。在此基础上，提出了慢阻肺肺气虚证的 4 级分度标准，即轻度、中度、重度、极重度。这种分度之间既有病机、病症上的不同，又有发生、发展、演变之相互联系，比较符合临床实际情况，有利于把握肺气虚证的变化，从而指导临床治疗。

（2）肺气虚宏观研究

中医理论认为"肺主气，司呼吸""主宣发肃降"。呼吸异常，则表现为咳、喘、哮等病症。而肺功能检查不仅是诊断慢阻肺的金标准，而且对慢阻肺严重程度评价、疾病进展、预后及治疗反应等均有重要意义。因症候具有模糊性、非线性、不确定性等特点，因此以肺功能为切入点，研究了慢阻肺稳定期症候分布及与肺功能的关系，可为慢阻肺稳定期中医辨证论治提供临床依据。

李建生、李素云等通过收集 890 例慢阻肺稳定期患者资料，行肺功能检查分级，根据调查表进行调查，然后对慢阻肺稳定期肺功能分级与症候分布进行比较。结果发现，肺功能轻度、中度时常见肺气虚证、肺脾气虚证、肺肾气虚证；肺功能重度时常见肺脾气虚证、肺肾气虚证、肺肾气阴两虚证；血瘀证、痰湿阻肺证随肺功能降低而增多。同时，慢阻肺稳定期常见病性证素为气虚、血瘀，病位在肺并及脾、肾。气虚主要表现为肺气虚、脾气虚、肾气虚，且贯穿始终。血瘀证、痰湿证、肺阴虚、肾阴虚随肺功能降低而渐多。证明了随着肺气虚的加重，肺功能会逐渐降低，病理因素增多，同时，肺功能降低亦可提示肺气虚证加重或产生变证。

①肺气虚与免疫功能的关系

中医认为，肺可卫外，主皮毛。肺系疾病发生时肺气亏虚，其卫外功能发生变化，进一步导致疾病的发生。李泽庚等通过基因芯片技术研究慢阻肺肺气虚证患者 T 淋巴细胞相关差异基因表达情况，在慢阻肺肺气虚证患者中发现，*IGKV1-5*、*IGJ*、*IGLC2*、*IGHM*、*IGHG1*、*IGKC*、*IGJV1D13*、*L0C440871*、*IGH@* 共 9 条免疫蛋白相关基因，其主要作用为抗原—抗体结合，其高表达导致异常免疫应答，使维持机体内环境稳定的 T 淋巴细胞各亚群的比例失调，从而导致对外感疾病的抵抗能力减弱，增加了对外感疾病的易感性。

杨宏新等研究发现，当肺系发生疾病如慢阻肺等后，患者外周血 CD4$^+$、CD8$^+$T 细胞的表达频率发生异常，通过血液循环运输免疫细胞的功能发生障碍，细胞和细胞外担负信号转导功能减弱，同时，CD4$^+$、CD8$^+$T 细胞对信号的调节作用，造成免疫器官对肺组织脏器炎性反应，最终导致肺组织的"卫外功能"减弱。

侯辉等对 26 例慢性支气管炎肺气虚证患者支气管—肺泡灌洗液中计数中性粒细胞、巨噬细胞和淋巴细胞的比例进行观察，检测 IgA、IgG 的含量，并与正常人和慢性支气管炎肺气未虚的患者对照，发现肺气虚证组中性粒细胞和巨噬细胞比例显著下降，淋巴细胞比例显著升高，IgA 含量有下降趋势；而慢性支气管炎患者不论肺气已虚或未虚，其 IgG 含量都显著增加，提示呼吸道局部体液免疫功能下降。

②肺气虚与形态病理的关系

李泽庚等通过 HRCT 观察肺气虚证患者影像学变化，结果发现，肺气虚证患者 CT 影像学变化主要表现为肺纹理增多、增粗或紊乱，疾病主要是肺气肿、支气管扩张等。

蔡圣荣等将 60 只大鼠随机分为对照组与模型组，采用气管内注入 LPS，置于烟室内烟熏，制作出肺气肿肺气虚证的大鼠模型。结果发现，模型组大鼠出现肺气虚的临床表现，病理组织学显示有肺气肿及慢性支气管炎病变，肺气肿肺气虚证大鼠模型组肺湿重指数、胸腺湿重指数显著高于对照组（$P < 0.05$），肺组织有肺气肿及慢性支气管炎病变。同时，发现肺气肿肺气虚证大鼠存在低氧血症和高碳酸血症，血中细胞因子 IL-6、IL-8、TNF-α 升高，可能是肺气虚证从轻度向中度、重度发展的重要原因之一。

③肺气虚与肺血管收缩的关系

慢阻肺呈进展性，可促使肺血管收缩及重构，引起缺氧性肺动脉高压，在其发病机制方面，肺气虚失治节起着极为重要的作用。肺气亏虚则非主治节功能失调，是慢阻肺重要的发病机制。现代研究认为，肺气虚的最初表现是肺通气功能开始减退，出现小气道功能受损，此时肺通气功能的减退是可逆的，且这种减退和肺气虚的程度成正相关，并逐渐累及脾、肾，导致病情进展及转变，最终成为不可逆的通气功能障碍。肺气虚还可导致痰瘀的生成，从而使慢阻肺气道结构改变，致使气机失常，阻碍肺气的宣发肃降，加重肺通气功能障碍。

目前认为，肺血管收缩是由于肺血管阻力增加引起肺动脉高压的主要机制，其形成过程比较复杂，与肺动脉平滑肌细胞的钾通道功能表达异常和内皮功能的紊乱有关。研究发现，长期低氧是肺动脉高压发生的始动因素，缺氧抑制了肺动脉平滑肌细胞钾通道的活性，使肺动脉平滑肌细胞去极化，达到一定阈值后，电压依赖性钙通道开放，细胞内钙离子的浓度升高，钙离子促使肺动脉平滑肌细胞收缩、增殖和迁移，进一步加重了肺血管的收缩。

（3）肺气虚微观研究

①肺气虚与炎症细胞关系

慢性气道炎症是慢阻肺的重要发生机制之一，可导致气道重塑，是 COPD 病程发展中气流阻塞的病例生理基础。

刘涌等观察肺气虚证大鼠血清氧化应激指标丙二醛（MDA）和 TNF-α 表达，发现 MDA、TNF-α 升高，说明氧化应激反应同样参与肺气虚证的发生、发展过程。肺气虚证的微观指标也可以从生长因子的表达方面分析。

李振卿等通过观察转化生长因子（TGF）-β_1 在肺气虚证大鼠模型中的表达，结果发现其表达水平降低，说明 TGF-β_1 是慢性支气管炎发病的重要因素。

王彦霞等研究发现，在慢阻肺患者的支气管肺泡灌洗液、支气管活检组织和痰液中都能发现 TNF-α，其含量增高，进一步提示 TNF-α 可能与气道的重构及平滑肌细胞的功能改变有关，TNF-α 可能是慢阻肺的诱导剂和启动因子，也是慢阻肺严重程度的重要标志。

②肺气虚与神经递质的关系

肺气虚证与神经系统肺气虚证机体存在的自主神经功能紊乱，以副交感神经兴奋增强，交感神经兴奋降低为主。

宋卫东等研究表明，肺气虚证患者支气管灌洗液中胆碱酯酶明显上升，而去甲肾上腺素下降，表明肺气虚证患者局部自主神经功能紊乱，提示局部以副交感神经兴奋占主导。但隐形肺证患者支气管灌洗液中胆碱酯酶未见明显下降，而去甲肾上腺素水平明显升高，提示早期肺气虚证（隐性肺证）局部交感神经兴奋性增强，扩张支气管，以抵抗炎症反应及其他因素所引起的支气管狭窄。因此在肺气虚证早期，肺脏局部神经功能代偿性改变为主，晚期以失代偿（紊乱）为主。

赵江云等报道，肺气虚证患者血和支气管灌洗液中：皮质醇较正常人明显下降，肺泡巨噬细胞中环磷酸腺苷和环磷酸鸟苷代谢紊乱，在内环境的各种因素的作用下，肺泡巨噬细胞中环磷酸腺苷和环磷酸鸟苷明显升高，但环磷酸鸟苷升高更明显，而导致环磷酸腺苷和环磷酸鸟苷比值降低，而且还发现肺泡巨噬细胞中环磷酸腺苷和环磷酸鸟苷代谢紊乱与局部皮质醇有关，表明在病理情况下，局部内分泌对肺泡巨噬细胞第二信使有调节作用。

③肺气虚的基因研究

基因水平研究的提高为肺气虚证的微观本证研究提供了有力保证。

李泽庚等通过基因芯片技术研究肺气虚证患者 T 淋巴细胞基因表达的差异，结果发现，和正常人比较，肺气虚证患者外周血 T 淋巴细胞相关差异基因出现明显异常，具体表现为：45 条异常基因中，上升占 41 条、下降占 4 条；肺气虚证、肺阴虚证共同差异基因有 15 条；与肺阴虚证比较，肺气虚证患者差异基因 43 条中，上升占 27 条、下调占 16 条。研究结果说明，蛋白质芯片技术用于筛查肺气虚证基因谱，可辨别肺气虚证患者 T 淋巴细胞相关差异基因的表达。

王煜等通过观察补肺益寿合剂Ⅰ号对肺气虚大鼠血清、肺组织 ET-1mRNA 的表达，结果发现，补肺益寿合剂Ⅰ号可明显改善肺气虚证大鼠血清、肺组织 *ET-1* 基因的高表达。

（4）肺气虚与 COPD 的关系

中医认为，呼吸时"呼出心与肺，吸入肾与肝"，言"肺为气之主，肾为气之根"，因此 COPD 发展到最后阶段肾气虚是必然结果。

现代医学研究发现，在肾气虚阶段的 COPD 病理过程中，患者内分泌功能明显减退，下丘脑—垂体—肾上腺、甲状腺、性腺 3 个靶腺轴功能紊乱。通过补肾治疗可以增强肾上腺皮质功能，增强对肾上腺皮质激素（ACTH）的反应性，调节 3 个靶腺的内分泌功能，从而提高机体的抗病能力。更重要的是，还可以缓解因内分泌功能紊乱所致的慢阻肺患者膈肌肌群功能的障碍，大大降低呼吸衰竭及呼吸道感染的发生率，改善患者的生命质量，延长生存期限。

张伟等通过将大鼠造成肾气虚型的慢阻肺动物模型，然后给予人参蛤蚧散煎剂灌胃。试验结果显示，人参蛤蚧散可以调节肾气虚型慢阻肺大鼠的多种细胞因子水平，减轻气道炎症，调节机体的免疫应答反应，提高机体免疫力，从而为中医药治疗慢阻肺提供了新的治疗方法。

119. 脾气虚与慢阻肺的关系

（1）脾气虚与营养不良

中医认为，"脾主肌肉""脾主运化"，而水谷精微则是供养濡润五脏六腑的营养物质。临床多见慢阻肺患者发生营养不良状况，与脾气虚相关。

营养不良是慢阻肺最常见的并发症之一，在20世纪80年代，慢阻肺合并营养不良状况的高发生率就已经引起学者的关注，近年来，越来越多的学者开始投入研究营养状况在慢阻肺的病程发展中所起到的作用。研究调查发现，慢阻肺患者气道阻塞程度越严重，营养不良发生率就越高。

①胃肠道功能受损

● 慢阻肺患者因长期进行性发展的肺气肿导致肺残气量过大，引起肺过度充气，挤压两侧膈肌，迫使膈肌位置下移，导致胃部体积变小，胃容积减小。

● 长期慢性缺氧引起低氧血症、CO_2 潴留及肺动脉高压，引发胃肠道淤血、肿胀，从而影响了胃肠道消化、吸收功能。

● 慢阻肺患者常发生感染和胸闷、气短，需要反复使用广谱抗生素、茶碱类药物及支气管扩张剂以缓解症状，长期使用这些药物容易引起胃肠道黏膜屏障损伤、肠道菌群失调，从而使胃肠道消化吸收功能降低。

②能量消耗增加

正常情况下，通气功能越差，呼吸耗能越多，慢阻肺患者因气道阻力增加，肺组织弹性降低，呼吸所消耗的能量也相应增多，临床上慢阻肺患者每日的呼吸耗能是正常人的 10 倍左右。患者能量摄入不变时呼吸耗能的增加，直接影响了机体其他方面的能量需要不足，造成能量负平衡，引起全身营养不良。多数研究均表明，慢阻肺患者的静息能量消耗（REE）明显高于正常人。这可能是由于慢阻肺患者一方面由于肺胀过度充气，使得膈肌位置下移，收缩效率减低，另一方面因气道阻力增加，胸腔的有效顺应性降低，造成患者呼吸效率降低、呼吸负荷增大而呼吸做功增加，因此患者的静息能量消耗增加。慢阻肺患者全天总能量消耗（TEE）也增加。

③机体分解代谢增加

由于感染时机体处于高分解的应激状态，脂肪分解受到抑制，蛋白质不断分解，细胞内的葡萄糖利用率不高，引起机体内分泌紊乱，能量消耗和尿素氮排出量显著增加，负氮平衡加剧。

慢阻肺患者急性加重期时体内存在多种炎症因子，如肿瘤坏死因子、IL-6、白三烯等都可增加蛋白质分解，从而导致或加重营养不良状况。

慢阻肺患者生活中的咳嗽排痰现象也是导致其营养不良的一个因素。有研究显示，为慢阻肺患者进行机械通气治疗，其排出痰液中的含氮量为（0.4 ± 0.2）g/d，量多者可达 0.7 g/d，痰液中丢失的蛋白质大约为 4.3 g/d。

④血清瘦素水平的影响

瘦素是一种由 *ob* 基因编码翻译的产物，它可以促进糖和脂肪的代谢，同时将体内脂肪含量告知大脑，以这种方式来控制能量摄入和增加消耗，其在血中浓度代表机体脂肪所含比例。研究显示，血清瘦素水平与慢阻肺患者的感染炎症的程度及日常饮食有关，慢阻肺患者急性加重期的血清瘦素水平明显高于稳定期，其可能原因是急性加重期患者炎症感染的发生或加重，导致感染菌释放炎症因子和内毒素等促使瘦素 mRNA 上调，瘦素的分泌量增多，急性加重期患者饮食摄入减少，影响了血清瘦素水平。一方面，瘦素能与慢阻肺患者下丘脑瘦素受体结合，从而抑制神经肽 Y，降低患者食欲并抑制脂肪的合成；另一方面，瘦素还能加快交感性兴奋向脂肪组织、肌肉和去甲肾上腺素等产热组织的传递，使机体代谢加快，产热增加。慢阻肺合并营养不良时，低水平的血清瘦素又会加大患者肺部的感染率，反复如此也会加剧患者的营养不良。

（2）脾虚与呼吸肌疲劳

呼吸肌疲劳是指呼吸肌在负荷下活动而导致其产生力量和（或）速度的能力下降，这种能力的下降可以通过休息而恢复。呼吸肌疲劳（泵衰竭）是呼吸衰竭发生过程中的重要环节。

中医学历来重视脾胃功能，认为脾的重要功能有"脾主肌肉""脾虚则肌肉削"。脾主运化，可将五谷精微疏布运化到全身，故脾健则肌肉强健有力，脾虚则运化功能不足，不能把足够的营养物质运送到全身各处，久则气虚盈亏，肌肉失养，而脾乏无力，故慢阻肺患者中脾虚型更容易发生呼吸肌疲劳。

韩云等的研究结果表明，慢阻肺脾气虚患者与肺气虚患者比较，肺通气功能下降更为明显，更容易发生呼吸肌疲劳，但是两者的呼吸驱动均增强，这表明无论是在通气功能还是呼吸肌疲劳方面，从肺气虚到脾气虚是病情逐渐加重的过程。

（3）脾气虚与甲状腺素的关系

甲状腺素可以加速生长、影响分化，还能增加机体的基础代谢率和耗氧量等，可以说它对机体的所有细胞内反应均有影响。

甲状腺主要分泌的是 T_3 和 T_4，其中 T_4 分泌量占 90% 以上，T_3 只占很少一部分，但是 T_3 的生物活性却是 T_4 的 5 ～ 6 倍，因此 T_3 是甲状腺生理活性的主要发挥者。甲状腺素参与调节蛋白质的生物合成。目前研究认为，T_3 进入细胞核之后与甲状腺素靶细胞和染色质非蛋白结合，进而活化基因促进蛋白质转入。此外，T_3 还可以促进蛋白质和各种酶的形成，因为它可以通过增加核糖核酸聚合酶的活性来增加 RNA 的合成。既往有研究结果显示，慢阻肺患者营养状况与机体甲状腺激素水平呈正相关。

慢阻肺患者在严重缺氧、CO_2 潴留及急性感染情况下组织代谢环境受到影响，合成氨基酸的营养和能量缺乏，甲状腺素合成减少，蛋白质合成减少，消耗增加，甲状腺素结合球蛋白（TBG）减低，致使血清中的 T_3 和 T_4 总含量下降。

（4）脾气虚与氧化失衡的关系

崔冰等通过研究发现，慢阻肺稳定期患者机体中存在氧化—

抗氧化失衡，其严重程度可能与病理进展呈正相关。因此对稳定期慢阻肺患者进行抗氧化治疗可以有效地减轻其肺部慢性损伤、延缓病情进展及肺功能下降。结果表明，对照组治疗后血清超氧化物歧化酶（SOD）呈下降趋势，过氧化脂质（LPO）水平有升高趋势。而治疗组治疗后血清 SOD 水平明显升高，LPO 水平较对照组下降。作为机体重要抗氧化防御体系之一的 SOD 能够清除氧自由基，其水平的高低间接反映了机体清除自由基的能力，而 LPO 则可抑制 SOD 活性，降低机体对氧自由基清除的能力。因而上述结果间接说明，稳定期慢阻肺患者机体内存在着氧化—抗氧化失衡，其严重程度可能与病理进展呈正相关，而以六君子汤为代表方的培土生金法可提高机体的抗氧化能力，降低细胞和肺组织受损伤的程度。

（5）脾气虚与免疫功能降低

国内外许多研究结果均提示慢阻肺病情进展的原因除了病毒、细菌等外界因素的不断侵袭外，更重要的是患者机体免疫功能降低。国内一些学者提出从中医扶正固本的方法入手，可以提高患者的免疫力，这可能是一个很有前途的抗复发途径。

①目前西医认为慢阻肺患者免疫功能降低包括细胞免疫和体液免疫两大方面，此外还包括某些非特异性免疫功能

近年来人们已经逐步认识到慢阻肺患者可能出现不同程度的营养不良，中、重度营养不良对免疫系统的影响主要是干扰细胞免疫功能，蛋白质缺乏、维生素缺乏也可以使细胞免疫功能降

低。营养不良时特异性抗体合成障碍，也可能是细胞免疫功能低下的原因。此外，营养不良对于非特异性免疫功能也有一定影响，包括多种血清补体降低、转铁蛋白减少。

②从脾虚的角度探讨慢阻肺患者免疫功能的变化

中医学认为"正气内存，邪不可干"。而正气与肺、脾、肾三脏关系密切，其中脾、肾最为重要。脾虚患者细胞的免疫功能、体液免疫功能、非特异性免疫功能降低，均可通过营养不良，特别是蛋白质缺乏和能量代谢障碍得到解释。一些学者认为中医学所说的脾实际上可能是以肠、肝、脾组成的综合功能单位，可以认为消化系统本身就是一个很重要的免疫器官。胃肠道本身就是一个具有免疫功能的淋巴网状组织，肠道淋巴组织具有控制体液免疫的功能，肠道黏膜固有层淋巴细胞大多能发育成可以合成和分泌各种免疫蛋白的浆细胞，这是体内合成 IgA 的主要来源之一。分泌型 IgA 是人体防御系统中最重要的防线之一，肠道中的溶菌酶和备解素可作为第二道防线。慢性支气管炎患者一旦发展到脾虚阶段，其胃肠功能和结构均会出现一系列变化，这些结构和功能变化可以导致肠道局部免疫功能的降低。

③从脾虚的角度探讨慢阻肺患者免疫功能低下的治疗

慢阻肺患者其标在肺，其本常在脾、肾，因此对于慢阻肺患者不但应在急性发作期积极治疗各种临床症状，还应该在缓解期扶正固本，提高免疫功能，防治急性发作。近年来，越来越多的人认识到提高体液免疫功能是治疗慢阻肺的重要措施。许多单味补肺健脾中药可以改善免疫功能，如人参、党参、黄芪、白术、茯苓、薏苡仁、山药等。目前可用于提高免疫力的复方有四君子汤、参苓白术散、补中益气汤和玉屏风散等。这些药物均可增强细胞免疫功能，促进网状内皮细胞的吞噬能力，增强非特异性免疫功能，促进炎症吸收。

20 世纪 90 年代之后，笔者也曾试图创造条件去尝试验证上述设想，然而，由于种种主观和客观条件限制而未能如愿，文献追踪等一系列工作也中断了，其中有些内容可能过时了，或者不够全面。但是从总体上看，由于许多健脾益气药物可以调节脾胃功能，从根本上改善机体的免疫功能，提高慢阻肺患者的免疫力，笔者认为其构思和设想还是有一定道理的。

120. 中医治疗慢阻肺的原则与方法

慢阻肺稳定期涉及的病位包括肺、脾、肾三脏。以肺为主，后累及脾、肾。病位在肺，子盗母气，由肺及脾。肺虚及肾，或脾虚及肾，耗伤肾气，肺肾同病或肺脾肾同病。

慢阻肺稳定期的治疗临床上常以健脾、益脾、补肺为主，根据症候不同，故治法亦有差异。或单治一脏，或两脏同治，如补肺益肾，补肺益脾，健脾补肾，甚或三脏同治，即补肺、健脾、益肾。

慢阻肺急性加重期根据诊断标准分型后可根据不同兼证采取不同治法，如清热化痰、温肺化饮、活血化瘀等治法。大量研究表明，在辨证论治的基础上正确使用对症药物可使慢阻肺患者气道炎症减轻，肺功能好转，内分泌功能得到适当恢复，使慢阻肺进展延缓。因此，治疗慢阻肺的过程中如何准确辨证施治是一个关键问题。

121. 中医对于慢阻肺发病机制的认识

慢性阻塞性肺疾病（简称慢阻肺）属于中医学"喘证""肺胀"等范畴。

中医认为，肺感外邪，迁延失治，肺气亏虚，卫外不固，外邪反复侵袭，诱使咳嗽、咳痰、喘息气短反复发作，终致肺、脾、肾三脏虚损，痰浊、瘀血内生，气虚、血瘀、痰阻是慢阻肺的基本病机，虚、痰、瘀贯穿疾病始终，病理属性为本虚标实证。

慢阻肺急性加重期多由感受六淫邪气诱发，以标实为主，常见痰热、痰浊、痰湿、水饮、瘀血，兼见本虚；稳定期正虚为主，兼有痰浊、瘀血、水饮。本虚辨证以气血阴阳为纲，五脏六腑为目。

近年来，随着中医药的发展，大量研究显示中医药分期辨证论治能够有效维持机体免疫稳态，减少患者气道黏液分泌量，缓解气道阻塞和临床症状，提高患者生活质量，并通过实验研究进一步证实了作用机制。

辨证论治是中医治疗之本，慢阻肺分为发作期和急性加重期辨证论治，外感是慢阻肺急性加重的重要诱因，慢阻肺患者外感早期辨证施治可以防止或者减轻急性加重。

AI/ML 在 COPD 诊疗中的应用

近年来人工智能（artificial intelligence，AI）领域中的机器学习（machine learning，ML），尤其是深度学习在呼吸病临床医学应用中的进展迅速，包括慢阻肺、支气管哮喘、肺癌、肺间质病等方面。本文将进一步介绍人工智能在慢阻肺的筛查和诊断、分级和评估、管理和监测，以及治疗中的应用，现分述如下。

122. AI/ML 用于 COPD 的筛查和诊断

慢阻肺患者缺乏特异性症状，其临床诊断主要是根据肺功能检测结果，因而，其准确性高度依赖于受试患者的配合情况，这就可以解释临床实践中常见的慢阻肺诊断不足和过度诊断问题。应对这种挑战，几种 AI/ML 技术应用于临床，产生一种既经济又安全有效的慢阻肺诊断方法，如依据下述步骤构建 AI 诊断专家系统：询问表格、WebFlex 密码、专家专门小组控制效力及临床效力。询问表格包括人口学资料、症状、环境和诊断实验。在临床效力方面，专家系统在 241 例慢阻肺患者中总体准确率达到 97.5%。目前，慢阻肺存在诊断不足（大约 70%）和过度诊断（30% ~ 62%）问题。来自欧洲 16 家医院的 120 位肺病专家和 AI 软件系统对具备完整的肺功能检测资料和有限的临床信息，包括吸烟史、咳嗽、咳痰和呼吸困难的 50 例患者进行评估。这些患者包括阻塞性和限制性肺部疾病、肺血管疾病和健康对照组。相关诊断标准系由 3 名肺科专家根据肺功能试验、完整的病史加上任何一项辅助检查结果制定出来的。尽管专家能够对肺功能检测结果进行正确的分类（阻塞性、限制性或正常），其正确率为 74.4% ± 5.9%，但肺病专家的诊断精确度（precision）仅为 44.6% ± 8.7%，而根据 AI 软件对于肺功能检测结果类型判断的正确率为 100%，诊断率为 82%（$P < 0.0001$）。这一项研究中对于 8 种情况的判断，AI 算法的敏感性和阳性率、预测效力均优于肺病专家。

　　AI 系统可以对现有的医学资料、患者的临床数据和诊断案例等大数据进行学习，并将这些资料抽取成高维特征数据库。当诊断新患者时，首先提取型患者资料的特征，然后将该与特征数据库进行比对，查找到与该患者特征相似的案例被用作诊断参考。作者得出结论认为，由于肺病专家对于肺功能检测结果的解释可能会引起错误，而以 AI 为基础的软件系统可以提供更准确的解释，同样就可以作为一种有效的决策支持工具以改善临床实践水平。然而应当注意到，临床医生的真实临床表现水平可能会被低估，因为他们接受的临床信息较少。如果不考虑这一点，本项研究表明 AI 对于呼吸病学具有一种潜在的作用并且远远超出图像分析范畴。

　　为了进一步验证专家系统对于慢阻肺诊断的价值，Braido 等设计了一套问卷和应用硅片研发和验证 WebFlex 密码，他们首先在 60 例患者中验证这种专家模板导向器的性能，之后在 241 例患者中验证其临床效应，结果显示专家诊断系统证实的慢阻肺的诊断准确率为 97.5%，认为这种专家系统即使在基层单位对慢阻肺的诊断也是一种安全可用的工具。另一项相似的研究结果显示，应用临床决策支持系统评估 323 例慢阻肺患者的敏感度为 96%，特异度为 90%。

　　为了减少慢阻肺早期诊断中对于肺功能检测的依赖，ML 算法也被用于分析来自人体支气管上皮细胞提取物的转录资料。这将有助于确定慢阻肺发病过程中 15 种基因的异常表达。其中 10 种基因以前没有报告过可作为慢阻肺的生物标记物。其后应用随机森林算法对于这些不同基因组进行分析，以区别非吸烟者和吸烟者及慢阻肺患者。尽管每个亚组具有明显的诊断准确率（65%），但是还需要进一步研究，以改善这种模型用以区分慢阻肺患者和单纯吸烟者的性能。鉴于慢阻肺患者诊断缺少特异性生物标记物，今后还需要结合另外两种血液生物标记物——N 乙酰糖蛋白和脂蛋白，通过比较 54 例慢阻肺患者与 74 名健康人可以做到这一点，这种模式诊断准确率可达 84.62%，AUC 为 0.90。这提示联合应用 ML 算法和生物标记物有助于慢阻肺的诊断，并可减少对于肺功能检测的依赖，然而这些尚需要采用大样本研究进一步验证其效力。

最近有一项研究采用 30 例慢阻肺患者和 25 名健康人的 39 项呼吸音资料，结合 3 项肺功能特征，采用 ML 算法进行 5 级分层以区别正常人与慢阻肺患者，支持向量机及 logistic 回归分析，其诊断准确性、敏感性和特异性均为 100%。通过同样的途径从 132 例慢阻肺患者中提取 22 种不同的临床特征，根据这些证据产生一种可用于慢阻肺和哮喘的诊断决策支持系统，根据随机森林分类法，结果表明与其他技术相比，慢阻肺的诊断准确率最高达 97.7%。此外研究表明，吸烟、FEV_1、年龄、FVC 也是重要的预测指标，但是这些研究的样本数较小，而且为单中心研究结果，医学资料的输入不够均衡，可能会影响到慢阻肺的诊断。特别是在欠发达地区，最近研发的一种自动远距离健康 AI 处理系统，在几个研究机构中对 780 例慢阻肺患者进行验证，诊断准确率达 97%，这种简单的设备可用于边远地区和死亡率较低的患者中。

123. AI/ML 用于 COPD 的分级和评估

按照 GOLD 建议，根据症状评估、急性加重情况和既往住院情况，慢阻肺患者可以分为 4 种表型。然而，这一模式的分辨率并不很高，而以 AI/ML 为基础的整合算法需要更多信息，包括生理学特点、肺功能检测结果、合并症、基因和生物学标志物，这样才能产生准确的表型分组、病情严重评估和指导治疗。比如应用 K-means 分组就是分析了 1195 例慢阻肺患者的生理学特征、病史、慢阻肺评估计分及应用支气管舒张剂之后的 FEV_1，这样就确立了公认的4种表型：ACO（1组）、轻度慢阻肺（2组）、中度慢阻肺（3组）和重度慢阻肺（4组），第4组患者应用支气管舒张剂后的 FEV_1 最低（46.7% 预计值），6分钟步行距离最短（365 米），慢阻肺评估实验计分最高（17.5），然而，第1组急性发作风险最高。不过这些结果尚需要更长时间的随访（＞6个月）的支持和验证。在另一项研究纳入 1676 例亚洲慢阻肺患者，对其肺功能和生命质量计分进行为期1年的监测，将慢阻肺患者分为3种亚型：第1组的定义是肺功能结果恶化，但是症状很少。第3组显示症状并不严重，但是 BMI 高（肥胖）。第2组显示病情重，症状多，包括急性加重风险更高，FEV_1 恶化速度更快，然而这一项重要研究的一个局限性在于90%的研究对象均为男性。另一项使用两种 ML 方法（K-means 和等级分组）并根据患者的合并症和危险因素将 30 961 例慢阻肺患者分为5种表型：焦虑和抑郁组、重度气流受限和衰竭组、心血管疾病和糖尿病组、肥胖 / 特应性组以及无合并症组。虽然上述研究应用不同的 ML 算法和临床变量，但是都具有某些局限性，全部有证据的设想都是在探索不同的表型分组，以改善个体治疗。出于同样的目的，应用 8980 例慢阻肺患者的肺量计测值形成深度神经网络模式，确定了4种胸部 CT 图像扫描表型（正常、气道病变为主、肺气肿为主、混合型），与 FEV_1/FVC、FEV_1% 预计值和随机森林分组相比，这种深度神经网络模型对于肺气肿 / 气道为主型，肺气肿 / 小气道为主型具有较高的准确性（AUC 分别为 0.80、

0.91），然而，这项研究没有包括非吸烟的慢阻肺高危因素。

慢阻肺患者存在的持续气流受限评估主要是依赖肺功能检测结果，然而临床实践中仅有少数患者能够完成这些实验检查，这就限制了高达 56% 的气流受限患者的诊断，鉴于在电子健康记录系统中很难确定 FEV_1 测值，为此设计了一种自动 AI 工具，在41 659 例患有慢阻肺的退伍军人中确定 FEV_1，这种新型 AI 模型显示出 95% 的正确率，作为一种检测工具有助于在大样本的患者人群中评估慢阻肺的病情。

胸部 CT 扫描技术广泛用于确定肺部结构异常改变和评估慢阻肺的状态，然而大量的扫描资料并不能通过肉眼识别，这就突出提示在这个领域内需要应用 AI 和 AI/ML 系统，最近一项前瞻性研究，为了分析胸部 CT 扫描影像结果，采用支持向量机对慢阻肺患者的肺通气功能进行评估，这种评估模型采纳了 87 项扫描图像特点，在 27 例慢阻肺患者中进行效力检验，准确性为88%，AUC 为 0.82。这些结果是令人鼓舞的，但可惜样本数较小。其中，大部分是中重度慢阻肺患者，将来的研究中应当包括轻度慢阻肺患者。

有作者应用一系列资料将人工智能算法用于预测慢阻肺患者临床预后或确定气道阻塞模型，ML 模型成功的用于肺功能检测结果的自动解释、阻塞性肺疾病的鉴别诊断。卷积神经网络模型是一种用以辨认 CT 阻塞模式的适时方法。Gonzalez 等在慢阻肺Gene 和 Eclipse 患者中（以下简称为 Gene 组和 Eclipse 组）应用胸部 CT 以确定这种方法是否可用于慢阻肺的诊断和分型，并预测加重和死亡，在第一阶段患者先应用来自 Gene 组的慢阻肺患者的胸部 CT 资料进行模型训练，之后应用已经产生的算法在其余 1000 例 Gene 组慢阻肺患者和 1672 例 Eclipse 组患者，在 Gene 组慢阻肺患者中根据可能性＞ 50% 进行预测，确定一致性指数为 0.856。根据 GOLD 分期标准大约 1/2 患者可以正确分期，75% 的分期正确或接近正确，同样这种算法表明在 Eclipse 组中判断结果稍差一些，29% 分期正确，75% 分期相同或接近。同时还研究了预测急性加重的能力，根据这种模式测算 Gene 组慢阻肺患者发生 AE 的可能性是对照组的 2.15 倍（一致性指数为 0.64），但是在 Eclipse 组这种模型并不能预测危险性增加的患者，在 Gene 组死亡预测能力很好（一致性指数为 0.72），但是在 Eclipse 组则不好总体而言，AI 的使用在慢阻肺的诊断中显示出有希望的结果。

因为急性加重而住院是慢阻肺患者病情严重程度的评估指标，这对于临床实践也是很有用的，因而有作者采用改良式决策树算法分析了 202 例重度急性加重慢阻肺住院患者和 208 例轻度急性加重慢阻肺住院患者，共分析了 28 项临床特征，包括人口学、病史、生物标志物，根据患者入住 ICU 时的情况将患者分为重度和轻度两组，总体分期准确率达 80.3%，提示这种算法可以用于评估住院的急性加重慢阻肺患者的严重程度，但是这项研究中没有包括住院患者的 BMI 和其他炎症因子。

慢阻肺与急性加重、早期确定急性加重是慢阻肺研究的重要目标之一，采用机器学习法进行一项为期 6 个月的研究，旨在形成一种预测急性加重的模式，采用这种方法只能通过患者提供的资料进行学习，不管急性加重的定义如何，全部模型都具有很好的预测价值，便携式神经网络模式是最准确的（89.3%），而 K-means 准确率为 84.7%，放射状基线功能神经网络模式准确率为 82.8%。另外一项研究显示，便携式神经网络模型（居家电子监测症状）可以在急性加重发生之前 4.8 天预测其发生，准确率为 80.5%，只有 3% 的假阳性率，但其样本数较小（15 例患者共发生 41 例次急性加重）。2015 年同一组作者报告相似的结果，15 例患者中发生 33 例次急性加重，其中 31 例次急性加重发生前（4.5±2.1）天预测出来，这种方法有助于早期预测急性加重，这对于医生和患者都是非常有好处的。2014 年 Hardenge 等应用个体生理学节点、患者报告的症状、所用药物（吸入装置、抗生素、口服激素），通过可移动设备进行检验的一种算法，40% 的急性加重者在患者开始用药 3 天前即可发出报警信号。Gonzale 等将深度学习技术用于预测 7983 例慢性阻塞性肺疾病患者急性加重和呼吸衰竭的发生率，预测结果与临床的吻合率为 74.6%。Ying 等建立了一种慢性阻塞性肺疾病危重程度的自动分类算法，通过分析各种临床特点的权重建立预测模型，与 GLOD 指南相比，分类准确率达到 90%。

124. AI/ML 用于 COPD 的管理和监测

慢阻肺患者持续存在气道炎症和气流受限可引起反复急性

加重和反复住院。为了有效管理慢阻肺患者和监测疾病进展，几项 ML 方法被证明比常规方法更有效，特别是 ML 算法。比如 Lasso 回归和深度神经网络被用于分析了 44 929 例住院的慢阻肺患者，这些患者被分为训练期（70%）和检验期（30%），这一模型旨在预测和提示患者出院 30 天后再住院的因素，结果表明该模式具有较高的预测提示效力，C 值为 0.61，优于传统算法。同样，几项深度和非深度 ML 算法也被用于分析慢阻肺患者具有医学法律效应的基线资料，以确立出院 30 天再住院的可能性，结果显示最佳 AUC 为 0.653。在法兰西进行的一项回顾性研究应用决策树分析法预测 > 40 岁的 143 006 例慢阻肺患者再住院的可能性，这项研究不仅显示再住院的最相关的危险因素为既往住院的次数，还评估了 6 个月内再住院的费用。尽管这些报告上具有几种局限性，比如缺少重要的临床特征，但是这些预测模型还是可以作为临床参考。

持续存在气流受限，但同时持续呼吸道无症状使得慢阻肺成为一种终身性威胁生命的疾病，因此监测肺功能的变化和预防持续气流受限就显得特别重要。最近研发了一种基于随机森林算法的 ML 模型，对于来自 4167 例慢阻肺患者的肺量计资料进行分析，旨在预测最可能发生慢阻肺或未发展为慢阻肺的患者，该模型最初研究结果显示是 FEV_1，其次 FEV_1/FVC 是发生气流受限的危险因子，这项模型研究可用于确定具有气流受限个体和早期预防慢阻肺。

　　鉴于慢阻肺患者病情不可逆，早期决策和诊断是很关键的，于是有 6 项 ML 模型用于预测慢阻肺的发生。它们根据来自 441 例患者和 192 名健康人的 101 项单核苷酸多态性和 5 项临床特征进行分析，其中 9 项单核苷酸多态性与本病显著相关，包括 6 种危险因素和 3 种保护因素，在此实验条件下在所验证的模型中 K-nearest 相邻分级和 logistic 回归分析法显示最高精确率为 82%，准确率为 81%，应用多层感知机，根据人工神经网络算法，尽管本研究只涵盖了少数几个基因和临床特征，但这一模型对于慢阻肺的早期诊断还是有效的。这对于疾病早期阶段患者缺乏肺功能检测结果是一种补偿。Gurbeta 等研制了一种可用于诊断哮喘和慢阻肺的自动诊断遥控系统，为了评价该系统的诊断效能，他们在 3 个偏远的初级健康照护单位及 Bosniabos 的一家医院和 Herzegovina 健康照护系统进行预实验，在为期 6 个月的研究中，对 780 例患者进行评估，其诊断准确率达 97%，所采用的设备简便、方法简单，特别适用于偏远农村和孤立的社团患者会诊，以及用于年龄大活动不便患者的诊断。

　　ML 算法还可用于分析功能性呼吸显像资料以预测急性加重和早期确定慢阻肺急性加重。同样，一系列 ML 算法被用于分析来自 135 例慢阻肺急性加重患者和 168 例对照组的电子健康记录资料。进一步有效性验证，并与已有的模型进行比较，结果提示支持向量机性能最好，AUC 为 0.90，因此 ML 模型，特别是支持向量机有助于医生确定慢阻肺急性加重患者并及时做出决策，然而这一模型的性能还需要根据更多的数据进行验证。

慢阻肺的全球经济负担逐年增加，尤其是在高龄人群中更为突出。据测算，在欧洲用于慢阻肺的总支出占呼吸系统疾病每年健康保健费用的56%。为了明确和预测中国慢阻肺患者的医疗消费，并提供重要的健康管理信息，用3种ML算法分析了54种不同的人口资料和来自780 295例住院患者的医学信息，全部ML模型显示出相当好的预测效能，极限梯度提升模型显示其最高敏感性为71.3%，AUC为0.801，提示在发展中国家对于患者、临床医生、医疗保险决策者和其他健康管理人员均可作为一种有效的管理工具。

因为在全球范围内慢阻肺是一种主要的死亡原因，某些研究也应用AI/ML技术预测慢阻肺患者的死亡风险。一项广泛用于预测慢阻肺死亡的指标是BMI、气流受限和呼吸困难、运动能力指数（BODE），另一项模型包括呼吸困难、气流受限、吸烟状态、加重频率指数（BODE）、年龄、气流受限指数（ADO）及SGRQ评分、气流受限和运动耐力指数对来自11个慢阻肺队列，＞3500例慢阻肺患者的存活率进行分析比较研究，结果发现ADO、BODE和改良式BODE性能最好，校正年龄后，改良式BODE优于ADO。

有作者假设应用机器学习法处理临床和定量CT扫描数据，可以改善慢阻肺患者死亡预测水平，为此，该作者选择了30项指标，包括临床肺量计测定结果和CT扫描特征作为随机存活森林预测法的输入项目，作者在 Cox 回归分析中应用若干顶层特征以生成 ML 预测慢阻肺死亡的指标（MLMP），同时评估其他统计学和机器学习模型的预测性能。作者首先在遗传流行病学研究的慢阻肺患者（Gene 组）中选择部分中、重度慢阻肺患者进行模拟训练，之后在其余的部分中、重度患者中检验其预测性能，并且对慢阻肺患者进行长期评估，以确定替代终点指标的预测作用（Eclipse 组）。此外，作者还将他们的模型与 BMI、气流阻塞、呼吸困难、运动耐力指数（BODE）改良式 BODE 指数，以及年龄、气流受限指数进行比较。本研究中 2632 例慢阻肺患者来自 Gene 组，1268 例来自 Eclipse 组，预测死亡顶级指标是 6 分钟步行距离、FEV_1% 预计值和年龄，顶级 CT 扫描预测指标为肺动脉 / 主动脉之比。在 Gene 和 Eclipse 组中 MLMP 慢阻肺模型产生的 C 指数 ≥ 0.7，中位随访时间分别为 6.4 和 7.2 年，显著优于全部检验的死亡指数（$P < 0.05$）。MLMP 慢阻肺模型组与其他模型性能相比并无更多的预测指标，BODE 指数最高分为 7 ～ 10 分时预测死亡的概率为 64%，而 MLMP 慢阻肺模型组最高死亡率为 77%（$P=0.012$）。结论认为在预测慢阻肺全因死亡率方面 MLMP 慢阻肺模型的性能优于已有的 4 种模型，ML 学习性能的表现与传统统计学相似。

125. AI/ML 用于 COPD 的治疗

由于 AI/ML 技术可用于监测综合和分析来自慢阻肺患者的

大数据、异质性临床数据，因而提示可以指导最佳个体化治疗，减少由于临床医生造成的过度治疗或治疗不足。然而目前只发现一项有关 AI/ML 在慢阻肺患者治疗中的应用研究，在这一项研究中根据来自 135 例中重度慢阻肺患者的电子监测数据，包括生理学、症状和基线资料，形成了 153 项预测因子，根据这些预测因子产生出几种 ML 模型，这些资料包括人口学、病情严重程度、生活质量及住院资料，目的在于确定急性加重和慢阻肺使用激素治疗的指征，如果不考虑急性加重和激素的使用，ML 最佳模型测试结果显示，其曲线下面积优于非 ML 模式（0.74～0.77 *vs.* 0.60～0.66），加上天气资料后其性能并无改善，然而，这一模型性能的评估依赖于交叉验证结果而不是多种独立队列评估，尚需进一步验证。

慢阻肺的治疗主要是通过吸入用药，具体应用包括几个步骤，因而具体应用时许多患者都容易发生错误，监测吸入用药技术的正确性以及用药依从性对于改善治疗效果是十分重要的，应用 AI 技术可以跟踪和了解患者用药的依从性和用药技术是否正确，并及时反馈给医生可以进一步改善治疗效果。

对于 AI/ML 的模型应用已经获得的结果解释和推广应当谨慎。在慢阻肺的诊治工作中 AI/ML 的技术尚不能完全取代临床医生，还需要进一步研究和验证各种模型的性能，应用更大样本和更广泛的资料检验其临床应用的效能。

应加强对 COPD 卫生经济学的关注

　　随着人口的迅速增长，对医疗卫生保健工作提出了更高的要求。目前，老年人口比例逐年增加，慢性病占疾病比例逐年增加，卫生保健技术发展迅速，新药不断涌现，高级医疗仪器设备不断问世，处于信息时代的医生努力跟踪医学研究的进展，应用高新技术诊治疾病。同时，患者已从过去的被动就医状态向主动保健状态转变。上述各种因素综合作用使得医疗卫生保健费用迅速增长，医疗保健经费预算远远跟不上医疗费用上涨的速度。在卫生保健经济需求和实际能够提供的卫生资源之间出现了矛盾，而且社会要求最大限度地充分利用所花费的医疗保健费用。我国人口众多，医疗卫生资源不足，因此进行卫生经济学研究和应用显得尤为必要。

　　卫生经济学是一门研究卫生保健中的经济规律及其应用的学科。它运用经济学的基本原理和方法研究如何将有限的卫生资源进行最优分配，对各项卫生措施进行经济学评价。卫生经济学评价的目的就是使有限的医疗卫生资源充分发挥其最大的社会经济效益。

126. 临床医生应该了解一些卫生经济学的知识

经济学评价可以帮助解决许多临床卫生事件中的决策问题：①特定情况下如何选择适宜的治疗方案。②选择适当的干预时机。③决定在什么地点提供医疗服务最好，医院、社区还是家中。④针对不同卫生问题的可选方案，如果在同一地区存在多个需要解决的问题，如何选择最需要解决而又能取得良好效果的项目和方案。⑤同一方案的不同规模研究。

卫生经济分析和评价方法就是从对社会是否有利的角度出发，用经济学的基本原理和方法对不同的卫生措施进行比较，在此基础上做出经济分析，提供经济学上的证据。而卫生决策者依据这些证据做出正确的决策，这就是经济评价的目的和意义。

临床经济学是近年来发展起来的一门边缘学科，是卫生经济学的一个分支。它是在经济学理论指导下用经济学的原理和方法对诊疗方案、临床用药、仪器设备进行评价，为临床人员和卫生政策决定者提供决策信息。

临床医师是使用医疗保健资源的守门人，占总人口不到0.05% 的医务保健人员可以支配占国民生产总值5% ～ 10% 的卫生费用。为了最高效率地用好这笔资金，临床评价不仅要测定每一项卫生保健措施的效果和效力，还应在此基础上进行效率分析，这样才能够提供证据，使临床医师在日常工作中对诊断、治疗和预防做出正确决策。

成本的确定通常包括以下内容：

①直接成本：包括卫生服务成本，系直接提供医疗服务所花费的成本。直接医疗成本是指卫生服务过程中用于治疗、预防、保健的成本，包括住院费、药费、医疗费、实验室检查费、影像学检查费、手术费、家庭病床费、康复费用及假肢等费用。而直接非医疗成本是指患者因病就诊或住院所花费的非医疗服务个人成本，如患者的伙食、交通、住宿、家庭护理、由于疾病需要添置的衣服、患者住院后家属探望的路费、外地患者家属的住宿费等。

②间接成本：是指由疾病而丧失的社会成本，包括与病残率相关的成本：由于病假和疾病引起工作能力减退，甚至长期失去劳动力所造成的损失，如因病损失的工资、奖金以及丧失劳动生产能力造成的误工产值。间接成本还包括与死亡率有关的成本，即由于病死所造成的损失。

在卫生经济学中，效果主要是指卫生服务产出的结果，效益强调的是用货币衡量的效果，效用指人们对不同健康水平和生命质量的满意程度。与国外相比，我国卫生经济学评价技术的应用还是比较落后的，卫生经济学研究在整个医学研究中占的比例还很少，相关的临床诊疗经济学评价文章也很少，其中大部分是临床治疗方案的选择、药品经济学研究等。总之，我国不仅有关卫生经济学研究的数量少，评价方法上也有待进一步提高。

目前用于临床卫生经济分析主要包括以下几种类型：

（1）最小成本分析（CMA）：也称为成本确定分析。比较成果相似的各种方法，然后根据成本提出最佳策略。该类型是假设不同医疗措施的治疗结果相同，确定不同医疗措施所消耗的成本，然后选择成本低的措施，测定结果以提供每一项服务所花的成本来表示。

（2）成本效果分析（CEA）：是将成本和效果结合在一起考虑，不仅研究卫生规划和医疗措施的成本，同时还研究卫生规划的结果。它测定的是某一项措施的净成本以及成本消耗后得到的效果。其表示方法为每单位效果所消耗的成本，或每一增加的效果需要耗费的增量成本。成本效果分析是用来确定最有效的使用有限资源的一种分析方法，也是目前在医疗保健领域中应用的完整经济学评价方法中最常用的一种。成本—效果比（cost effectiveness，C/E）是 CEA 另外一种表示方法，即每延长一个生命年、挽回一例死亡病例、诊断出一例新病例或改变一个结果单位所消耗的成本。C/E 越小，就越有效果。

（3）成本效用分析（CUA）：是 CEA 分析的一种特殊形式。由于 CEA 不能够用于比较两个完全不同的卫生项目，因此，人们提出了成本效用分析，其具体的做法是将分母单位都化为质量调整生命年（QALY），然后进行成本效用分析，这样就可以对两者进行比较。

（4）成本效益分析（CBA）：是将医疗服务的成本和效果都用货币单位来表示，用相同的单位来分析所消耗的成本是否值得，常用效益成本或净效益来表示。

127. COPD 的卫生经济学形势将越来越严峻，需要引起重视

国际研究结果显示，在全球疾病负担中，1990 年时 COPD 在总死因中居第 6 位，而到 2020 年将上升到第 3 位，COPD 将带来沉重的经济负担。欧盟呼吸道疾病总的直接花费占医疗保健预算总额的 6%，而 COPD 占呼吸道疾病花费的 56%。美国 COPD 预算直接花费为 295 亿美元，间接花费为 204 亿美元。

COPD 急性加重是卫生保健系统中 COPD 负担的主要方面，其严重程度与医疗卫生花费直接相关，随着疾病进展花费的比例会逐渐增加。通常情况下人们总是低估家庭护理的直接医疗费用，忽略 COPD 患者家属照顾患者本身的经济费用。在发展中国家，直接医疗花费没有疾病对工作和家庭生产力的影响更明显。因为卫生保健部门不会为严重丧失劳动能力的 COPD 患者提供长期的支持性保健措施，这将导致两个人离开工作单位，即患者和一个必须在家里照顾患者的家庭成员。人力资本经常是发展中国家最重要的资产，COPD 的间接花费对他们的经济将产生严重的威胁。

全球疾病负担研究者应用一种能够反映健康问题负担的复合

指标，即伤残调整生命年（DALY）来评估由于疾病和损伤而引起的死亡率和致残率。特定疾病的 DALY 是指在校正残疾严重度后由于过早死亡导致生命年减少和劳动力丧失的生命年数。1990年全球 DALY 下降原因中 COPD 排在第 12 位，预计到 2030 年将上升到第 7 位。

128. 我国关于 COPD 卫生经济学的研究亟须广泛开展

早在 1995 年，我们即着手对肺源性心脏病患者住院费用进行研究，我们回顾性地分析了北京大学人民医院 1992—1994 年收治的 179 例（257 例次）肺心病患者的住院费用。结果表明，3 年内住院费用共 272 万元，每例平均住院费用 9832 元，万元以上的共有 84 例次，占总例次的 32.7%。

公费医疗者每例次平均住院费用为 10977 元，显著高于自费者（4593 元），3 年来住院费用逐年上升，其中居于首位的是药费，占 61.13%。文章的讨论中指出，肺源性心脏病住院费用中资源消耗最多的是药品，尤其是各种抗生素。其次是治疗费用和检验费。为了有效控制医疗经费开支，首先要注意合理用药，特别是抗生素类药物，力求做到兼顾高疗效和低费用两个方面。进行实验室检查时应当有的放矢，尽量减少不必要和意义不大的检查项目，应用呼吸机时最好采用"早上快下"的办法，这样不仅可以收到较好的疗效，还可以减少医疗费用。

　　我们强调指出，许多慢性病，如肺源性心脏病常常伴随患者终生，而住院治疗只是整个病程中一个短暂的环节，家庭医疗保健才是最重要的治疗手段。医务人员必须从目前这种消极被动的局面中解脱出来，着眼并致力于肺源性心脏病的早期和初期阶段的防治工作，诸如积极防治慢性支气管炎、上呼吸道感染，提倡戒烟。从卫生经济学的观点来看，加强慢性病的预防可以用较少的投入取得较好的效益。然而，我们必须看到疾病的预防工作是一项比较长期的工作，其效果是缓慢产生和逐渐体现出来的。经费投入后往往需要经过几年，甚至十几年或更长的时间才能显示出明显的效果，所以必须从根本上克服疾病防治观念上的局限性。

　　此项研究完成后曾在全国性呼吸病研讨会上交流，当时大家曾为肺源性心脏病产生如此高额的住院费用感到吃惊，但是很多人依然觉得这件事与呼吸科医生关系不大，因而没有得到大家的重视。这一研究曾投稿到专业期刊，但以这项研究与呼吸专业关系不大而退稿，最后发表在 1996 年《中华医院管理杂志》上，可见当时国内很多人对于 COPD 和肺源性心脏病的疾病负担及卫生经济学缺乏足够的认识和重视。

　　事隔 10 年，我们牵头与周新、谢灿茂、梁宗安、陈萍、吴昌归教授共同完成了一项名为《慢性阻塞性肺疾病对中国部分城市患者生命质量和经济负担的影响》的多中心横断面调查研究。具体的做法是对北京、上海、广州、成都、沈阳、西安

6 个城市 24 家医院确诊的 723 例 COPD 患者进行面对面访问，重点是 2005—2006 年 1 年内医疗资源利用情况及其他相关费用。本次调查结果显示，中国部分城市每年用于 COPD 的直接医疗费用人均 11 744 元，直接非医疗费用为 1570 元，在职 COPD 患者每人每年因病平均误工 17 天，家属因为照顾 COPD 患者平均误工 14 天。

国内流行病学调查结果显示，城镇 40 岁以上人群中 COPD 患病率为 8.2%，约 37% 的 COPD 得到诊断，假设一经诊断即进行治疗，那么可以推算出中国城镇每年用于 COPD 的直接医疗费用高达 890 亿元人民币，尚不包括直接非医疗费用和间接费用。这对于一个发展中国家而言，其负担的沉重是不言而喻的。调查结果还显示，COPD 患者每年的直接医疗费用占家庭总收入的 40%，这对于患者的家庭来说是一个十分沉重的负担。

如果只考虑直接医疗费用则会过低地估计全社会用于 COPD 的整体负担。由于 COPD 患者家庭成员需要提供给患者医疗照顾，这样产生的经济负担也很重。COPD 迫使患者本人离开其工作岗位，无法继续工作，其家庭成员还必须请假照顾这些丧失劳动能力的患者，这种损失是双重的。发展中国家人力资源是最重要的自然资源，COPD 所造成的经济损失可能代表了最严重的经济威胁。在讨论中我们指出，COPD 是一种高负担疾病，包括直接经济负担和间接经济负担。结论认为 COPD 城市患者的生命质量差，并给患者家庭和社会造成沉重经济负担，所以应该大力加强对 COPD 的干预，特别是对稳定期 COPD 的干预，以减少 COPD 的发病和加重。

以上研究结果显示，由于国内 COPD 患者的病情控制不良严重影响了患者的生命质量，给患者的家庭甚至社会带来沉重的经济负担，COPD 已经成为一个重要的公共卫生问题。为了从根本上减少 COPD 的负担和影响，我们必须大力加强 COPD 的规范治疗，提高治疗水平，特别是要在稳定期 COPD 患者身上下功夫，除了做好患者的教育、干预和管理工作外，更重要的是必须从根本上预防和减少 COPD 的发病，尤其是切实做好控烟工作，减少室内外空气污染，搞好职业防护，减少病毒性上呼吸道感染等，全方位、多层次提高 COPD 的防控水平。

此文是国内第一篇关于城市 COPD 患者卫生经济负担的多中心大样本调查报告，此后也被广泛引用。近年来，国内只有少量文献报道 COPD 的医疗卫生经济学内容，但大多不够全面和系统。这使我们感到不安和焦虑，目前我们在 COPD 负担和卫生经济学研究方面空白太多，很多方面我们缺乏基本数据，因而在国际舞台上缺少话语权，所以，我们建议对我国的 COPD 卫生经济学应进行全面系统的调查，包括以下几个方面。

（1）每一年稳定期的 COPD 患者规范治疗的医疗经费开支为多少，城乡患者中医疗经费报销的比例为多大，个人承担的比例为多大。

（2）每年因 COPD 急性加重，门诊、急诊和住院医疗费用为多少，间接费用为多少。

（3）每年用于 COPD 患者终末期（包括 RICU）的医疗费用为多少。

（4）我国 COPD 患者因为失能、短寿造成的社会经济损失有多大。

COPD 的预防

COPD 的预防通常分为三级预防。

129. COPD 的一级预防

COPD 的一级预防以控制主要危险因素为主要内容，健康教育和健康促进为其主要手段，实施全人群的一级预防是降低 COPD 发生率的关键。2017 年和 2018 年版 GOLD 明确指出影响 COPD 发生发展的因素主要包括以下几个方面。

①遗传因素：已有报道，遗传性危害因素主要是先天性 α1- 抗胰蛋白酶缺乏，这个问题在国内并不突出。大量研究显示，COPD 发病具有明显的家族聚集倾向，提示多种基因和环境因素可能共同影响 COPD 的易感性。

②年龄和性别：研究表明，在我国男性的患病率高于女性，同时随着年龄的增加 COPD 的患病率会相应增高。

③肺的生长发育：大量研究提示，在胚胎期及儿童时期，凡是可以影响到肺的生长发育的因素均具有潜在的增加 COPD 的

风险。其中最关键的是出生低体重和儿童时期下呼吸道感染对于 COPD 的发病具有重要影响。

④颗粒物暴露：吸烟是目前最常见的 COPD 的高危因素，与不吸烟者相比，吸烟者出现呼吸道症状和肺功能异常的比例更高，每年 FEV_1 下降的速度更快，COPD 相关病死率更高。值得注意的是，被动吸烟也会导致呼吸道症状和 COPD。怀孕期间孕妇吸烟可能会影响到胎儿肺的生长发育和免疫系统功能，使胎儿出生后患病风险增加。其次，职业性暴露是一个长期被低估的重要危险因素，这些暴露主要有有机粉尘和无机粉尘。此外，近年来由于工业生产和汽车保有量的增加，空气污染特别是 $PM_{2.5}$ 对于 COPD 的发病产生了重要的影响。

⑤社会经济状态：社会经济状态较低和 COPD 的风险有关，发生 COPD 的风险与社会经济状态呈负相关。这其中可能与室内外空气污染、拥挤、营养状态差、感染或其他因素相关。

⑥哮喘和气道高反应性：流行病学研究提示，纠正吸烟因素之后，成年哮喘患者发生 COPD 的风险是无哮喘者的 12 倍。另有研究显示，约 20% 的哮喘患者将来可能发生不可逆性气流受限、弥散功能下降。欧洲社区呼吸健康研究显示气道高反应性是仅次于吸烟的重要的 COPD 危险因素，占人群归因风险的 15%。

⑦慢性支气管炎：年轻的成年吸烟者发生慢性支气管炎会显著增加 COPD 发病风险。

⑧感染：除了幼年时期反复发生下呼吸道感染以外，成年时

反复发生呼吸道感染对于 COPD 的发病也具有重要作用。此外，在发展中国家肺结核病可能也是 COPD 发病危险因素。

鉴于以上认识，目前对于 COPD 的一级预防措施如下。

①控制吸烟，提倡不吸烟，已吸烟者尽早戒烟。这是预防 COPD 最直接和有效的措施。

②减少职业暴露，包括实施湿式作业、封闭尘源、加强通风和个人防护。

③加强环境保护，改善空气质量。改善烹饪环境，减少室内油烟污染。

④预防呼吸道疾病，早期治疗慢性支气管炎和支气管哮喘，防止其演变为 COPD。特别应当关注儿童时期下呼吸道感染的预防和治疗。

⑤进行健康教育，增强人们对 COPD 的认识，加强体育锻炼，增强免疫力。

⑥开展社区服务，提高社区医疗服务质量，培训基层社区服务人员，加强社区卫生服务对 COPD 的预防控制观念。

其中，控烟和改善大气环境对于预防 COPD 尤为重要，因此笔者进一步详细阐述这两个问题。

（1）吸烟与 COPD 的关系

已有相关研究显示吸烟与 COPD 之间存在明确的剂量反应关系，开始吸烟年龄越小，吸烟者的吸烟量越大，发生 COPD 的风险越高，且女性比男性更容易患 COPD。在欧美的 12 个国家，

2005—2010 年共同开展的多中心前瞻性观察性研究证实，吸烟的包年数越多，COPD 患者的肺功能越差，正在吸烟的 COPD 患者肺功能下降速度更快。中国成人肺部健康研究结果显示，校正了性别、年龄、城乡等因素后，吸烟包年数 ≥ 20 的人群患COPD 的风险是不吸烟人群的 1.95 倍，充分表明，吸烟可以导致 COPD 的发生，而戒烟是减缓 COPD 患者肺功能加速下降的关键措施。作为 COPD 的高危人群的吸烟者，即使没有明显症状，肺功能可能已经受损，同样需要重视 COPD 的筛查。大量研究结果显示，COPD 的各种危险因素中，首当其冲的是吸烟。吸烟不仅可以引发 COPD，同时如果患者继续吸烟，还会显著加速 COPD 的发展。因此，有效实施控烟是预防 COPD 的首要措施。多年来，我们曾就人群中戒烟问题提出过一系列建议，但成效不大，这里仍旧想重复这些建议。

吸烟会对人体健康产生一系列的严重危害。有大量充分的证据说明，长期吸烟可以导致肺癌、口腔和鼻咽部的恶性肿瘤、喉癌、食管癌、胃癌、肝癌、胰腺癌、肾癌、膀胱癌和宫颈癌。已有充分证据表明，长期吸烟可以导致 COPD，增加肺结核和呼吸道感染性疾病的发病风险。吸烟会损伤血管内皮功能，导致动脉粥样硬化，使动脉管腔变窄，血管受阻，从而引发多种心脑血管疾病。吸烟还可以导致 2 型糖尿病，并且增加糖尿病患者发生大血管、微血管并发症的风险，影响疾病的预后。烟草烟雾中还含有多种有害物质，会影响人体发育和生殖功能。

　　我国是世界上最大的烟草生产国和消费国。吸烟对人民群众的生命健康已经造成了并且正在继续造成广泛、持久的危害。据调查，目前我国吸烟人群超过 3 亿人，目前仍有 7.4 亿不吸烟者经常遭受二手烟的危害，即被动吸烟。我国每年因吸烟相关疾病导致死亡人数超过 100 万。如果对吸烟问题不采取得力措施，预计到 2050 年，每年死亡人数将突破 300 万，将成为人民群众生命健康和社会经济发展难以承受之重。与此形成鲜明对比的是，多年来我国控烟工作一直收效不大，在控烟问题上远远落后于控烟先进国家，有损于我国的国际形象。

　　我们不能无视上述问题无限期地拖延，必须采取一切得力措施，尽快、有效地改变我国控烟不力的局面，为此特提出以下建议：

　　①将戒烟药物尽快列入国家公疗和医保药物目录中

　　现已明确烟草依赖是一种慢性病。既然烟草依赖是一种疾病，而治疗疾病则需要一定的药物。大量事实证明，光靠吸烟者的意愿、决心和毅力彻底戒烟的成功率只有 3%。如果辅以各种戒烟药物，则会明显提高戒烟成功率，因而建议将目前已证明行之有效的药物，如尼古丁替代药物（贴片和口嚼片）、酒石酸伐尼克兰（畅沛）等尽快纳入国家公疗和医保报销目录之中。尽管这样做短时间会增加药费支出，但是必须看到成功戒烟后带来的正面效应和长期获益。

　　②长期吸烟者患病后有权向国家及各省市烟草专卖局索取由

于吸烟造成的健康损害的赔偿

前面已经很明确阐述了吸烟对人体健康可以产生一系列的危害，其罪魁祸首就是烟草，因而吸烟者如果已被医疗机构确诊罹患了与烟草相关的疾病，如 COPD、肺鳞状上皮细胞癌等，吸烟者应当有理由和权利向各级烟草公司索赔，这些患者因为长期吸烟一方面对其身体健康造成了严重的伤害，另一方面，他们因为购买卷烟向烟草公司提供了大量的税收。国家应当尽快立法，保护烟民的这种合法权利。

③对主动罹患烟草相关疾病的患者降低医疗费用报销比率

长期吸烟者一旦患了与烟草相关的疾病，经治医生建议其戒烟但其仍执意继续吸烟者，医保和公疗部门有权逐步降低医疗费用报销比率。

长期吸烟与前述多种疾病关系十分明确，而尽快戒烟则明显有助于缓解病情，提高疗效和改善预后，尤其是 COPD 和冠心病。因而应当将有效戒烟视为疾病治疗策略的重要组成部分。如经治医生建议患者戒烟，并且帮助患者制定了相关计划，而患者仍旧执意坚持继续吸烟，医生和医保、公疗管理部门有权向患者提出警告，警告后仍无效可以适当降低相关医疗报销比例（如先降低 20% ～ 30%），如仍无效，可以进一步增加惩罚力度。这样做有利于督促患者戒烟，同时也符合法理。当然这些需要国家立法，以便医疗单位执行。据悉某些先进国家早已试行这种制度，而且颇见成效。

④脚踏实地解决问题

进一步加大执法力度，切实做好一切公共场所控烟工作，不留死角。

（2）大气污染与 COPD 的关系

下面谈另外一个更重要的问题，即大气污染，特别是 $PM_{2.5}$ 的治理问题。近年来大气污染，尤其是 $PM_{2.5}$ 的危害日趋严重，京津冀地区形势尤为严峻。

2015 年，多次新闻报道全国十大污染城市中，京津冀即占 8 个。2015 年北京市连续两次红色警报，导致学校停课，部分工厂停产，高速公路关闭，数百个航班被取消，严重危害了人民健康，扰乱了人民群众的正常生活秩序。

2016 年冬季，以京津冀为中心的严重雾霾令人揪心。这轮雾霾持续时间长，从 12 月 16 日晚发布红色警报开始到 21 日晚警报解除，持续近 1 周，前所未有。且雾霾危害范围广，涉及 50 个城市，严重雾霾城市达 11 个，其中京津冀及周边地区分别为 40 个和 10 个。北京、天津和石家庄等 28 个城市均系重污染区，地面遥感数据显示雾霾面积达 188 万 km²，其中重度雾霾面积为 92 万 km²。石家庄地区污染最重，连续 40 个小时，空气污染爆表（污染指数 > 1000 μg/m³），发布警告期间高速公路封闭，汽车限行，航班大面积延误或被取消，中小学及幼儿园停课，给人民生活带来极大的不便。医院门诊量增加，多种慢性呼吸道疾病患者症状加重。这还不算这些污染造成的长期滞后性危害。大家对此忧心忡忡，焦虑不安，急盼并呼吁各级政府及相关部门采取果断有效措施，还老百姓一个蓝天白云，让大家呼吸清洁的空气。

①关于大气污染对人体的危害

可以说现在大家对于空气污染和雾霾的危害已有比较全面认识和重视，室内空气净化器、各种颜色和型号的口罩销量大幅度增加便是明证，尤其是新冠疫情之后更为突出。雾霾，特别是$PM_{2.5}$可以引起和加重急性支气管炎、COPD、支气管哮喘、支气管肺癌、冠心病、脑血管病、急性咽喉炎、急性结膜炎等疾病，还可能会有一些我们至今没有认识到的危害。然而大家对其危害的潜伏性、隐蔽性、长期性认识还很不全面、不深刻。

a. 严重性

众所周知，空气污染，特别是$PM_{2.5}$是引发各种恶性肿瘤，主要是肺癌的重要病因。据悉，近年来北京市肺癌的发病率和病死率均显著升高，而同期吸烟的人数并没有显著变化，甚或有所减少，可见$PM_{2.5}$对于肺癌发生的影响。而目前肺癌的早期诊断水平不高，许多肺癌患者一旦确诊多属中、晚期，预后很差。

最近 WHO 发布全球空气质量报告显示，2016 年环境（室外）和室内空气污染导致全球 700 万人死亡，报告称空气污染是慢性非传染性疾病的关键风险因素，空气污染导致了全球 24% 的成人死于心脏病，24% 的成人死于卒中，43% 的成人死于 COPD。空气污染是儿童肺炎的主要危险因素，而肺炎又是 5 岁以下儿童的首要死亡原因。报告显示，在中国每年有将近 200 万人死于环境和室内空气中细颗粒物造成的污染。这些细颗粒物进入肺内和心血管系统，导致卒中、心脏病、肺癌、COPD 和呼吸道感染。在 200 万人中，有一半死于环境空气污染，另一半则是使用非清洁燃料和烹饪造成的室内空气污染所致。统计显示，2018 年到 2022 年我国 $PM_{2.5}$ 的年暴露浓度分别为 39、36、33、30 和 45 μg/m³，但仍旧明显高出 WHO 的建议值。WHO 的空气质量指南呼吁各国将 PM_{10} 年平均值和 $PM_{2.5}$ 年平均值分别降到 20 μg/m³ 和 10 μg/m³。

b. 多重性

与吸烟相似，雾霾对人体的危害是多方位、多系统的。首当其冲的当属呼吸系统，包括可以引起急慢性上呼吸道炎症，还可以引发和加重 COPD、支气管哮喘和肺癌，还可以引起冠心病和卒中等。

c. 广泛性

人人都需要呼吸，时时都得呼吸，香烟可以不吸，但是空气不能不吸。从这个角度讲，在雾霾肆虐的日子里人人都是受害者，没有旁观者，大家都无法置之度外。我们每个人都无法独善其身。在橙色或红色警告的日子，减少外出只能有限地减少吸入的雾霾数量，但是并不能从根本上避免雾霾的危害——在目前的状态下，人们很难将室内和室外完全隔绝开来，在雾霾严重的日子，即使居家不外出，也难免遭受雾霾的危害。

d. 长期性和隐蔽性

我们现在所能看到和感受到的还只是雾霾对人体健康即刻、短时的危害，如急性结膜炎、咽喉炎或急性气管炎，呼吸科门急诊的人数增多了等，更长远、更隐蔽的危害目前尚无法预测和评估。雾霾成分中既有硫氧化物、氮氧化物，还有许多微小的颗粒物，而这些颗粒又可以吸附许多病毒、细菌等致病微生物。人们长期吸入这些有害的气体和颗粒物，除了可以引起急性毒性反应外，这些气体和颗粒物进入肺内，被吞噬细胞吞噬后进入血液系统乃至全身，可以长期滞留于体内，甚至可以损伤 DNA，造成远期的损害，包括肝功能、肾功能损害，造血系统乃至生殖系统的损害，而这一切我们目前知之甚少，若明若暗，且无法预测，对此绝不可以掉以轻心。

②关于雾霾的来源问题

近年来，许多研究机构及新闻媒体在产生雾霾的过程中究竟是哪些部门或领域的作用最大的问题上一直争论不休，各执一词，各抒己见，甚至提出核辐射和厨房油烟也是造成雾霾的重要原因。其实问题很简单，只要我们认真统计一下，某个地区当年燃煤的数量及其煤炭的质量，拥有的机动车数量及各种车辆排放尾气的真实数量，再加上当地工业生产及基建工地产生的雾霾，大体上可以明了本地区雾霾的来源。以北京为例，目前北京机动车保有量已达到 561 万辆，年排放各种污染物在 70 万吨左右。机动车尾气在本地 $PM_{2.5}$ 来源中排名首位，占 31.1%，是污染源排放的大头。北京市现在每年燃煤 1200 万吨，其中约有 300 万～ 400 万吨散煤，排放的 $PM_{2.5}$ 占全市污染物的 15%，排放的二氧化硫占全市的 37.4%，燃煤污染占总污染的 22.4%，仅次于机动车排放的比例。采暖季节燃煤对污染的影响会更大一些。此外，还有工业生产、道路扬尘及区域性输送性污染。

环境保护部发布了中国机动车污染防治年报，公布了 2014 年全国机动车污染排放状况。年报显示，我国连续 6 年成为世界上机动车产销第一大国。2018—2022 年全国汽车产保有量分别为 2.4 亿、2.6 亿、3.0 亿、3.0 亿和 3.18 亿辆。检测结果表明，随着机动车保有量的增加，机动车污染已经为我国空气污染的重要来源，是造成灰霾、光化学烟雾污染的重要原因。全面实施机动车氮氧化物总量控制，协调推进"车、油、路"同步发展，大力防治机动车尾气排放对环境和民众健康的影响。令人欣慰的是，近几年我国新能源汽车的数量逐年增多，老旧的机动车逐渐报废，这些改变均有利于空气质量的改善。

不同地区在不同季节雾霾来源的构成可能会有一定的差别和变化，但是治理雾霾时不应该空谈或没有根据地争论到底哪一种来源影响的大小，关键在于各级政府和相关部门必须以人民健康和生命为重，切实负起责任，认真做好调查研究。2017 年 3 月 2 日北京日报报道，中国科学院的专家明确指出，在我国汽车尾气对大气污染的影响被低估了，我们对此应当认真思考和处理。

③正确理解和处理防治雾霾与确保国民经济生产总值增幅的关系

想要彻底地解决雾霾问题势必会涉及很多工业生产，换言之，我们在创造国民经济生产总值（GDP）的同时又产生了令人烦恼和可怕的雾霾问题。现在的关键在于如何在两者之间找到一个切实可行的节点，既能最大限度地控制污染空气和对人体健康的危害（这是基础和前提），又能将由控制雾霾对国民经济发展的影响降低到最低限度。

GDP 包含的项目很多，不予赘述，但是有一点必须明确和肯定，我们发展国民经济，不断提高国民经济生产总值的最终目的是提高人民生活水平，确保人民健康体质。如果背离了这个根本目标，片面追求 GDP 增长水平，甚至以牺牲人民健康水平为代价，则是本末倒置。我们长期以来提倡以人为本，主要是指人的生存权利，其中核心问题是人的生命和健康，违背了这一点，则背离了发展经济的初衷，陷入荒谬的境地。

诚然，又要发展国民经济，又要保障人民健康，两者之间是矛盾的。人们会问为什么奥运会、APEC 及 2015 年的阅兵期间北京会出现那么理想的蓝天呢？其实大家也都知道，我们是以京津冀地区大面积工厂停产、市内机动车停运为前提和代价的。短时间或几天内是可以的，但长期执行并不现实。这三个特殊时期，短时间出现的蓝天白云，至少告诉我们两点：第一，北京市的雾霾到底源于哪些地方；第二，只要我们下决心治理雾霾，完全可以实现理想的蓝天白云。现在的关键是我们必须在两者之间找到一个平衡点，最大限度地减少空气污染对人民健康的危害，同时将控制空气污染对国民经济发展的影响降低到最低限度。这必将会对我国政府、科技人员提出挑战，两全其美很难，但是，兼顾两者还是可能的，关键在于我们的出发点是什么。

④只争朝夕治雾霾

近年一些政府部门和媒体介绍西方国家治理空气污染的历史经验和教训。借鉴国外，特别是工业和科学技术发达国家经验的做法无可非议，但是有几点必须说明以下两点：

a. 我们绝不能以借鉴西方发达国家治理空气污染的经验为由，重走西方国家先污染、后治理的老路。为什么我们社会主义国家一定要步西方国家先污染后治理的后尘呢？后治理这本身就说明先污染是有害的，是错误的。我们应当走出一条具有中国特色的少污染甚至不污染的发展之路。

b.20 世纪 50—80 年代，西方国家，其中以英国为例经历了的一个由污染到治理的过程。1952 年 12 月初伦敦出现了极其严重的空气污染，短短几天内造成 4000 多人死亡，10 万多人感染上了呼吸道疾病，一共死亡 12 000 多人。这次事件成为 20 世纪十大环境公害事件之一，先后经历了 20 ～ 30 年的时间。借鉴是可以的，此一时彼一时，此一地彼一地，照搬则不可行。20 世纪 50 年代，英国伦敦等大城市空气污染的主要来源是大工业生产中燃煤而不是机动车辆，及至 2006—2010 年英国才将治理空气污染的关注点转移到机动车造成的污染上，治理措施包括推行低排放车辆、设定低排放新标准、加强交通管理、提倡环保车等。60 余年过去了，伦敦摘掉了"雾都"的帽子，那绝不是靠一阵风吹走的，而是在付出成千上万人生命的惨痛代价，经过政府和人民共同努力换来的。我们绝不能以西方治理空气污染需要几十年作为我们目前治理空气污染不利的理由和依据。

前不久，生态环境部有关领导提出，到 2030 年我国雾霾治理达到国际标准。北京市环保局的领导曾提出，到 2030 年北京 $PM_{2.5}$ 年平均浓度达到 35 $\mu g/m^3$。诚然，如果考虑到目前我国 $PM_{2.5}$ 等污染物的现有水平，将来达到允许的水平（＜ 30 $\mu g/m^3$）的确难度很大。从这个角度上来说，似乎可以理解。然而当我们冷静和仔细考虑一下 $PM_{2.5}$ 对人体健康和危害之后，心情又会怎样呢？从 2016 年到 2030 年，将近 15 年的时间，如果空气质量不达标，$PM_{2.5}$ 仍旧高于国际标准（10 $\mu g/m^3$）几倍，甚至十几倍，那么会造成多少人由此罹患各种严重疾病（包括各种恶性肿瘤），甚至有多少人又会因此丧生、夭亡，难道我们面对这种严酷的现实，还会处之泰然、安之若素吗？在治理雾霾这个问题上，我们必须以只争朝夕的精神从现在做起，从每一个人做起，不能再等 15 年了，代价太大了。

⑤几点具体的建议

2015 年《京津冀协同发展生态环境保护规划》对于京津冀大气污染治理提出了明确的目标：到 2020 年京津冀地区 $PM_{2.5}$ 的浓度要比 2013 年下降 40% 左右，$PM_{2.5}$ 年平均浓度控制在 65 $\mu g/m^3$ 左右。北京市环保局的领导表示到 2030 年北京市 $PM_{2.5}$ 年均浓度要达到 35 $\mu g/m^3$。形势严峻，任务艰巨，为切实尽快搞好雾霾治理工作，特提出以下几点建议：

a. 各级政府必须认真贯彻以人为本的理念，正确理解和处理 GDP 与雾霾的关系，发展生产确保 GDP 增幅不是我们最根本的目的，最根本的目的，或者说最高的宗旨应是大力提高人民生活水平，保障人民健康，而不是单纯追求 GDP 或唯 GDP。

b. 各级政府必须制定出治理雾霾的长远规划和年度计划，明确目标并且有切实可行的措施，落实到具体部门和单位，并且实行最严格的问责制度，将治理雾霾作为考核各级政府官员的重要标准，不达标者要受到惩罚。治理雾霾必须真抓实干，不能依靠老天，天天盼着刮西北风。

c. 坚决贯彻谁污染谁治理的原则，煤炭企业每年应根据其煤炭销售总量、煤炭级别缴纳相应的治污费，相应的用煤单位每年也要按照燃煤数量及其煤炭的级别缴纳一定数量的治污费。汽车制造和销售单位应根据每年销售汽车的数量和排放尾气水平，缴纳一定的排污费，车主（包括单位和个人）也要按照机动车保有量及尾气排放量缴纳相应的排污费。拒不缴纳者，主管部门有权限制其机动车出行权利。总之，这方面必须下大决心，以铁腕的力度执法如山，否则，空气污染永无彻底治理之日。

⑥对于雾霾与健康、疾病关系研究的初步建议

政府应当尽早安排足够的人力和财力对于雾霾与健康、疾病的关系进行系统及全面的关系调查，具体建议如下：

a. 开展动物实验研究、全面了解雾霾成分对于生物各器官、系统的危害及其机制。

b. 比较正常天气状态和不同程度雾霾天气状态下室内外空气质量的差别，验证雾霾天气（红色、橙色警报期间）居家不外出的预防效果。

c. 认真验证现在市场上销售的各种口罩防治雾霾天气的实际效果，并向公众告知。

d. 验证现在现在市场上销售的各种室内空气净化器的实际效果。

e. 开展多中心大样本雾霾相关疾病断面调查及前瞻性研究，如雾霾程度不同地区冠心病、卒中、支气管哮喘、COPD、肺癌、弥漫性肺间质纤维化的患病率和病死率；不同地区、同一地区不同时间 COPD 患者病情评估（CAT 评分）、COPD 急性发作次数、因急性发作去医院急诊就诊和住院次数、医疗费用的比较；不同地区、同一地区不同时间支气管哮喘病情评估、哮喘控制水平、哮喘急性发作及因为哮喘急性发作急诊就诊和住院次数、医疗费用；系统研究不同程度雾霾对空气中细菌耐药性的影响；不同程度的雾霾对于急性上呼吸道感染（俗称感冒）发病率、病程及医疗费用的影响。

130. COPD 的二级预防

COPD 是一种不能完全可逆的慢性进行性疾病，到了中、重度阶段，即使投入大量的医疗康复资金，效果也十分有限。相反，在疾病的早期和轻症阶段，投入较少的经费却可以收到显著的效果。因此，早期发现和早期干预是 COPD 的治疗和康复中的另外一个关键问题，关于 COPD 的早期发现和诊断，本书"如何提高 COPD 的早期诊断率"一章已详细阐述。

131. COPD 的三级预防

通过对 COPD 患者规范化的治疗和康复锻炼，特别是注重稳定期 COPD 的综合管理，以期实现减少 COPD 急性加重和防止各种并发症对于改善患者活动能力、提高生命质量，具有重要作用。具体措施包括：

①坚持规范化的治疗，提高患者用药的依从性。

②对于凡是吸烟的 COPD 患者，务必使其尽早、彻底戒烟，并防止复吸。

③具备条件的患者，可以实施家庭长程氧疗。

④坚持呼吸肌锻炼，主要是腹式呼吸和缩唇呼吸。

⑤预防呼吸道感染，提倡注射肺炎疫苗。

⑥坚持体育锻炼和耐寒锻炼。

⑦适当加强营养，保证必要的蛋白质、维生素和微量元素的摄入。

⑧实施必要的心理治疗和行为干预。

⑨加强 COPD 稳定期的家庭护理。

⑩广泛开展健康教育，特别是提倡社区 COPD 人群的综合管理。

学习《慢性阻塞性肺疾病诊治指南》2021年修订版

  我国于1997年制定了第1版慢性阻塞性肺疾病诊治指南，其后，分别于2002年和2007年进行修订，最后1次修订是2013年（第4版），即已经是10年以前的事。期间，国内外有关慢阻肺的防控已有许多新的进展，再次修订慢阻肺诊治指南势在必行。2021年《中华结核和呼吸杂志》第3期发表了最新版的慢性阻塞性肺疾病诊治指南（以下简称新指南或指南）。这是众望所归的大事，当我拿到新指南后就迫不及待地读完了。此后，又反复学习了多遍，发现这份新指南至少具有以下几个亮点或特色：

  ①内容全面完整，新指南前言之后共设9个部分，它们分别是定义及疾病负担、病因及危险因素、发病机制、病理学表现及病理生理改变、临床表现、诊断及评估、稳定期管理、慢阻肺急性加重管理、慢阻肺与合并症和指南的更新，完全涵盖了慢阻肺

防控的方方面面，整个新指南长达36页，参考文献多达348条。

②全文条理清晰，上述9个部分，每个部分意义明确，前后呼应。

③注意与时俱进，新指南比较充分地反映了近年来国内外慢阻肺防控的研究新进展，与国际GOLD精神保持一致，新指南中介绍了近年来治疗慢阻肺的新药，此外还介绍了吸入糖皮质激素的适用指征等。

④面向临床，具有很强的临床指导意义，如控烟中提到的5A和5R，图1、图3和图5展示的流程图使人一目了然，便于临床医生掌握。

⑤在尊重GOLD普遍原则前提下，尽可能考虑到中国特色，如在慢阻肺的病因中强调指出生物燃料的使用在慢阻肺发病中的作用，在稳定期慢阻肺的治疗中（第182页）具体介绍了祛痰药物及中医中药的作用。

⑥特别令人欣喜的是，新指南在最后一部分提出了今后需要解决的8个问题：我国慢阻肺患病率不断攀升的相关因素；早防早治的关键问题和策略；积极与保守的起始药物治疗之间的平衡；三联治疗降低慢阻肺总体病死率的研究结果的提示；指征或标志物导向的个体化起始治疗和治疗方案调整；慢阻肺急性加重表型与应对策略；慢阻肺需要多方位的探索；指南发布后的普及推广和针对性探索研究。

这些问题是属于今后慢阻肺防控中需要进一步解决的问题和

今后的努力方向，与 2013 年第 4 版指南相比，这是很大的进步。

然而，这世上事，百密一疏，世上人，千虑一失，在学习新指南的过程中发现新指南仍存在一些不尽如人意之处，现分述如下。

132. 比较明显的错误之处或值得商榷之处

（1）第 173 页右栏第 20 ~ 21 行，新指南描述"合并肺心病时患者可见下肢水肿、腹水、肝脏肿大并压痛等体征。"这句话不够准确，因为如果是单纯肺心病，即其心功能尚处于代偿阶段，是不会出现上述体征的，只有发生右心衰竭（右心功能失代偿）时才会出现上述体征。此外，如果发生右心衰竭时，其体征还应包括颈静脉怒张、肝颈静脉反流征阳性。

（2）第 175 页右栏倒数第 4 行，新指南提出"加用抗生素"，新指南中"抗生素"和"抗菌药物"两个名词混用，不够严谨和科学，确切地说，抗生素与抗菌药物内涵并不完全相同，抗菌药物包含抗生素，如目前常用的喹诺酮类属于抗菌药物，但并不是抗生素。在慢阻肺治疗过程中，尤其是急性加重时，常常会用到喹诺酮类药物，所以此处还是用抗菌药物更准确。

（3）第 177 页左栏第 10 行"详见第七章"，仔细查阅本指南并无第七章，此处应改为"第七部分"。

（4）第 179 页右栏第 6 行，新指南提出"考虑或升级，或降级，或更换吸入装置及药物"。目前在稳定期慢阻肺管理策略中并不存在降级问题。因为慢阻肺是一种不可逆的气流受限性疾病，它与哮喘管理策略不同。前几年，国外有文献将慢阻肺患者应用支气管舒张剂加ICS，后来发现ICS无效，甚至引起肺炎时，将ICS撤除，将这种做法称为降级治疗，这是不准确的提法，稳定期慢阻肺患者管理中，只有维持和升级，不存在降级。

（5）新指南在稳定期慢阻肺患者氧疗中提出，"患者每天吸氧时间大于15小时"（第183页），慢阻肺患者每天氧疗时间应当尽可能长一些，但是国外已有文献报告，与每天吸氧15小时相比，每天吸氧24小时，患者的全因死亡率以及死于呼吸、心血管疾病的死亡率并无显著差异，所以认为低氧的慢阻肺患者没有必要24小时连续吸氧。

（6）第185页右栏第6行"表8"应为"表9"。

（7）第185页右栏第16行"储物罐"应为"储雾罐"。

（8）第186页表9中"新发心率失常"应为"心律失常"，"率"与"律"是两个不同的概念。

133. 相互矛盾之处或多余的内容

（1）第183页左边一栏氧疗的适应证中"指标规定如下（1）$PaO_2 \leqslant 7.3$ kPa……（2）PaO_2为$7.3 \sim 8.0$ kPa"显然两条指征中PaO_2出现重叠。

（2）第182页右栏第3～7行，新指南指出："关于α1-抗疫蛋白酶强化治疗：有研究表明……选择应用。"既然临床上缺乏足够的获益证据，也未形成推荐意见，何必要写上这一段呢？再说新指南第一部分（第 171 页）已明确指出"迄今我国尚未见 α1- 抗疫蛋白酶缺乏引起肺气肿的正式报道"，足以证明上面这段叙述纯属多余。

134. 建议补充的内容

（1）第 172 页有关慢阻肺发病危险因素问题，近几年国内外已有不少研究报告肺结核不仅是慢阻肺的重要合并症，而且也是慢阻肺的重要发病原因，2021 年版 GOLD 中也明确指出这一点，因此在慢阻肺病因及危险因素中应当包括肺结核，这对于我国来说尤为重要，这样处理也与第 173 页病史询问内容呼应。

（2）第 173 页新指南论述慢阻肺病理生理改变时漏掉了慢阻肺发病过程中由于广泛的肺气肿从而引起肺弥散功能降低这一重要问题，而弥散功能障碍又是引起慢阻肺长期低氧的重要机制。

（3）第 173 页新指南病史采集中还应该包括出生低体重问题，这个问题在慢阻肺的发病中的作用已经得到国内外认可。

（4）第 173 页在症状一节中，描述呼吸困难最好明确为呼气相呼吸困难，这样叙述更为准确，同时还具有鉴别诊断意义。

（5）第 174 页右栏第 6 行新指南提出"部分患者可表现为贫血。"众所周知由于长期慢性缺氧，慢阻肺患者常常出现代偿性红细胞增多，血液黏稠度升高，因此确切地说，临床上如果一个重度慢阻肺患者 Hb、RBC 在正常范围内，就已属不正常，这时就应当考虑患者可能合并其他疾病，如消化性溃疡、肺癌等。

（6）第 175 页表 2 鉴别诊断问题，新指南提出支气管哮喘可伴肥胖，不知这一点的依据是什么？更重要的是，哮喘的诊断重要的是肺功能测定，包括支气管舒张试验及支气管激发试验，表2 中并没有列出这些内容。其次，在充血性心力衰竭的鉴别诊断中，应补充超声心动图检查和 BNP 及 NT-pro-BNP 测定，这几项检查对于心衰诊断具有重要价值。

（7）第 175 页和第 177 页中均谈到慢阻肺的综合评估，但是直到 2023 年版 GOLD 均没有将慢阻肺患者存在的各种合并症纳入到慢阻肺综合评估中，其实这是一个很复杂的问题，评估时既要考虑到合并症种类的多少，每一种合并症的严重程度，他们对于慢阻肺综合评估的权重以及不同合并症之间复杂的相互关系。新指南中只是笼统地提出"还应注意患者的各种全身合并症"是远远不够的，近年来国内外关于老年人合并症研究已有不少新的进展，或许对我们有所启示和帮助。

（8）第 177 页在患者教育管理方面除了强调长期规律使用药物的重要性和教会患者掌握正确使用吸入装置外，更重要的是必须努力提高慢阻肺患者治疗的依从性，建议应当定期评估慢阻肺患者治疗依从性，必要时分析依从性不高的原因，提出改进措施。

（9）第 177 页右栏在介绍支气管舒张剂一段内，新指南只是笼统地指出"与口服药物相比，吸入剂的疗效和安全性更优，因此多首选吸入药物"，建议此处最好简单介绍一下吸入用药的主要优点和机制。

（10）第 184 页右栏有关 AECOPD 的定义，新指南只是笼统地说"慢阻肺急性加重是指患者呼吸道症状急性恶化，导致需要额外治疗。"什么叫恶化？是症状出现的频率增加？还是程度增加？还是出现新的症状？新指南中均未说明，至于额外治疗更是笼统和模糊，临床医生难以理解和判断。

（11）第 184 页关于慢阻肺患者营养支持问题，这个问题很重要，慢阻肺患者营养不良是预测其死亡的重要因素，应当单列一段，新指南中仅仅写了这六个字远远不够。

（12）第 184 页关于慢阻肺患者双向转诊及分级医疗问题，国内已有文献介绍，包括转诊的指征和办法。本指南在这部分中没有分清二级和三级医院在慢阻肺患者的处理上的区别，而笼统地分为基层医疗机构和二级以上医院，这与我国目前的国情不符。

（13）第 190 页新指南在谈到胃食管反流时最好简单介绍一下本病的临床症状和确诊方法。

（14）第 191 页关于 OSA 的诊断应当分别介绍多导睡眠图（PSG）和便携式睡眠监测仪（PM）的性能和应用指征。

以上看法如有不妥，敬请指南制定者和广大读者批评指正，但愿笔者以上之管见对于我国今后修改慢阻肺的诊治指南有所裨益。

学习 2023 年版 GOLD 的若干思考

2001 年发布了第一份慢性阻塞性肺疾病全球倡议（GOLD），即慢性阻塞性肺疾病的诊断、治疗和预防的全球策略。2011 年版的 GOLD 对于 2001 年版的 GOLD 中的慢阻肺治疗策略进行了大范围的修改。2017 年之后，每年都进行更新，以期更加全面地反映世界范围内 COPD 的临床科研进展，涵盖的内容日臻丰富和新颖，在全世界范围内广泛受到好评。2022 年 12 月又推出了 2023 年版 GOLD（以下简称 2023 年版 GOLD 或新版 GOLD），全文共 192 页，参考文献竟多达 1594 篇，洋洋洒洒，内容十分全面细致新颖，通读后收获颇丰，现分述如下。

135. 2023 年版 GOLD 更新要点

（1）COPD 定义更新。

（2）第一章已经改写，新纳入了 COPD 的背景信息、分类的新策略与术语。

（3）新增慢性支气管炎章节。

（4）新增关于筛查和发现新病例的信息。

（5）ABCD 评估工具已修订为 ABE 评估工具，以识别独立于症状严重程度与临床相关的急性加重。

（6）新增影像学与 CT 相关信息。

（7）疫苗接种推荐与现行 CDC 指南同步。

（8）新增降低 COPD 死亡率的治疗干预措施的信息（表格）。

（9）新增吸入药物递送相关问题。

（10）新增 COPD 吸入药物依从性相关话题。

（11）新增远程肺康复章节。

（12）扩展了介入与外科治疗部分。

（13）新增吸入装置选择（表格）。

（14）更新了初始药物治疗和随访治疗的信息和数据，特别是 LABA/LAMA 和 ICS/LABA 的定位改变。

（15）扩展了第五章急性加重管理，包括可能引起症状的其他原因，更新了诊断与评估表格。

（16）急性加重定义更新，并新增评估急性加重严重程度的新参数。

（17）第七章合并症与新冠相关章节更新了最新证据。

136. COPD 患者的患病率与发病率的问题

2023 年版 GOLD 在第一章提出了有关慢阻肺流行病学的三

个概念，即患病率（prevalence）、发病率（morbidity）和病死率（mortality）。最后一项指标（病死率）无疑是用来反应某一种疾病预后及经济负担的重要指标，当无异议，问题在于为什么慢阻肺会出现患病率和发病率两个不同的概念。

流行病学上通常用患病率来表明某种疾病的流行状态，主要用于评估各种慢性疾病，其计算公式是：

患病率 = 某个地区某个时段（或节点）患有该病的总人数 / 同一地区同一时段（或节点）的总人口 ×100%

某一地区某个时段或节点的总人口计算并不困难，可以通过户籍调查得到，而要获得某一地区某一时段患有某种疾病的总人数则要通过流行病学调查，这是比较艰巨和复杂的工作，调查所得到的患病总人数，既包括本次流调查出来的患者，还包括这次流调之前已经确诊的患病人数。不同流调工作中由于样本数大小不同，所用的抽样方法和研究方法不同，依据的诊断标准不同，结果可能会有一定差异，甚或较大差异。

而发病率主要用来表示某一地区在一定时间内新发生某种疾病的人数，主要用于反映急性传染病或某些急性疾病的流行状态，其特点是要求研究者不仅能够确诊某个地区新发某种疾病的人数，还能够明确新发疾病的发生时间，计算公式是：

发病率 = 某个地区或时段新发疾病的总人数 / 同一地区同一时段总人数

COPD是一种慢性疾病，从人们接触各种高危因素到具体确诊为COPD，是一个漫长的过程，会经历一个从量变到质变过程，从健康者到确诊为慢阻肺患者之间并没有一个明确的分界线，不像发热和不发热，我们可以建设一个分界点。我们根本无法确定某个慢阻肺患者在哪一天，哪个月，甚至哪一年发生的，所以我们不能用发病率来描述慢阻肺的流行状态。

2023 版 GOLD 在患病率的描述中谈到，现有的 COPD 患病率资料差异悬殊，这是由于调查方法，诊断标准和分析方法不同。其中最重要的是，这些流行病学研究中，COPD 的定义是单独根据肺功能测定结果，并没有将临床症状和肺功能测定结果结合起来，患病率最多的则只是根据患者自己报告的大夫的诊断结果，而新版 GOLD 中提到 COPD 的发病率是指按照传统的惯例，包括患者去看医生，到急诊时就诊和住院的人数。目前的研究结果提示 COPD 发病人数随着年龄增加而增多，COPD 患者合并症发生年龄更小，COPD 的发病率可能受到合并症的影响，还与吸烟和年龄有关等。显然上述情况并不属于发病率研究范畴，只能算是患者就诊和住院频率。这纯属于概念错误。

137. 慢性支气管炎

2023 年版 GOLD 在 COPD 发病机理中谈到慢性支气管炎（CB），认为它可能是 COPD 的重要病因，认为在 COPD 患者中 CB 很常见，但是变异程度很大。具体的定义仍旧沿用过去流行病学而定义：连续 2 年，每年累计出现咳嗽、咳痰症状大于 3 个月，并能除外引起咳嗽、咳痰的其他原因。后面用 4 段文字阐述气道黏液的产生和清除与 CB 的关系，很明显新版 GOLD 是将 CB 作为 COPD 的早期阶段，但其后并没有提出相应的具体干预措施。如果 GOLD 认为 CB 是 COPD 的早期阶段，那么同样也应该想到肺气肿。临床上有相当比率的肺气肿患者，他们并未进入到 COPD 阶段，对于这些患者也应该给予应有的重视。以往大家所熟悉三环图已经形象地显示了 CB，肺气肿，支气管哮喘与 COPD 的关系，不知为什么这里只强调 CB 而没有提到肺气肿。

138. COPD 的共病问题

新版 GOLD 在共病一章共提出 17 种共病，我们认为还不够全面，还应该包括以下两种疾病。

（1）COPD 共病还应当包括脑卒中。已有诸多研究证实 COPD 患者很容易并发脑卒中。首先 COPD 与脑卒中具有诸多共同的高危因素和易感因素，如增龄、吸烟。其次，COPD 患者共病中最常见的有缺血性心脏病、高血压、糖尿病和代谢综合征，而这些疾病本身就是引发脑卒中的基础疾病，同时也是引发认知功能损害的重要原因。此外，一旦 COPD 合并脑卒中，其临床表现、治疗原则与单纯 COPD 有很大不同，治疗效果和预后也大不相同。

（2）慢阻肺合并肺结核的问题必须引起高度重视。

2023 年版 GOLD 在 COPD 发病机理一章指出，肺结核是

COPD 发病的危险因子，23 项研究结果显示，集合 OR 值为 2.59。先前患有肺结核患者中 COPD 的患病率为 21%。肺结核对于 COPD 来说既是一种需要鉴别的疾病，又是一种潜在的共存疾病，看来肺结核与 COPD 的关系比较复杂。在某种程度上讲，先前患有肺结核可能是后来发生 COPD 的危险因素，同时肺结核又是确诊 COPD 时需要鉴别的疾病。至于谈到共病问题，新版 GOLD 在后面有关 COPD 的共病时并未涉及肺结核，不知是疏忽，还是另有原因。

我国、印度等发展中国家的肺结核发病率较高，而发达国家其发病率较低，因而多年来 GOLD 在 COPD 共病中均未提及肺结核的问题。鉴于以下两个原因，我们必须重视 COPD 合并肺结核问题：①尽管近年来我国肺结核的发病率大幅度下降，但是目前肺结核还是一种常见的呼吸系统传染病。而慢阻肺患者免疫功能常常较低，因而容易合并肺结核。② COPD 很容易合并糖尿病、代谢综合征，而患糖尿病后则容易并发肺结核。有文献报道，COPD 患者长期应用较高剂量 ICS 后很容易诱发肺结核。

所以，建议即使国际上 GOLD 中没有将肺结核列为 COPD 的共病，国内制定 COPD 诊治指南时应当将肺结核列为 COPD 的共病。

139. COPD 共病的治疗原则

慢阻肺共病的治疗原则问题，多年来 GOLD 在谈到慢阻肺合并治疗时总是说发生各种共病时并不需要改变慢阻肺的原有治疗方案，同时各种共病的治疗应如同患者没有合并慢阻肺一样，按照各自的指南进行规范治疗，而不管是否合并 COPD。其后在介绍每一类合并症时均有类似说明，其实这种观点并不准确和科学。从系统论的角度来说，慢阻肺加上一种或几种共病时其发病机制、临床表现、治疗措施、预后绝对不会与单纯慢阻肺或单侧某一共病相同。必须正视和重视慢阻肺与其发生的各种共病之间客观存在的相互影响。忽视了机体内在的这种相互作用，无论是发病还是治疗上都是错误的。比如，糖尿病患者通常不宜应用肾上腺糖皮质激素。因为后者会加重糖尿病，或使血糖控制更加困难。单纯慢阻肺患者如果外周血 EOS 数量增多，是应该应用糖皮质激素的，AECOPD 时还可以全身应用糖皮质激素。然而，如果慢阻肺患者合并糖尿病，如需应用糖皮质激素，问题就不那么简单了。这时需要权衡应用糖皮质激素的利弊。如果临床上确实需要应用糖皮质激素，就需要采取相应的补救措施，或调整糖尿病的治疗方案。又比如，单纯 OSA 患者进行无创机械通气时多采用 CPAP 模式，然而，如果 COPD 患者同时合并 OSA，进行无创机械通气时就不能采用 CPAP 模式，而应当改为 BiPAP 模式。有研究发现慢阻肺患者吸入 SABA 后发生房产和心肌梗死的风险更高，所以如果慢阻肺患者同时合并心血管疾病时要慎用 SABA。此外，某些大环内酯类抗生素可能会引起心肌细胞复极异常，导致尖端扭转型室速和猝死，因此，如果慢阻肺患者合并心血管疾病时应当慎用大环内酯类抗生素。

140. COPD 与红细胞增多症

2023 年版 GOLD 将继发性红细胞增多症列为 COPD 的一种共病，并提出了相应的判断标准，并认为长程氧疗后红细胞增多症会得到不同程度的缓解。提出和重视 COPD 患者中发生的红细胞增多症是必要的，但是必须指出 COPD 患者中发生的 RBC 增多是继发于长期缺氧的必然结果，所以从发病机制上讲它应属于 COPD 的合并症，而不是共病。由于各种因素 COPD 患者可以发生呼吸衰竭，然而呼吸衰竭只能是 COPD 的合并症，而不是 COPD 的共病，道理是一样的。

补遗 1：鲁迅真的死于肺结核病吗？

——从鲁迅的死亡原因考证看防治 COPD 的紧迫性和必要性

长期以来，无论是官方媒体，还是民间传说，一直都认为鲁迅最后死于肺结核病。其实早在 1949 年 10 月，周建人先生就对鲁迅的死因提出疑问：1949 年 10 月 19 日，他在纪念鲁迅逝世 13 周年撰写的《鲁迅的病疑被须藤医生所耽误》一文中即对鲁迅的死因提出疑问。然而，这并没有引起人们的重视。鲁迅之子周海婴先生在《收获》杂志上发表《关于父亲之死》一文重提鲁迅之死因，点名指责当年给鲁迅看病的日本医生须藤，在国内外媒体广为传播，引起国人普遍关注，至今鲁迅死因之谜依旧是一个重大的历史悬案。

对于鲁迅死因研究取得突破性进展的是 1984 年 2 月 22 日上海鲁迅纪念馆和上海市第一结核防治院（现上海市肺科医院），他们邀请了上海市 23 名著名的医学专家对鲁迅 1936 年 6 月 15 日拍摄的一张 X 线胸片进行了阅读和讨论。最后专家得出结论

中国医学临床百家

认为，鲁迅不是直接死于肺结核，而是死于自发性气胸。这一结论对于我们重新认识鲁迅死因具有重要参考价值。为此笔者决定对这个问题进行一些系统和深入的研究，以告慰鲁迅在天之灵。

笔者花费了三四个月的时间仔细地查阅了相关文献资料，包括鲁迅病历、日记、通信、报刊、书籍中与鲁迅的疾病及死因相关的资料，重点是鲁迅逝世前半年内（1936 年 3 月 2 日—1936 年 10 月 19 日）病情变化，包括基础疾病、合并症、诊断、处理措施如下：

● 1936 年 3 月 2 日：下午骤然气喘，诊断为支气管喘息，注射一针，药名不详。

● 1936 年 5 月 18—30 日：发热近 20 天，体温记录为 37.6～38.2℃，期间须藤来诊大约 10 次。

● 1936 年 6 月 15 日：拍摄 X 线胸片（即 1984 年 2 月份上海市专家读片会上阅读的那份胸片）。

● 1936 年 6 月 15 日：从右侧胸膜腔中抽出黄色半透明液体 100 mL（照 X 线胸片前、后抽水，尚待考证）。

● 1936 年 7 月：是否抽过胸腔积液无记载。

● 1936 年 8 月 7 日：抽去胸膜间积水约 200 mL，注射 Tacamol 1 针。

● 1936 年 8 月 13 日：由须藤注射 1 针，夜里痰中带血。

● 1936 年 10 月 17 日：尚能步行 400 米去友人家，当晚 23 时上床休息。

● 1936 年 10 月 18 日：上午 3 时突然发病，脸色苍白，冷汗淋漓，呼吸纤弱，吸气短微，左胸下半部有高而紧张的鼓音，两肺哮鸣音。心脏越过右界，横径约半指。体温 35.7 ～ 38.0℃，脉细（120 次 / 分钟），呼吸 46 ～ 59 次 / 分钟。当时诊断：胃扩张、肠弛缓、肺结核、左胸湿性胸膜炎、支气管喘息、心脏性喘息。处理措施：注射解痉止喘药 3 次后，从 10 时起每隔 2 小时注射一次强心针，吸氧。

● 1936 年 10 月 19 日：上午 5 时注射 1 针强心针。

● 1936 年 10 月 19 日 5 时 25 分：逝世。

分析与讨论

没有伟大的人物出现的民族，是世界上最可怜的生物之群；有了伟大的人物，而不知拥护、爱戴、崇仰的国家，同样是没有希望的奴隶之邦。因鲁迅的一死，使人们自觉出了民族的尚可以有为，也因鲁迅之一死，使人家看出了中国还是奴隶性很浓厚的半绝望的国家。

——郁达夫《怀鲁迅》

〔原载一九三六年十一月一日《文学》第七卷第五号〕

在过去一段相当长的时间里，对于鲁迅死因的研究一直被列为不可涉及的禁区。2002 年，有学者根据上海市 23 名医学专家对鲁迅生前 X 线胸片的审阅报告结果和他个人的研究结果，对鲁迅死因的习惯性说法提出了质疑，引起轩然大波，遭遇严厉的批判。有人竟然提出鲁迅死因问题是涉及中日友好的政治问题，至此，关于鲁迅死因的研究被迫中止。

笔者强烈地认为鲁迅死于肺结核病这个错误的结论必须予以纠正，因为这不仅掩盖了鲁迅非正常死亡的真相，同时也掩盖了鲁迅死于须藤先生误诊、误治的真相。

首先，笔者承认鲁迅生前确实患有肺结核和结核性胸膜炎。鲁迅在其书信中曾写道："从少年时即有肺病，至少曾发病两次，又曾生重症胸膜炎一次，现胸膜变厚，至于不通电光，但当时竟不医治，且不知其重病而自然痊愈者，盖身体底子极好之故也""我生的其实是肺病，而且是可怕的肺结核""我这次所生的的确是肺病，而且是大家畏惧的肺结核，我们结交至少已经有二十多年了，其间发生过四五回。但我不大愿意嚷病，也颇漠视生命，淡然处之，所以几乎没人知道"。

1936 年 3 月，56 岁的鲁迅病情日渐加重，甚至难以坐起来，体重最轻时只有 37 kg。此时鲁迅的好友，美国记者史沫特莱为他请来美国肺病医生托马斯·邓恩，邓恩医生诊断结果是结核性胸膜炎，胸膜里积水，建议马上抽水。邓恩医生认为，如果积极治疗、休养，至少鲁迅可再活 10 年，如果不这样做，不出半年就会死去。而须藤医生 1 个月后才开始给鲁迅抽取胸腔积液，此后鲁迅的病情似有好转，10 月初已可以外出活动。

1984 年 2 月 22 日上海市第一结核病防治院组织了一次意义

重大的读片会，共有 23 名专家（荣独山、洪应中、孙忠亮、崔祥瑸、张去病、孙桐年、邓伟吾、朱尔梅、汤良知、邹仲、徐续宇、陈恒、江风、汪士、裴德懋、何国钧、赵基津、郑岩、计威康、夏祥新、黄迪泽、李德洪、汪钟贤）参会，对 1936 年 6 月 15 日鲁迅生前拍摄的 X 线胸片进行了认真讨论，并且得出一致的结论。1984 年上海市专家读片会报告：双肺上中部可见许多纤维增殖性结核病变，左肺中部大片干酪性病变，左上肺第二肋间外带可疑薄壁空洞，两肺重度肺气肿，可见许多大小不等的肺大疱，左下肺更严重。两上胸部均有胸膜增厚，以右侧较为显著，右侧胸膜腔中等量积液。其后记者许菊芬在 1984 年 2 月 23 日上海《解放日报》第一版报道了读片会的结果，题目为《鲁迅不是直接死于肺结核病》，报道中指出：与会全体医学教授根据鲁迅 1936 年 6 月 15 日拍摄的胸部 X 线片和有关病情记录认为，鲁迅虽然患有双侧慢性开放性肺结核、右侧结核性胸膜炎，但病情属于中度，肺结核并不是直接造成鲁迅死亡的原因，从 X 线胸片上看，鲁迅还患有慢性支气管炎与肺气肿，由此造成肺大疱。此结果还见于上海鲁迅纪念馆 1984 年 12 月份发行的《纪念与研究》第 6 辑《从鲁迅胸部 X 线读片和临床讨论会的意见》。

鲁迅生前患有慢性支气管炎、肺气肿、肺大疱这是事实。早在日本求学时，21 岁的鲁迅就开始吸烟，而且吸烟很多，一夜下来烟头常常会插满了烟灰缸。在人们熟知的鲁迅作品《藤野先生》中鲁迅就对自己一边抽烟，一边写文章的情况有所描绘。现在人们都知道吸烟有害健康，可以引起慢性支气管炎、肺气肿、肺癌、冠心病等，但是新中国成立前人们还没有清楚地认识到这些。1925—1926 年间鲁迅也曾多次尝试戒烟，但是可惜一直没有成功。1936 年 3 月初鲁迅曾经发生过一次骤然气喘，是否可能即是自发性气胸？因为当时没有拍摄 X 线胸片，故无法证实。

这次读片会最大的贡献在于首次明确了鲁迅肺部病变的性质，尤其是左侧严重肺大疱，其破裂后可引起左侧自发性气胸。这才是鲁迅致死的直接原因。因此，鲁迅直接死于自发性气胸这个结论是任何人都无法改变的现实。这个结论终于揭开了封闭长达 48 年（1936—1984）的鲁迅死因之谜。专家们认为，鲁迅死亡的直接原因是左侧肺大疱破裂使得气体进入胸膜腔引起自发性气胸，压迫肺和心脏致死，同时认为这种病在当时也并非不治之症，如果能及时救治还是可以治好的，遗憾的是经治医生并没有这样做。虽然我们不可能准确、系统地了解到 1936 年 3—10 月份鲁迅先生疾病发展的全过程，包括症状、体征及相关检查结果，但是仔细分析一下现有的资料还是有助于我们了解鲁迅死亡的真正原因。1936 年 10 月 18 日鲁迅的病情记载完全符合自发性气胸的特点，当时的病情记录显示左胸下部有高而紧张的鼓音，心脏越过右界，这充分证实当时鲁迅确实已经发生了严重的气胸，再追溯到 1936 年 6 月 15 日鲁迅拍摄的 X 线胸片，上海专家读片会给出的结论十分明确：除结核病（包括纤维增殖性病变、干酪性病变、可疑薄壁空洞、胸膜增厚、右侧中等量胸腔积液）外，明确指出鲁迅双肺确实患有重度肺气肿、大小不等的肺大疱，并以左下为重。这就不难理解鲁迅当时自发性气胸完全是由于原有的肺大疱破裂所致。鲁迅罹患慢性支气管炎和肺气肿很可能是其常年重度吸烟所致，这样的推理和判断完全是顺理成章的。

须藤医生，全名须藤五百三，日本籍，当年在"上海密勒路"开办了一家私人医院。鲁迅于 1933 年 6 月开始与须藤交往，此后一直为鲁迅看病，直至鲁迅去世，两人关系比较密切。从 1936 年 10 月初到鲁迅逝世，一直是由须藤医生负责为鲁迅救治的。1936 年 10 月 20 日，上海《时事新报》记者在报道鲁迅逝世消息时，曾现场采访鲁迅弥留之际的实情，印证了须藤医生确实是将鲁迅的疾病当作心源性哮喘来医治的，包括每隔 30 分钟吸入酸素（即氧气），注射强心针，3 次均无效，实为误诊，直到 25 分钟后心脏停搏，任凭鲁迅在痛苦中煎熬、挣扎。可以推测，在鲁迅生前最后的几天里，须藤完全有可能见到鲁迅，证据是 6 月 15 日拍摄的 X 线胸片，然而却一直没有见到须藤为鲁迅抽气的记载，其原因不得而知。鲁迅从 10 月 17 日凌晨 3 时 30 分气喘发作到 19 日凌晨 5 时 25 分去世，共 26 个小时，因为错误的诊断，其间一次又一次的抢救机会被须藤浪费。明明是自发性气胸，须藤却视而不见，不予处理，任其发展、加剧。这不仅是医家误诊的悲哀，更是病家之大不幸。

2002 年，江苏鲁迅研究会理事周正章医师在《鲁迅世界》

杂志上曾发表题为《鲁迅先生死于须藤误诊真相》的文章，作者十分肯定地认为须藤对鲁迅的死负有不可推卸的责任，尤其是在最后抢救中存在重大失误。在至关重要的 26 个小时内，如果及时采取抽气措施，鲁迅的生命是可以挽救的。然而实际上须藤没有对鲁迅的气胸进行任何有效处理。许广平也在《最后的一天》和《许广平忆鲁迅》中提及，没有见到须藤给鲁迅进行抽气减压处理的任何记录，可以说鲁迅是活活被憋死的。如果及时请高明的肺科及放射科医生会诊，看一下 6 月 15 日的 X 线胸片，鲁迅的性命也许还可以挽救。

据可靠资料证实，须藤原本是日本军医官，同时还是日本人在上海的在乡军人团体——"乌龙会"中担任副会长。鲁迅逝世不久，他便回到日本，此后便神秘地消失了，没有人知道他到哪里去了。新中国成立后许广平多次去日本访问，都没有找到须藤的踪影。

面对鲁迅死因这个沉重的话题，不禁使人陷入沉思。从对鲁迅死因研究的坎坷中可以看出，在中国说真话是多么困难。过去人们曾为谎言付出了沉重的代价。鲁迅曾经说过，我们正处于瞒和骗的大泽里，太多的谎言使人麻木。然而说谎只能得逞一时，而不可能得逞一世。鲁迅早就说过"墨写的谎言掩盖不了血写的事实，瞒和骗的把戏终会被历史戳穿"。

鲁迅是中国文化革命的主将，他不但是伟大的文学家，而且是伟大的思想家和伟大的革命家。鲁迅的骨头是最硬的，他没有丝毫的奴颜和媚骨，这是殖民地半殖民地人民最可宝贵的性格。鲁迅是文化战线上，代表全民族的大多数，向着敌人冲锋陷阵最正确、最勇敢、最坚决、最忠实、最热忱的空前的民族英雄，鲁迅的方向就是中华民族新文化的方向。

——毛泽东《新民主主义论》

其实伟人也是人，是人则难免有局限性，包括时间和空间上的局限性。为此，我们不能站在今天的角度去苛责过去的伟人，包括鲁迅。鲁迅的后半生也曾经想要并尝试戒烟，但是始终没有成功戒烟。如果当初鲁迅对吸烟的危害能有十分清醒的认识，下大决心彻底戒烟，其健康状况或许不会进展并恶化得那么快，去世得那么早。鲁迅先生后半生完全是靠着香烟中的尼古丁激发创作的灵感，任凭烟草燃烧他的血液和生命，以此促成中国新文化运动的发展和进步。这也应当算是一种牺牲的精神吧！

重新考证鲁迅的真正死亡原因，至今仍具有重大的现实意义。从鲁迅死因中我们再次看到了 COPD 对人体健康的危害，看到了吸烟的危害，从而激励我们以更大的决心、更顽强的毅力努力做好 COPD 防控工作，提高中华民族的健康素质，以告慰鲁迅他老人家的在天之灵。

这便是我这次考证鲁迅死亡原因的意义所在。

补遗 2：慢性阻塞性肺病的防治研究应受到重视

——穆魁津

（20 世纪）80 年代末、90 年代初我国人口死亡原因调查发现，在 26 个省、市、自治区 3 亿多人口中，呼吸疾病死亡率达 137.56/10 万人口，其构成比为 22.77%，占所有死亡疾病中的首位。这表明，肺科医务工作者所面临的任务与承担的责任，无疑是艰巨而重大的；同时也提示我们，在呼吸疾病领域里，对重点疾病的防治研究要从战略高度进行决策，加以认真研究与规划。

在呼吸系统疾病当中，哮喘、肺癌和慢性阻塞性肺病（COPD）最为常见。三者中发病之广，危害之大，当首推 COPD。但由于其病情隐匿、进展缓慢，与肺癌和哮喘不同，常常在早期得不到应有的重视，直至患者有了严重临床表现方始挽治。回忆（20 世纪）90 年代，我国曾经投入大量人力物力，在全国范围内进行肺心病的防治研究，虽经多年实践，但防治效果却不尽如人意。事实更加雄辩地说明，在医疗卫生工作中，一定要贯彻"未病防病，已病防变"的预防为主的思想。我们认为，在今后相当长的时期内，有关 COPD 的防治研究应受到重视，应全面规划，从宣传教育到防治研究，多渠道、多层次地组织力量进行工作。着眼点一定要立足于防。

吸烟与 COPD 的关系是尽人皆知的。尽管 COPD 的病因是多种多样的，但如果积极倡导禁烟、戒烟，则将有 70% ~ 80% 的人可免于罹患 COPD；即使得了 COPD，也不至于发展到难于挽救的肺心病。

COPD 的防治工作还要着眼于早。COPD 患者的气道组织损害和呼吸功能障碍，要经历由轻到重，由可逆到不可逆的漫长过程。在可逆阶段，特别是在临床尚无症状而仅有小气道功能障碍的吸烟人群中，积极宣传吸烟的危害性与戒烟的必要性，并采取有效措施实现戒烟的目的，很可能会把病情发展遏制在早期阶段。而对早期 COPD 患者，应着手研究如何逆转或康复其小气道的组织损害与功能障碍，进一步开拓、遴选适用于早期阶段的有效药物或非药物疗法。

对于已非早期的 COPD 患者，在治疗措施上应本着"已病防变"的精神，标本兼顾，重点应放在提高机体免疫力，增强防御能力，改善内环境，从而预防或减少呼吸道继发感染，防止或减缓病情的进展。对消炎、止咳、化痰、平喘等诸方面，应继续深入研究与改进。除积极考虑进一步提高疗效外，还应开展呼吸锻炼，改善营养状态，这在国内某些单位已经着手研究并取得了初步成果。中医健脾补肾的治则，在扶正固本方面可能具有一定的作用，今后应在严格设计的基础上，在较长的时期内进行观察验证。

COPD 流行病学特点的调查研究和发病机制的探索，也是不容忽视的问题。通过流行病学调查，可对 COPD 的发生、发展规律，分布状况，发病条件，患病、死亡基本数值，以及预后和影响预后的因素等进行全面了解，并据以探索病因，制定全面的、切合实际的防治策略。

对 COPD 发病机制的研究，具有非常重要的意义。在（20世纪）70 年代曾做过一些工作，但失于粗浅。近年来随着科学进步和高精技术的应用，相信对 COPD 发病机制的研究有可能逐步取得某些突破，进而为从根本上消除本病的危害打下坚实基础。

COPD 的早期病理改变是否发源于小气道；在其各个发展阶段，小气道的病理改变又各有什么特点；在这些病理改变当中，有哪些细胞参与，中性粒细胞、淋巴细胞、巨噬细胞的构成比例在各个阶段又有什么不同；细胞参与是否受细胞因子的制约；在细胞因子中，又有哪些因子起着重要的作用。通过缜密的观察，借助于先进的仪器和检查技术，有可能发现 COPD 早期及以后的各个发展阶段的细胞和细胞因子的分布特点，这有助于进一步提出 COPD 的诊断依据或对 COPD 具有诊断价值的标志物，从而为其早期诊断提供线索。另外，还能客观地从分子水平验证一些治疗方法的疗效。

在 COPD 的发病原因方面，烟尘或大气污染当然是主要的致病因素。但是有些现象尚待澄清与解释。例如，为什么在吸烟人群中仅有一部分患者发展为 COPD；相反，有些 COPD 患者却在一生中并无吸烟嗜好；即便是有些 COPD 患者，在吸烟与居住条件基本相同的情况下，又各有不同的病情发展趋势；COPD 多见于男性，其病死率高于女性。这些问题提示我们，在人群中，有些人可能对 COPD 具有易感性，而另一些人可能对 COPD 具有一定的抵制能力。这也说明，COPD 除了明显的外在因素外，尚有诸如遗传、体质及其他可能存在的后天因素参与。国内有的单位已经注意到，儿童出生体重过低或在儿童时期的呼吸道感染，与其成年后发生 COPD 似有一定关系。这是对 COPD 易感性问题进行初步探索的良好开端。其他如基因因素、特异体质、营养状态、内分泌、免疫机制及蛋白酶 – 抗蛋白酶平衡等诸方面，均可能是 COPD 发病的内在因素。今后要从分子遗传学、分子免疫学进行深入研究。在 COPD 患者中，有些人仅有慢性支气管炎而并无肺气肿，有些人仅有肺气肿而无慢性支气管炎，而有些人则两者均有。这些差异又提示我们，肺组织的终末呼吸单位水平，在病理上对有害因子所表现出的反应形式是不尽相同的，有的以细胞通透性增加为主，有的以纤维组织增生为主，有的则以黏膜炎症或肺泡结构破坏为主。为什么会存在这些差异，同样是值得深入研究的重要课题。

[穆魁津. 慢性阻塞性肺病的防治研究应受到重视. 中华内科杂志，1996，35（6）：365-366.]

扫码查询本书参考文献

出版者后记
Postscript

　　科学技术文献出版社自1973年成立即开始出版医学图书，50年来，医学图书的内容和出版形式都发生了很大的变化，这些无一不与医学的发展和进步相关。《中国医学临床百家》从2016年策划至今，感谢700余位权威专家对每本书、每个细节的精雕细琢，现已出版作品近300种。2018年，丛书全面展开学科总主编制，由各个学科权威专家指导本学科相关出版工作，我们以饱满的热情迎来了《中国医学临床百家》丛书各个分卷的诞生，也期待着《中国医学临床百家》丛书的出版工作更加科学与规范。

　　近几年，中国的临床医学有了很大的发展，在国际医学领域也开始崭露头角。以首都医科大学附属北京天坛医院牵头的CHANCE研究成果改写美国脑血管病二级预防指南为标志，中国一批临床专家的科研成果正在走向世界。但是，这些权威临床专家的科研成果多数首先发表在国外期刊上，之后才在国内期刊、会议中展现。如果出版专著，又为多人合著，专家个人的观点和成果精华被稀释。为改变这种零落的展现方式，作为科技部主管、中国科学技术信息研究所主办的中央级综合性科技出版机构，我们有责任为中国的临床医师提供一个系统展示临床研究成果的舞台。为此，我们策划出版了这套高端医学专著——《中国医学临床百家》丛书。

"百家"既指临床各学科的权威专家，也取百家争鸣之义。

丛书中每一本书阐述一种疾病的最新研究成果和专家观点，按年度持续出版，强调医学知识的权威性和时效性，以期细致、连续、全面展示我国临床医学的发展历程。与其他医学专著相比，本丛书具有出版周期短、持续性强、主题突出、内容精练、阅读体验佳等特点。在图书出版的同时，同步通过万方数据库等互联网平台进入全国的医院，让各级临床医师和医学科研人员通过数据库检索到专家观点，并能迅速在临床实践中得以应用。

在与作者沟通过程中，他们对丛书出版的高度认可给了我们坚定的信心。北京协和医院邱贵兴院士说"这个项目是出版界的创新……项目持续开展下去，对促进中国临床学科的发展能起到很大作用"。北京大学第一医院霍勇教授认为"百家丛书很有意义"。我们感谢这么多临床专家积极参与本丛书的写作，他们在深夜里的奋笔，感动着我们，鼓舞着我们，这是对本丛书的巨大支持，也是对我们出版工作的肯定，我们由衷地感谢作者的支持与付出！

在传统媒体与新兴媒体相融合的今天，打造好这套在互联网时代出版与传播的高端医学专著，为临床科研成果的快速转化服务，为中国临床医学的创新和临床医师诊疗水平的提升服务，我们一直在努力！

科学技术文献出版社

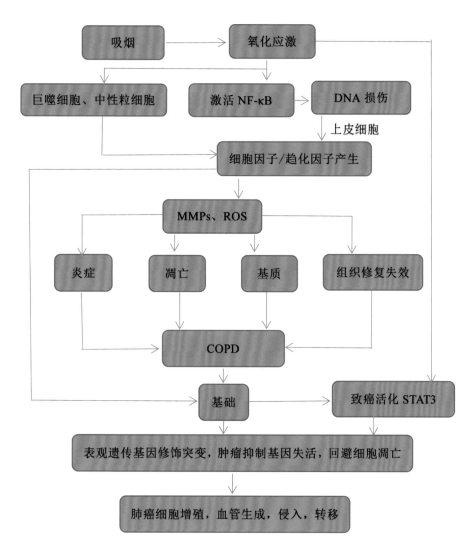

彩插 1　吸烟引起 COPD 和肺癌的机制（见正文第 156 页）

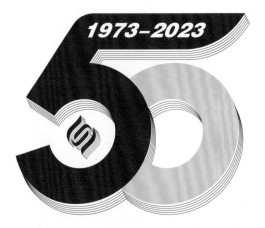

1973-2023

科学技术文献出版社成立50周年
The 50th Anniversary of the Founding of Scientific and
Technical Documentation Press